中国科协高端科技创新智库丛书

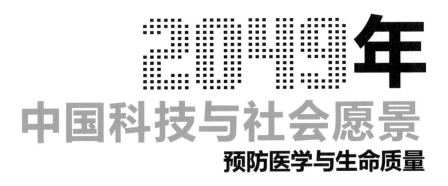

2049年
中国科技与社会愿景
预防医学与生命质量

中华预防医学会 编著

中国科学技术出版社
·北京·

图书在版编目（CIP）数据

预防医学与生命质量 / 中华预防医学会编著 . —北京：
中国科学技术出版社，2020.11
　（2049年中国科技与社会愿景）
　ISBN 978-7-5046-8748-7

　Ⅰ.①预… Ⅱ.①中… Ⅲ.①预防医学 Ⅳ.①R1

中国版本图书馆CIP数据核字（2020）第144207号

策划编辑	王晓义
责任编辑	王晓义
装帧设计	中文天地
责任校对	邓雪梅
责任印制	徐　飞

出　　版	中国科学技术出版社
发　　行	中国科学技术出版社有限公司发行部
地　　址	北京市海淀区中关村南大街16号
邮　　编	100081
发行电话	010-62173865
传　　真	010-62179148
网　　址	http://www.cspbooks.com.cn

开　　本	710mm×1000mm　1/16
字　　数	325千字
印　　张	20.25
版　　次	2020年11月第1版
印　　次	2020年11月第1次印刷
印　　刷	北京瑞禾彩色印刷有限公司
书　　号	ISBN 978-7-5046-8748-7 / R·2591
定　　价	98.00元

2049 年中国科技与社会愿景

———————— 策 划 组 ————————

策 划 罗 晖 任福君 苏小军 陈 光

执 行 周大亚 赵立新 朱忠军 孙新平 齐志红

马晓琨 薛 静 徐 琳 张海波 侯米兰

马骁骁 赵 宇

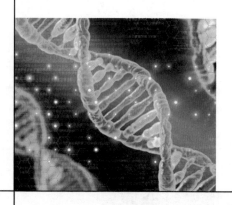

2049年中国科技与社会愿景
预防医学与生命质量

主　编 杨维中　陶芳标

编　委（按姓氏笔画排序）

于　洋	万宇辉	卫江波	习佳飞	马家奇	王　文
王　芳	王少明	王华庆	王卓群	王临虹	王思涵
王健伟	王培玉	代　涛	司　向	吉训明	吕新军
朱元多	朱贝贝	朱钰玲	朱敦皖	乔友林	伍晓艳
刘　霞	刘志安	刘起勇	刘晓曦	刘爱萍	米　杰
许　杨	孙　莹	孙芳玲	孙承业	杜　建	杜江波
杜其云	李　涛	李中杰	李永红	李迎新	杨　鹏
杨善发	邱　琇	邱五七	狄江丽	邹小农	沈心亮
沈洪兵	张　倩	张　琳	张汝阳	张欣文	张建中
张美仙	张蕴伟	陈功博	岳　文	金　鑫	周　莹
周军年	赵　平	赵　杨	赵文华	赵自雄	赵芳辉
赵艳芳	胡　源	胡永华	俞东征	施小明	姚海雷
聂　武	贾　妮	高　慧	陶舒曼	黄悦勤	梁国栋
蒋荣猛	韩　艳	曾红梅	谢晓桦	靳光付	路　静
裴雪涛	谭　文	翟　屹	戴耀华		

总　序

　　科技改变生活，科技创造未来。科技进步的根本特征就在于不断打破经济社会发展的既有均衡，给生产开拓无尽的空间，给生活带来无限便捷，并在这个基础上创造新的均衡。当今世界，新一轮科技革命和产业革命正在兴起，从后工业时代到智能时代的转变已经成为浩浩荡荡的世界潮流。以现代科技发展为基础的重大科学发现、技术发明及广泛应用，推动着世界范围内生产力、生产方式、生活方式和经济社会发生前所未有的变化。科学技术越来越深刻地给这个急剧变革的时代打上自己的烙印。

　　作为世界最大的发展中国家和世界第二大经济体，中国受科技革命的影响似乎更深刻、更广泛一些。科技创新的步伐越来越快，新技术的广泛应用不断创造新的奇迹，智能制造、互联网＋、新材料、3D 打印、大数据、云计算、物联网等新的科技产业形态令人目不暇接，让生产更有效率，让人们的生活更加便捷。

　　按照邓小平同志确定的我国经济社会发展三步走的战略目标，2049年中华人民共和国成立 100 周年时我国将进入世界中等发达国家行列，建成社会主义现代化强国。这将是我们全面建成小康社会之后在民族复兴之路上攀上的又一个新的高峰，也是习近平总书记提出的实现中华民族伟大复兴中国梦的关键节点。为了实现这一宏伟目标，党中央始终坚持科学技术是第一生产力的科学论断，把科技创新作为国家发展的根本动力，全面实施创新驱动发展战略。特别是在中共十八届五中全会上，以习近平同志为总书记的党中央提出了创新、协调、绿色、开放、共享五大发展理念，强调创新是引领发展的第一动力，人才是支撑发展的第一资源，要把创新摆在国家发展全局的核心位置，以此引领中国跨越"中等收入陷阱"，进入发展新境界。

那么，科学技术将如何支撑和引领未来经济社会发展的方向？又会以何种方式改变中国人的生产生活图景？我们未来的生产生活将会呈现出怎样的面貌？为回答这样一些问题，中国科协调研宣传部于2011年启动"2049年的中国：科技与社会愿景展望"系列研究，旨在充分发挥学会、协会、研究会的组织优势、人才优势和专业优势，依靠专家智慧，科学、严谨地描绘出科技创造未来的生产生活全景，展望科技给未来生产生活带来的巨大变化，展现科技给未来中国带来的发展前景。

"2049年的中国：科技与社会愿景展望"项目是由中国科学技术协会学会服务中心负责组织实施的，得到全国学会、协会、研究会的积极响应。中国机械工程学会、中国可再生能源学会、中国人工智能学会、中国药学会、中国城市科学研究会、中国可持续发展研究会率先参与，动员260余名专家，多次集中讨论，对报告反复修改，经过将近3年的艰苦努力，终于完成了《制造技术与未来工厂》《生物技术与未来农业》《可再生能源与低碳社会》《生物医药与人类健康》《城市科学与未来城市》5 部报告。这 5 部报告科学描绘了绿色制造、现代农业、新能源、生物医药、智慧城市以及智慧生活等领域科学技术发展的最新趋势，深刻分析了这些领域最具代表性、可能给人类生产生活带来根本性变化的重大科学技术突破，展望了这样一些科技新突破可能给人类经济社会生活带来的重大影响，并在此基础上提出了推动相关技术发展的政策建议。尽管这样一些预见未必准确，所描绘的图景也未必能够全部实现，我们还是希望通过专家们的理智分析和美好展望鼓励科技界不断奋发前行，为政府提供决策参考，引导培育理性中道的社会心态，让公众了解科技进展、理解科技活动、支持科技发展。

研究与预测未来科学技术的发展及其对人类生活的影响是一项兼具挑战性与争议性的工作，难度很大。在这个过程中，专家们既要从总体上前瞻本领域科技未来发展的基本脉络、主要特点和展示形式，又要对未来社会中科技应用的各种情景做出深入解读与对策分析，并尽可能运用情景分析法把科技发展可能带给人们的美好生活具象地显示出来，其复杂与艰难程度可想而知。尽管如此，站在过去与未来的历史交汇点，我们还是有责任对未来的科技发展及其社会经济影响做出前瞻性思考，并以此为基础科学回答经济建设和科技发展提出的新问题、新挑战。基于这种考虑，"2049 年的中国：科技与社会愿景展望"项目还将继续做下去，还将不断拓展预见研究的学科领域，陆续推出新的研究成果，以此进一步凝聚社会各界对科技、对未来生活的美好共识，促进社会对科技活动的理解和支持，把创新驱动发展战略更加深入具体地贯彻落实下去。

最后，衷心感谢各相关全国学会、协会、研究会对这项工作的高度重视和热烈响应，感谢参与课题的各位专家认真负责而又倾心的投入，感谢各有关方面工作人员的协同努力。由于这样那样的原因，这项工作不可避免地会存在诸多不足和瑕疵，真诚欢迎读者批评指正。

中国科协书记处书记　王春法

出版者注：鉴于一些熟知的原因，本研究暂未包括中国香港、澳门、台湾的内容，请读者谅解。

预防医学因预防疾病、促进公众健康而诞生，为提高生命质量而立命。预防医学以人群为研究对象，应用宏观与微观的技术手段，研究健康影响因素及其作用规律，阐明外界环境因素与人群健康的相互关系，制定公共卫生策略与措施，以实现人人健康的目标。预防医学是改善和创造有利于健康的生产环境和生活条件的科学，是人类生存和发展的产物，是在追求"减少死亡、降低病痛、延长寿命、提高生命质量"过程中形成的科学体系。预防医学应用现代医学及其他科学技术手段，特别关注人体健康与环境因素之间的关系，重点产出制定疾病防治策略与措施的相关证据。随着人们对健康决定因素认识的深入和医学科学的不断进步，预防医学日益显示出在医学科学中的重要性。预防医学形成的三级预防理论和体系的建立及其技术应用，将健康融入所有的政策、生命历程、健康促进等新的预防策略和措施的实施。社会公众的广泛参与，经济保持中高速增长，消费结构不断升级，科技持续创新，各方面制度更加成熟完善，都为维护人民健康奠定坚实基础，为发展健康服务创造广阔空间，为提高健康水平提供有力支撑，为健康领域的可持续发展构建强大保障。

《"健康中国2030"规划纲要》为实现全民健康提出了战略目标和实

施路径，健全保障体系，强化组织实施。《中共中央关于制定国民经济和社会发展第十三个五年规划的建议》提出了创新、协调、绿色、开放、共享"五大发展"理念，并把创新放在首要地位。同时，我国政府积极响应联合国可持续发展的号召，走中国特色的可持续发展之路。这些，必将给预防医学创新与发展带来重要契机，使它在促进生命质量的提升中所发挥的作用更加明显。我们有理由相信，在中华人民共和国百年华诞之际，中国人民活得更为健康、生得更有质量、疾病防控更为精准，预防医学亦将在还生命以幸福、促健康以公平中发挥更大的作用。

本书是在中国科协的指导下，由中华预防医学会组织业内专家反复研讨而形成的成果，是多学科和跨领域专家思想碰撞的结晶。但相对科学技术发展之日新月异，人们对健康生活环境和生活方式的持续追求，社会保障体系的不断改善，健康服务的进一步优化，健康产业快速发展，现在预测2049年中国人民的健康和生命质量还有很多局限性和不确定性。从这个意义上说，本书更多的是一种对未来健康和生命质量追求的畅想。由于编者的水平限制，疏漏和不足之处在所难免，恳请读者批评指正。

预防医学与生命质量编写组

2017 年 6 月

2049年中国居民健康与生命质量愿景

预防医学为生命质量的提高提供了理论和方法路径，提高生命质量是预防医学发展的不懈动力。三级预防理论和体系的建立及其技术应用，将健康融入所有的政策、生命全程、健康促进等新的预防策略和措施的实施。社会公众的广泛参与，必将使中国人民在 2049 年中华人民共和国百年华诞之际，生命质量达到新的水平与境界。预防医学亦将还生命以幸福、促健康以公平（下表）。

2049 年中国居民健康与生命质量愿景表

愿 景	指 标	具体目标／年		
		2015	2030	2049
活得更为健康	平均期望寿命（岁）	76.3	79.0	83.0
	健康期望寿命（岁）	—	73.0	78.0
生得更有质量	孕产妇病死率（1/10 万）	20.1	12.0	8.0
	婴儿病死率（1/‰）	8.1	5.0	3.5
	5 岁病死率（1/‰）	10.7	5.0	3.5
	出生缺陷（1/%）	4.6*	3.5	2.0
疾病防控更为精准	慢性病	—	上升	下降
	精神障碍疾病	—	上升	下降
	癌症	—	成为慢性疾病	疫苗使用
	传统传染病	—	得到控制	部分消灭
	新发传染病	—	快速诊断试剂和疫苗的研制周期明显缩短	从容应对

* 目前专家推算，非以医院为基础的监测率。

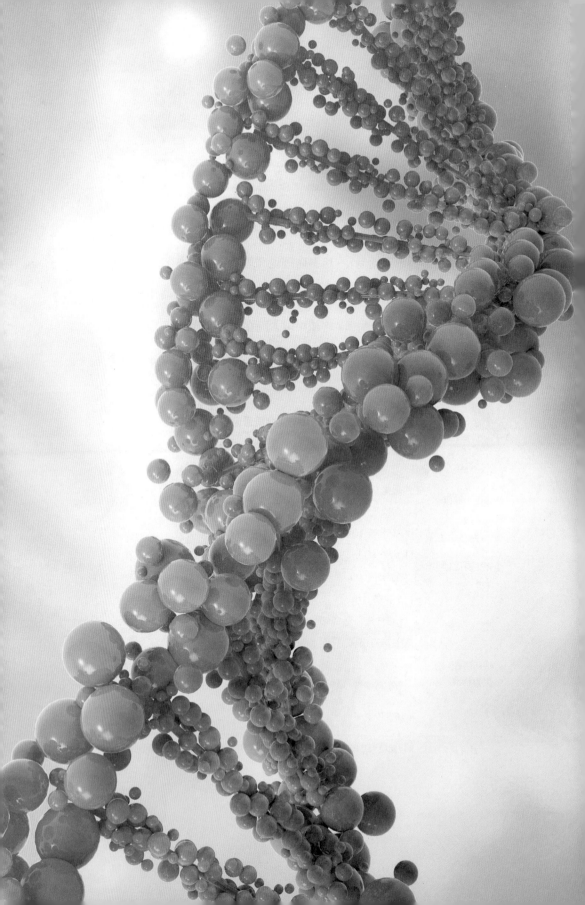

目　录

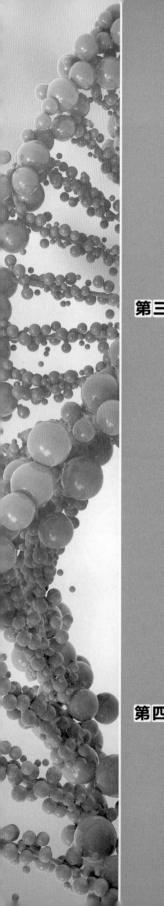

第三章　预防医学的关键技术　　157

第四章　实现 2049 年愿景的策略　　237

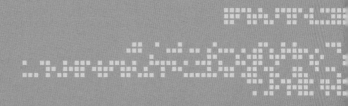

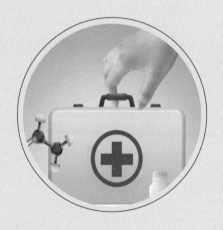

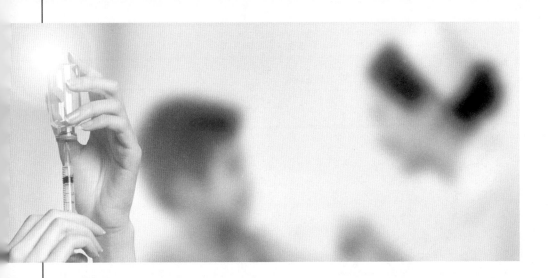

第一章
预防医学与生命质量

　　预防医学产生之初就是为了提高生命质量。预防医学是从（临床）医学中分化出来的一门医学学科。它以人群为研究对象，应用宏观与微观的技术手段，研究健康影响的决定因素和危险因素及其作用规律，阐明外界环境因素与人群健康的相互关系，制定公共卫生策略与措施，以达到预防疾病、增进健康、延长寿命、提高生命质量为目标的一门医学学科。

>>>

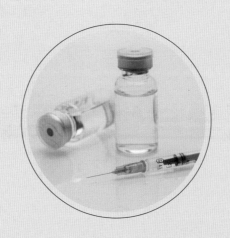

第一节
从远古走来的预防医学

从远古蒙昧之初到今日的一日千里、日新月异，人类历史历经巨大变迁。人类趋利避害的本性以及群居的特征让预防医学的实践一直伴随着人类的发展。"圣人不治已病治未病"是我国古代预防医学思想的充分体现。它的伟大之处在于倡导惜生命、重养生、防患于未然。《"健康中国2030"规划纲要》中仍提到"预防为主"的方针，可见其至今仍闪烁着远见卓识和智慧之光。追溯预防医学思想起源并感悟其内涵的不断发展具有饮水思源之意义。一部预防医学史关乎的不仅是医疗和健康的演变，也是社会和文化的变迁。本节拟描绘一幅预防医学历史简图，人们可从发展历史中更加深刻地体会预防医学的内涵。

一、预防医学的萌芽

医学科学发展的历史是人类与疾病作斗争的历史。构成医学重要组成部分的预防医学也是在人类与疾病作斗争过程中诞生和逐步发展起来的。"卫生"是一个古老的词汇。早在先秦时期就已经出现以养生为基本内涵的"卫生"。"上工治未病"已能充分体现我国古代的预防医学思想。古希腊、古罗马的医学先贤也同样有着杰出的预防医学思想。

（一）神话传说中的预防医学思想

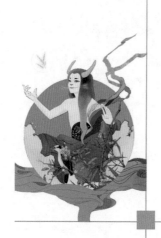

中国古代神话中发明巢居的英雄，也称"大巢氏"。其初，人们穴居野处，受野兽侵害。有巢氏教民构木为巢，以避野兽，从此人们才由穴居到巢居。《庄子·盗跖》中记载："古者禽兽多而人民少，于是民皆巢居以避之。昼拾橡栗、暮栖木上，故命之曰有巢氏之民。"燧人氏是传说中第一个发明人工取火的人，《汉书》有"教民熟食，养人利性，避臭去毒"的记载。伏羲氏从观乎天地、创八卦、推演阴阳，始制九针、疗疾患、保全健康。《淮南子·修务训》中记载神农"尝百草之滋味，水泉之甘苦，令民知所辟就，当此之时，一日而遇七十毒"。通过医治疾病和创伤，逐步掌握了防病养生之道，初步形成了一个朴素的预防医学思想。

（二）祖国医学"治未病"思想

早在公元前8—前7世纪的《易经》中就有"君子以思患而豫（预）防之"的记述。中国《黄帝内经》中"圣人不治已病而治未病""夫病以成而后药之，乱已成而后治之，譬犹渴而穿井，斗而铸锥，不亦晚乎"的思想，是至今我国卫生界所遵守的"预防为主"战略的最早思想。它包括未病先防、已病防变、已病防渐等方面的内容。医祖扁鹊曾说："疾在腠理，汤熨之所及也；在肌肤，针石之所及也；在肠胃，火齐之所及也；在骨髓，司命之所属，无奈何也。今在骨髓，臣是以无请矣。"他多次劝诫蔡桓公及早治疗疾病，由此可见他十分重视疾病的预防，寓有防病于未然的思想。医圣张仲景继承了《黄帝内经》中的"圣人不治已病而治未病"的思想，在《金匮要略》中提到"问曰，上工治未病，何也？师曰：夫治未病者，见肝之病，知肝传脾，当先实脾……。中工不晓相传，见肝之病，不解实脾，惟治肝也。"并把能否掌握早期治疗、积极防止病情转变作为区别"上工"与"中工"的标志。唐代医学家孙思邈在《千金要方》中更为明确地表述了"上医治未病之病，中医治欲病之病，下医治已病之病"的预防为主思想。《淮南子》里记述道："良医者，常治无病之病，故无病。"

（三）环境卫生与健康的思想起源

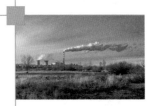

除了重视预防等思想在祖国医学中随处可见，将人的健康状况与周围环境联系起来的理论也比比皆是。如《春秋·左传》中"土厚水深，居之不疾；土浅水浅，其恶易靓"的这番话有着深刻的科学内涵。地势低下之地，湿气重，人易罹患湿邪所致的诸如水肿、泄泻、湿痹之类的疾病；水浅之地，秽物易积留，蚊虫得以孳生，传染性疾病就容易传播泛滥。地势高之地，气候干燥，湿疾不生；其地水深，河流能冲走人们生活和生产所产生的污秽废物，蚊虫也难以滋生，故较少发生疾病。这体现了自然环境对人体的影响，亦是中医学整体观念的一个重要反映。《黄帝内经》对内外环境影响健康也有相应的论述，已认识到人与环境之间的辩证统一关系，"人与天地相参也，与日月相应也""夫百病之所生者必起于燥湿、寒暑、风雨、喜怒、饮食、居处。"考古资料发现，人类远在原始社会就知道通过建设畜圈来保护环境卫生。很早以前，人们就已认识到水源清洁与否、水质好坏与人体健康关系十分密切。早在4000多年前我国人民就已开凿水井而饮用井水，2000多年前已有定期淘井和清洁井水的措施。《管子》里明确记载"当春三月，……抒井易水，所以去滋毒也"。《后汉书·礼仪志》载有"夏至日浚井改水，……可以去温病"。《吕氏春秋》中对水质成分与健康的关系更有深刻的阐述，"轻水所，多秃与瘿人；重水所，多尰与躄人；甘水所，多好与美人；辛水所，多疽与痤人；苦水所，多尪与伛人"。祖国医学上的瘿病主要是指甲状腺肿。现代医学已证明，饮水和食物中缺碘可引起单纯性甲状腺肿。所谓尰，即脚肿的疾患，躄是腿瘸，在长期饮用含有某种过量化学物质或不正常的水后，引发身体畸形及骨骼、关节病变，这种病情与现在的大骨节病十分相似。我国人民也早就知道喝开水的好处，宋代庄绰特别强调"纵细民在道路，亦必饮煎水"。明代李时珍对水源的选择与水质的关系作了非常精辟的论述，"凡井水有远从地脉来者为上，有近处江湖来者次之，其城市近沟渠污水杂入者成碱，用须煎滚，停一时，候碱澄乃用之，否则气味俱恶，不堪入药、食、茶、酒也"。

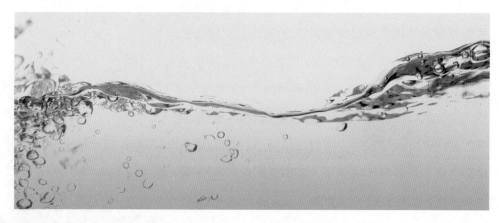

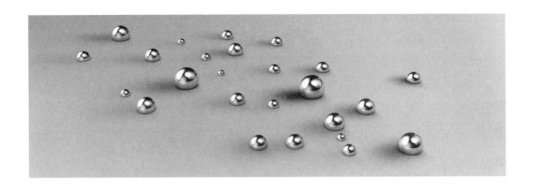

（四）职业卫生与健康的思想起源

我国的职业卫生早在汉、唐、宋时期就有记载。宋代孔仲平在《谈苑》中记载有"贾谷山采石人，石末伤肺，肺焦多死"及"后苑银作镀金，为水银所熏，头手俱颤"。记载阐述了矽肺和汞中毒的临床表现和病理改变，是我国早期关于职业病的描述。到明朝后期，宋应星编制的《天工开物》一书中记录了避免劳动者接触有毒物质而产生的职业病危害，保护劳动者健康的措施："将楠竹凿空，相互连接，用于煤矿井下排除毒气"及"烧砒工人应站在上风向丈处操作"。这些记述是我国职业卫生预防知识方面早期的文字记录。

（五）古希腊与古罗马

古希腊时期，医学之父希波克拉底在著名的《空气、水和地方》中提出不健康状态或疾病是人与环境不平衡的结果。他认为，环境——包括气候、空气、土壤、水质及居住条件和营养等对健康都有重要影响。"知道是什么样的人患病比知道这个人患的是什么病更重要""医师医治的不仅是疾病，更重要的是患者"都是他重要的观点。古罗马医学家克劳迪亚斯·盖伦曾指出："因为在重要性和时间上，保证健康优于治疗疾病，所以，我们应该首先考虑如何能够维持健康，然后才是如何能够很好地治疗疾病。"

(六)中世纪的欧洲

欧洲的中世纪大体被形容为充满各种污秽的岁月。但中世纪的人口数据显示，人口平稳增长一直持续到 14 世纪，之后因为黑死病大流行而导致人口锐减。城镇人口快速增长证明中世纪的城镇已经形成了有效的卫生措施，中世纪欧洲城市的公共卫生服务已初见雏形。当时的政府法律已经开始关注公共健康问题，如饮水水源的保护措施：取水的河流上游禁止抛弃动物尸体，不准洗脏衣服；垃圾处理：一切行业产生的垃圾和副产物都必须进行适当的处理；对传染患者进行隔离；对穷人提供基本医疗服务和社会救济帮助；开始食品卫生监督：新鲜食品应在日落前出售，肉饼必须用鲜肉制成，陈腐的肉不得使用，售卖变质食品会受到惩罚；设立公共卫生机构和公立医院等。欧洲经历麻风病与黑死病的大流行后，使人们认识到了公共卫生的重要性，以政府为主的现代公共卫生开始萌芽。欧洲的威尼斯于 1485 年建立了国境卫生检疫制度，来自鼠疫流行区的船只必须在港口外检疫观察 40 天。

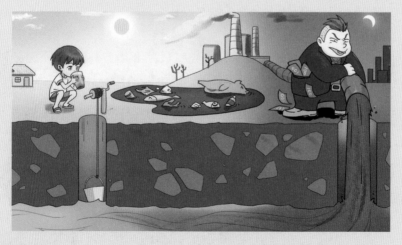

链接　扁鹊三兄弟

据《鹖冠子·卷下·世贤第十六》记载，魏文王曾求教于名医扁鹊（图1-1）："你们家兄弟三人，都精于医术，谁是医术最好的呢？"扁鹊："大哥最好，二哥差些，我是三人中最差的。"魏文王不解地说："请你介绍的详细些。"扁鹊解释说："大哥治病，是在病情发

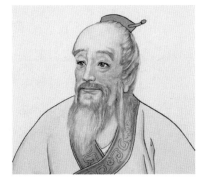

图1-1　扁鹊（公元前407—前310）

作之前，那时候患者自己还不觉有病，但大哥就下药铲除了病根，使他的医术难以被人认可，所以没有名气，只是在我们家中被推崇备至。二哥治病，是在病初起之时，症状尚不十分明显，患者也没有觉得痛苦，二哥就能药到病除，使乡里人都认为二哥只是治小病很灵。我治病，都是在病情十分严重之时，患者痛苦万分，患者家属心急如焚。此时，他们看到我在经脉上穿刺，用针放血，或在患处敷以毒药以毒攻毒，或动大手术直指病灶，使重患者病情得到缓解或很快治愈，所以我名闻天下。"魏文王大悟。良医者，常治无病之病，故无病；圣人者，常治无患之患，故无患。

二、卫生学的出现

人类从黑暗的中世纪走过，文艺复兴重燃理性的火光，资本的海外扩张及第一次工业革命带来的科学技术的进步使生产力得到极大的提高。人类开始迈向现代化，而随之产生的新的公共卫生需求催生了现代公共卫生事业的发展。

（一）卫生学诞生前夕

中世纪的欧洲笼罩在漫长的黑暗之中。历史的车轮缓缓向前，大航海时期的地理大发现，以及文艺复兴时期点燃的理性的曙光让人类逐渐从黑暗蒙昧中走出。欧洲在全球海外扩张过程中对公共卫生的需求不断增加，加上这一时期物理学、化学、解剖学、生理学等学科的创立，以及显微镜、望远镜、温度计、气压计等工具的发明，伴随着生命统计、实验室研究、临床对照试验和免疫接种等新方法的出现，使人们对观察发病因素和机体变化有了新的认识，对了解疾病发生发展进程的演变有了新的途径，医学逐步摆脱巫术及宗教神学的桎梏，迎来了黎明和变革期。在这一时期，预防医学也得到了迅速的发展。

1 17世纪的成果

人口的增长及健康对以工业和国际贸易为特征的现代化国家的崛起非常重要，英国开始注意到社会福利和大众健康的重要性。自1538年起，英国部分地方自治政府开始发布《人口死亡报告》周报和年报。1629年开始，英国全国《人口

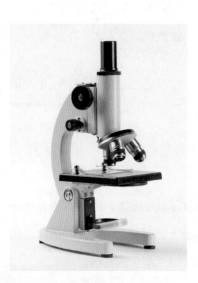

死亡报告》包括了死亡原因表。1662年，约翰·格兰特在英国发表了《基于人口死亡报告的自然和政治观察》论文。格兰特的论文奠定了使用卫生统计资料进行卫生服务规划的基础，确定了人口学、生命统计和分析方法的科学性，提供了用年龄、性别和区域病死率来评价群体健康状况的基本方法。1667年，列文虎克发明了显微镜，提供了研究微生物的科学手段。

2 18 世纪的成果

18 世纪时，公共卫生和社会医学方面已开始引起人们重视，虽然实施范围有限，但已经有了很多改进。英国人霍尔德终生致力于监狱改革和公共卫生改进方面的工作。他调查研究了德国、意大利、法国、荷兰、希腊、土耳其等国家的监狱设施、医院、海港检疫，写出了以改善监狱、医院的卫生状况为目的的著作，建议成立专门治疗热病的特殊病院。有着"劳动者之父"的意大利医生拉马兹尼，深入工厂认真研究了工人的生产环境、健康状态及职业性危害因素，于 1713 年出版《论手工业者的疾病》一书，这是世界上第一部全面论述职业病的著作。书中列举了在 52 种职业中，工人会遇到的灰尘、金属及其他腐蚀性物质对健康可能造成的危害，并提出个人防护方法。他还是最早系统地指出噪声可致耳聋的人。此外，他还积极倡导采取措施以保护工人健康，以此形成舆论压力，终于使关于工厂安全和工人补偿的法令获得通过。1747 年，英国皇家海军军医、"英国海军卫生学之父"詹姆斯·林德进行了世界上首次流行病学临床对照试验，用 6 种不同的食谱治疗 12 名患有坏血病（维生素 C 缺乏病）的海员，之后发表了题为《论坏血病：关于该病性质、病因和治愈的探索》的研究论文。在陆军方面，苏格兰人普林格尔呼吁改善军营供水和排水，改良沼泽，增建军营中必要的卫生设施，适当修建兵营便所，明确一些兵营卫生的规则。他还主张军队的医院应该中立，同时受交战双方的保护。1755 年，罗蒙诺索夫在俄国进行了出生统计、婴儿病死率、医疗服务质量、酗酒和职工健康的研究。18 世纪时，由政府行政部门管理监督的海港检疫有效地控制了鼠疫在欧洲流行。18 世纪末，英国医师爱德华·詹纳注意到患过牛痘的挤奶女工们不会感染天花，并发现牛乳头上所生的各种疱疹的脓浆都能传染人，但只有一种可以预防天花。詹纳受中国人痘术启发，发明了牛痘接种术，于 1796 年试验成功并不断完善。

18世纪后半叶开始的工业革命席卷欧洲，工业经济的兴起，使工业集中，人口都市化、环境破坏、工人的贫困和城市居民公共卫生状况恶化成为这一时期的突出特点。工业革命是以牺牲工人的自由和健康为代价的，由于工人生活贫困，营养不良，居住环境卫生条件恶劣，霍乱、结核等传染病流入城市，使居民病死率迅速增加。人道主义者为之震惊，于是在医师的支持下，人们开始呼吁注意社会健康，卫生运动很快在工业化的欧洲展开。1765年，伯明翰率先实施卫生法规，而后伦敦、曼彻斯特分别于1766年和1776年开始实施，随后其他小城市开始效仿大城市开展卫生运动。卫生法规的实施，促进污水掩盖、街道修建、路灯安装、下水设施改良等基础设施的建设。尽管还有很多地方有待改进，但至18世纪末，英国所有的大都市在外观上都已具备了现代化都市的雏形。

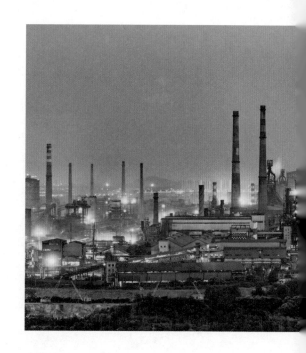

（二）卫生学学科的形成

19世纪工业革命时期，随着都市人口的迅猛增长，传染性疾病、物理和化学因素所致的职业危害已严重威胁人类健康。由于当时仍限于以个体为对象进行治疗和预防，因此此时的公共卫生可以称之为卫生学。使卫生学成为一门精确学科的人是德国公共卫生学家佩滕科费尔，他将物理和化学方法应用到卫生学方面。他用实验方法研究卫生学，研究空气、水、土壤对人体的影响；测定了大气中二氧化碳对呼吸的意义，并发明了测定空气中二氧化碳含

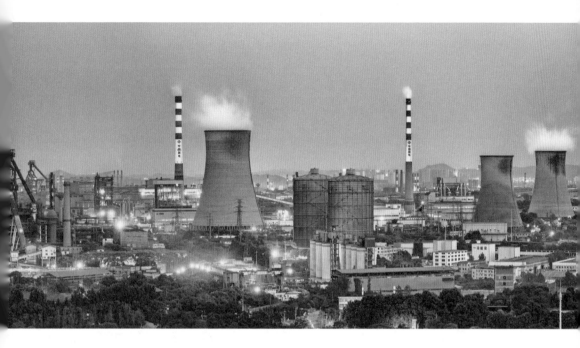

量的方法；研究了住宅的通气和暖气设备，于1882年出版了《卫生学指南》一书，此书为现代卫生学的发展奠定了基础。100多年来，卫生学有了很大的发展，也分化出很多卫生学科，如环境卫生学、营养与食品卫生学、劳动卫生学、儿童与少年卫生学等。这些学科有一个共同特点，即"从人体健康出发，研究外界环境及其对人体的作用，在此基础上探讨外界环境的卫生要求，研究利用和改造外界环境的方法，合理安排生活条件和劳动条件，从而提出预防疾病、锻炼身体、增进健康的措施"。卫生学所关注的人，主要指一个生物人，虽然也有学科提到"人群"，但很少系统地研究人群健康及其影响因素。卫生学所研究的环境主要是指自然环境。虽然它也研究一些像城市和工厂等社会环境条件，但它很少涉及社会因素（如经济、文化等）的作用和影响。卫生学所提出的"卫生要求"或称之为"标准"，多是从人体健康要求出发的，不大考虑社会经济状况能否满足需要。

链接　　詹纳的牛痘接种术

　　18世纪，欧洲天花盛行，夺去了无数人的生命。所以，中国的人痘接种法自土耳其传入英国后很快风靡英伦三岛。英国的医生普遍采用人痘接种法预防天花。但人痘接种法有很大的局限。它实质是人为地造成一次轻度的天花感染，故仍有一定的风险。被接种的天花病毒并不总是温和的、慢性的、安全的。它经常发作得太猛烈，也有不太低的病死率和破相率。被接种者在痊愈前也会传染健康人而成为传染源，减小接种剂量虽相对安全但免疫效能较差。所以在欧洲，选择接种人痘的富人往往进天花专科医院，以便及时治疗和防止家属被感染。

　　因此，人们努力改进接种方式，寻找新的痘苗。18世纪末，英国医师詹纳注意到患过牛痘的挤奶女工们不会感染天花，发现了牛乳头上所生的各种疱疹的脓浆都能传染人，但只有一种可以预防天花。詹纳受中国人痘术启发，发明了牛痘接种术，于1796年试验成功并不断完善。詹纳的重大发明在于：一是从患牛痘病的牛身上提取痘苗；二是先给牛犊接种，再从病牛犊身上提取疫苗，以此减毒增效；三是用甘油保存痘苗，方便、安全、可靠；四是采用了在胳膊上划小伤口的种痘法。牛痘比起人痘具有安全、不良反应小、产生抗体快、抗天花感染力强、受痘者不传染人等优点，因而不久便取代了盛行200多年的人痘术（图1-2）。詹纳于1798年著成《牛痘来源及其效果研究》一书，系

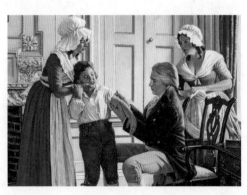

图1-2　爱德华·詹纳（1749—1823）

统地总结了他的理论，这是人类征服天花的宣言书。詹纳是人类历史上系统地描述了通过预防接种控制一种传染病的理论，并对之进行有目的的人体试验的第一人，这是人类对传染病预防进行人工免疫的最优秀的范例。1976 年，世界卫生组织（WHO）发起了推广接种、消灭天花的运动。最后一个自然发生的天花病例在 1977 年的索马里，而最后一个天花病例的发现是在 1978 年，当时一名妇女在伯明翰大学的实验室里感染了这种疾病。1980 年 5 月 8 日，WHO 宣布天花已被彻底消灭。现在，天花病毒只保留在美国亚特兰大的疾病预防与控制中心和俄罗斯叶卡捷琳堡的国家病毒和生物技术中心，以供研究之用。

三、当代预防医学的发展

医学模式和疾病谱与死亡谱的转变催生了近代的三次卫生革命，三次卫生革命硕果累累，然而也从未停止。无论是对新发传染病、慢性非传染性疾病，还是环境污染、食品安全、职业危害及新的健康问题的出现，预防为主仍然是主要策略。

（一）近代三次卫生革命

1 第一次卫生革命

19 世纪末 20 世纪初，人类在与天花、霍乱、鼠疫等烈性传染病斗争的过程中逐步认识到要以群体为对象进行预防，运用环境卫生和预防疾病的策略，如使用疫苗、隔离消毒、处理垃圾粪便、修建安全的给排水系统，改善居民营养状况等。即以环境—人群—健康为模式，针对人群中疾病发生和发展规律，运用各学科的理论、知识、技能研究社会与自然环境中影响健康和造成疾病的主要因素，探求病因和分析这些病因的作用规律并给予评价，通过公共措施实施预防和治疗，以达到保护健康和促进健康的目标（图1-3～图1-5）。此时，卫生学概念才真正地扩展至公共卫生，这是医学史上著名的第一次卫生革命。这次卫生革命使预防医学形成了较为完善的体系，特别为当时降低严重威胁人类健康与生存的各种传染病和寄生虫病的发病率与病死率做出了重大贡献，使人类平均期望寿命提高了20～30岁。预防医学史上以防治传染病和寄生虫病为主要目标，正是个体预防向群体预防发展的标志。

这一时期涌现出许多著名的医学家和诺贝尔医学奖获得者，他们杰出的工作为公共卫生学的建立奠定了科学的基础，推动了传染病防控工作，如结核杆菌的发现者、德国医师科赫；寄生虫热带病学的创始人、法国医学家拉弗朗；成功研制出白喉、破伤风抗毒素的德国科学家贝林；发现疟疾是通过蚊子传播的英国医师罗斯；证实斑疹伤寒由跳蚤传播的法国细菌学家尼科尔。

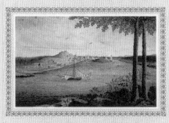

图1-3　牛痘海报（1877）

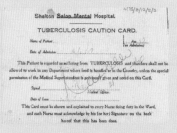

图1-4　结核病警示卡（1859）

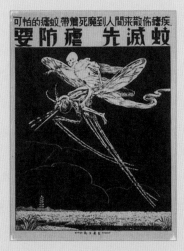

图1-5　预防疟疾宣传画

2 第二次卫生革命

第二次世界大战结束至 20 世纪 60 年代，世界上大多数国家，尤其是工业化国家的经济发展速度超过了历史上任何时期。伴随着工业的快速发展和科学技术的进步，人口也快速增长，人类对能源的需求不断增加，各种工业产品的副产品大量生产。与此同时，环境污染、生态破坏也达到了人类历史上前所未有的程度。人们的生活方式也随着科技进步和物质文明发生了重大变化。人口都市化，工作紧张，社会竞争激烈，体力劳动负荷减轻，摄入能量过剩，运动减少，吸烟、酗酒等不良生活方式的流行，使疾病的发生由过去的生物—医学模式转变为生物—心理—社会医学模式，疾病谱和死亡谱发生了重大变化，心脑血管疾病、恶性肿瘤发病率显著上升，而传染病则锐减。这种变化使人们认识到，环境污染、社会压力、心理承受能力及不良生活方式和行为与慢性疾病关系密切，疾病预防不能仅依靠生物医学手段，同时需要改善社会环境、社会行为、生活方式，依靠社会大卫生才能有效防治这些构成主要疾病谱的慢性疾病。疾病预防的重点从急性传染病转向慢性疾病、老年退行性疾病及生活方式，这就是医学史上的第二次卫生革命。这次革命使人们对预防医学的认识更加深刻，预防医学扩大到社会医学、行为医学和环境医学的社会预防阶段。

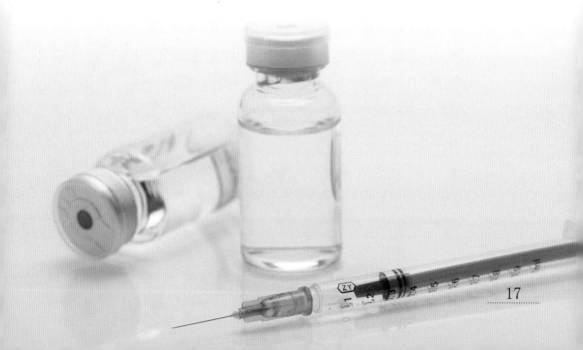

3 第三次公共卫生革命

围绕着以疾病为中心的疾病预防控制的第一次公共卫生革命和第二次公共卫生革命对人群健康做出了很大的贡献。除了传染病的有效控制，发达国家的肺癌、冠心病和脑卒中的发病率也在下降。但是，公共卫生的任务除了控制疾病，根本目的是促进和保护人群的健康。根据WHO的定义：健康是身体、心理和社会适应的完好状态，而不仅是没有疾病和虚弱。1986年，WHO进一步把健康定义为"每天生活的资源"。也就是说，人们每天生活的方方面面，必须要先有健康才能实现，即所谓的健康是许多0前面的1。健康这一积极定义，是要求我们的公共卫生策略不能仅局限于疾病的预防和控制，它必须要拓展到健康能力的构建。

随着社会的发展，人们发现影响健康的因素除了物质环境，社会因素也起着很大作用。而要改变这些环境和社会因素，单靠卫生部门已难以胜任。因此，有学者提出新公共卫生的概念，也就是第三次公共卫生革命。它是以社会生态学模式的综合干预措施来提高人群健康和生活质量的健康促进。它注重部门合作、社会参与和个体健康生活方式的促进，通过健康促进，使居民从对健康的传统理解转向对健康的生命质量的关注，关注生命，享受生活，同时提高整个社会对健康活动的参与意识。第三次公共卫生革命的发生是在人们对 WHO 健康定义的接受以及对健康决定因素认识的深化后，促使我们需要考虑新的公共卫生手段。健康的影响因素包括生物学因素、行为生活方式因素、环境因素和卫生服务因素，这些因素以多层面的交互作用的社会生态学模式影响着个体和群体的健康。

（二）公共卫生学院的出现

公共卫生学的发展推动了公共卫生教育。1916 年，美国洛克菲勒基金会决定建立公共卫生学院，1918 年，美国霍普金斯大学建立公共卫生学院，1921 年，美国哈佛大学建立公共卫生学院。此后，世界各国相继出现了公共卫生学院。20 世纪 50 年代，我国仿照苏联建立了与医学院分离的公共卫生学院。20 世纪 80 年代，我国高等医学教育专业目录将医学分为临床医学、基础医学和预防医学，至此公共卫生学与医学逐渐分离开来。然而，随着公共卫生事业的发展与推进，越来越多的教育研究者和实际工作者认识到，公共卫生与医学教育的分离不利于培养适应社会需要的公共卫生医学人才，促进医学与公共卫生教育的整合成为现代公共卫生和医学教育的趋势。

（三）我国当代公共卫生先驱

近代，我国涌现出一批投身于公共卫生学研究的临床医学家，如中华医学会创始人之一、湘雅医学院创始人颜福庆教授，鼠疫防治专家、首任东北防治鼠疫全权总医官、中华医学会创始人之一、首任全国海港检疫事务管理处处长、哈尔滨医学专门学校（哈尔滨医科大学前身）创始人伍连德博士，热带病学专家、热带病研究所所长钟惠澜教授等。他们不仅推动了我国公共卫生教育的发展，更为重要的是积极参与重大公共卫生事件的处理、传染病预防控制，以及社区卫生服务的建立与推广等公共卫生事件。例如，伍连德博士受命于危难之中，在中国鼠疫大流行重灾区、东北鼠疫防治中心所在地哈尔滨，于1910—1931年先后领导我国东北两次鼠疫大流行的控制工作。而陈志潜教授则被推崇为"中国公共卫生学之父"。他提倡公医制度，积极开展健康教育，先后参与了陶行知和晏阳初分别在南京郊区和河北省定县平民教育促进会的农村卫生实验区的建设，创立了构想多年的农村三级保健网，开展了保健服务和健康教育。抗日战争期间，他除了组织领导战伤救护，还在四川省建立市县公共卫生机构80多处，并创办了重庆大学医学院。他为我国的卫生事业，尤其是农村社区保健和公共卫生教育做出了卓越的贡献。

链接 **鼠疫斗士伍连德**

伍连德（图1-6），字星联，祖籍广东省新宁县（今广东省台山市），1879年3月10日出生于马来西亚槟榔屿。公共卫生学家，医学博士，中国检疫、防疫事业的先驱，北京协和医学院及北京协和医院的主要筹办者，1935年诺贝尔生理学或医学奖候选人。

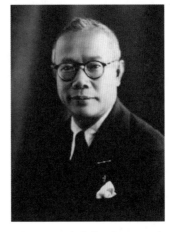

图1-6　伍连德博士（1879—1960）

1910年，鼠疫从西伯利亚肆虐而至，很快蔓延中国东北。伍连德临危受命，在去哈尔滨不满4个月的时间内，让这场连俄罗斯、日本束手无策的死亡人数达6万人之多、震惊世界的烈性传染病销声匿迹。这使指挥这次防疫的伍连德名扬世界。根据在这次鼠疫中得出的成果，他提出了改变鼠疫研究史的肺鼠疫学说。从这项理论开始，鼠疫在后世的研究中逐渐分成了腺鼠疫（鼠传染人）、肺鼠疫（人人之间可传染）、败血症鼠疫等。1911年4月3日，他邀请11国专家，于沈阳召开了"万国鼠疫大会"。这是中国历史上首次召开国际学术会议。他与各国专家共同完成了500页的《1911年国际鼠疫研究会会议报告书》。1913年，他整理的相关文章发布在医学顶级杂志《柳叶刀》（Lancet）上，成为历史上首位在国际顶级学术期刊上发表文章的中国人。1926年，他将自己的疾病资料整理出版——《肺鼠疫论丛》这部480页的鼠疫理论专著，正式创立了"肺鼠疫"学说，被誉为"鼠疫研究的里程碑"。伍连德因在鼠疫特别是肺鼠疫防控的杰出贡献而获得1935年诺贝尔生理学或医学奖的提名。

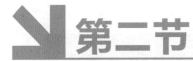

健康——由关注生命数量到生命质量的发展

　　20世纪80年代中期，随着社会的进步和医学尤其是预防医学与保健医学的发展，现代医学的主要目的已不再局限于治疗疾病，同时扩展至需要预防与控制疾病的发生发展，以有利于改善人类生存条件、提高人类生命质量作为最终目的。而相关生命质量的评价和应用也越来越受到社会的关注与欢迎，这也势必促进人类预防保健科学的长足发展。

一、生命新时代——从渴望延年益寿到提高生命质量的健康观念

　　过去，由于战乱动荡、流离饥荒、传染病肆虐等原因，世界各地区的人口平均寿命普遍较短。中国有句谚语叫"好死不如赖活着"。同样，在欧洲的《圣经·旧约·传道书》中也有类似的话，"活狗胜过死狮"。这些口口相传的俗语无疑是人类追求生命数量（寿命）的最真写实。欧洲资本主义迅速发展，以及发展中国家摆脱殖民统治和封建制度后，随着社会生产力的发展，医疗卫生技术的提高，人们物质生活水平的改善等，人口平均寿命开始有了显著的提高。据WHO公布的2016年版《世界卫生统计》报告显示，截至2015年年底，全球人口出生期望寿命为71.4岁，

其中，中国人口出生期望寿命为76.1岁，与1990年出生期望寿命相比均延长7.1岁。而在奴隶社会和封建社会时期人类平均寿命为 25 ～ 35 岁。当大多数人的温饱问题已解决，人们对衣、食、住、行等方面较为满意时，生存时间不再是人类的主要需求。在物质生活丰富的同时所带来的快节奏的现代生活方式，以及竞争日益激烈的社会环境中，人们过度紧张和面临着巨大的社会压力，环境污染、资源匮乏、人际关系淡漠、精神空虚等社会问题日益严重，人们开始对生活进行反思并逐渐将重点转移到自我主观感受方面，即在有限的生存时间里个体主观体验到的满足感和幸福感。也就是说，现代人的心态是更看重活得好而不是活得长。人类从单纯追求生命数量到生命质量的观念转变悄无声息地进行着。

链接 诗词歌赋中的生命质量追求

生命诚可贵，爱情价更高；若为自由故，二者皆可抛。

——裴多菲

内容充实的生命就是长久的生命，我们要以行为而不是时间来衡量生命。

——小塞涅卡

谁能以深刻的内容充实每个瞬间，谁就是在无限地延长自己的寿命。

——库尔茨

使一个人的有限生命更加有效，也就等于延长了人的生命。

——鲁迅

生命不等于呼吸，生命是活动。

——卢梭

二、生命数量与质量

（一）生命数量——寿命长短

生命数量是人类生命过程的长度单位，俗称寿命，是指个体生命的生存时间。对患者来说，生命数量是疾病的病程或者患者接受相关医学治疗之后的生存时间。对没有疾病威胁生命的一般健康人群来说，生命数量是预期生存时间，也就是期望寿命。常用的死亡频率统计指标、残疾失能指标、期望寿命等，就是从生命数量角度出发的。

1 死亡频率统计指标

死亡率： 在一定期间内一定人群中，死于某种疾病或死于所有原因的频率。

病死率： 表示一定时期内，患某病的全部患者中因该病死亡的人所占的比例。

生存率： 又称存活率，是指接受某种医学治疗的患者或者某病患者中，经若干年随访（通常是1、3、5年）后，尚存活的患者数所占比例。

链接　人口死亡统计指标

死亡：过去把呼吸和心脏功能的永久性停止诊断为死亡。由于医疗技术的进步和心肺复苏术的普及，机体自发呼吸停止后仍能靠人工呼吸等措施在一定时间内维持全身的血液循环和除脑以外的各器官的功能活动。1968年在第22届世界医学大会上，美国哈佛医学院特设委员会发表报告，提出了"脑功能不可逆性丧失"即脑死亡的新概念，诊断标准有四点：①无感受性和反应性；②无运动、无呼吸；③无反射；④脑电波平坦。"脑死亡"逐渐被人们所接受。医学界把脑干死亡12小时判断为死亡。

粗病死率：简称病死率，指某地某年平均每千人口中的病死数。

年龄别病死率：亦称年龄组病死率，指某年某年龄别平均每千人口中的病死数。

婴儿病死率：指某年活产儿中未满1周岁婴儿的死亡频率。新生儿病死率：指某地某年活产儿中未满28天的新生儿死亡频率。新生儿后期病死率：指某地某年活产儿中满20天但未满1周岁的新生儿死亡频率。

围产儿病死率：指妊娠满28周（胎儿或新生儿出生体重达到1000g及以上或身长达到50cm及以上）至出生后7天以内的胎儿或新生儿死亡频率。

5岁以下儿童病死率：指某地某年活产儿中5岁以下儿童死亡频率。

孕产妇病死率：指某年中由于怀孕和分娩及并发症造成的孕产妇死亡人数与同年出生活产数之比。

死亡别病死率：指某种原因（疾病）所致的病死率，也称某病病死率。

2 残疾失能指标

潜在减寿年数：是指某年龄组人口因某病死亡者的预期寿命与实际死亡年龄之差的总和，即死亡所造成的寿命损失。

伤残调整寿命年：是指从发病到死亡所损失的全部健康寿命年，包括因早死所致的寿命损失年和残疾所致的健康寿命损失年两部分。该指标在一定程度上，已经将一定的生命质量内容考虑在内。

3 期望寿命

期望寿命：主要是指正常人群的预期寿命，是生命数量中最广泛使用的指标。期望寿命是指同时出生的一代人活到 x 岁时，尚能生存的平均年数，通常依据人群年龄性别的病死率计算而获得的预期生命数量。期望寿命一般不受人口结构的影响，各地区人群期望寿命可以进行直接的对比，如图 1-7 所示。最常用作评价指标的是出生期望寿命。据 2016 年 WHO 统计，世界不同地区和国家的期望寿命差异显著，发展中国家期望寿命明显低于发达国家。

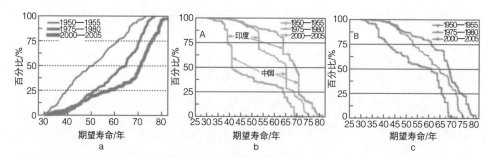

图 1-7　不同时期的期望寿命按国家（a）和世界人口（b、c）数量的累积比例（1950—2005 年）
注：b 图曲线中的垂直线段分别是印度和中国的影响；c 图中不包含中国和印度人口
（图片来源：近 50 年来世界人口期望寿命的演变轨迹 2007，任强）

生得好、活得长、病得晚、死得快

美国加州·佚名

（二）生命质量——健康幸福

"生命质量"一词源于英文 quality of life 的译文，亦有译为生存质量、生活质量等，前者多在医学研究领域使用，而后者多出现在社会学研究领域。广义的生命质量概念概括为三个层次。

1 基层的生存质量

基层的生存质量也就是健康相关生命质量（HRQOL），主要应用在医学领域中，是面向患者，以维持其生存，保持躯体完好，消除病痛及维持生存所需的基本功能为需求层次，主要指患者对疾病和相关医学治疗所产生的功能影响的主观认知和体验。

2 中层的生活质量

中层的生活质量也就是日常生活相关生命质量，主要应用于社会学领域，面向没有疾病威胁生命的一般人群，不仅要维持生存，而且强调生活内容丰富、心情舒服畅快、与社会环境和谐等，主要是指人类对其生活的自然、社会条件及自身状况的主要评价和体验，或者界定为人类对其整个生活条件和物质、精神文化状况的主观满意度评价。

3 高层的生命质量

高层的生命质量即为狭义的生命质量，也就是生命追求和自我实现相关生命质量，主要应用于医学与社会学的综合领域，不仅强调一般人群的生存和生活质量，而且还看重自身价值的实现和对社会的贡献作用。其内涵可采用 WHO 的定义界定：生命质量是不同文化和价值体系中的个体对自身的目标、期望、标准及其关心的事情有关的生存状态的体验。

生命质量的定义多种多样，由健康和多个非医疗方面如经济社会地位、婚姻状况、职业生涯、个性、幸福感、野心、期望和宗教体验等共同决定，各相关研究领域对其认识和定义均存在一定的学科偏向性，因此至今尚无一个统一的标准。然而，无论哪一种说法都倾向于个体的主观体验和感觉、满意度、满足感及幸福感，是一种以个体自主感受为中心的全主观指标。

链接　古今中外学者对生命质量的定义

对生活及其各方面的评价和总结。

　　　　　　　　　　　　　　——中国·林南　1987

生命质量意味着一种幸福，是在生活中体现真正的自我，摆脱虚伪，泰然处世的状态。

　　　　　　　　　　　　　　——英国·Holrnes O.W.　1960

对由个人或群体所感受到的躯体、心理、社会各方面的良好生活适应状态的一种综合测量，测量结果是用幸福感、满意感或满足感来表示的。

　　　　　　　　　　　　　　——瑞士·Levi L.　1987

生命质量是患者对现在的功能状态与其或预期或认为可到达的功能状态相比时产生的赞同感和满足感。

——美国·Cella D.F.　1988

个体对生活和个人良好状态的总体满意感。

——德国·Shumaker M.　1991

生命质量是某一特定时点个体期望与其现实体验的差别或距离，这种差别可随时间而改变，并可为个人成长所修正。改进生命质量包括改进有缺陷的生存方面以及调整个体期望，使之与客观现实更为接近。

——英国·Calman K.C.　1984

个体从现实生活的总体验中引出的关于自身健康的主观体验。

——美国·Sampbell A.　1976

生命质量是不同价值观念（信仰系统）和文化背景下一定生命数量（寿命）的人类个体或群体在躯体生理健康、心理健康、物质生活、精神生活、自然生存环境和社会生存环境等方面的期望和与客观实际的符合程度，以及所形成主观感受的综合状态评价。

——中国·吴白彦　2004

民生改善，提升公众"幸福感"。"幸福感"是民生领域的一个关键词。民生指向的不仅是"吃饱穿暖""吃好穿好"的物质需求，而是要解决深层次痼疾、满足群众深层次需求——更有尊严的生活、更加丰富的权利、更为出彩的人生。

——中国·习近平　2011

（三）生命数量与质量的统一

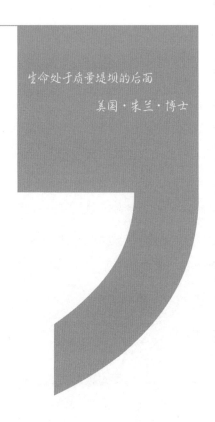

生命处于质量堤坝的后面

美国·朱兰·博士

生命数量和质量是人类生存的两方面。追求最大的生命数量和最高的生命质量是人类生存的最终目标。生命数量和生命质量是相互联系但又相互牵制的。在特定的条件下，人类可能不得不牺牲一定的生命数量来换取生命质量，比如"安乐死"就是这样的例证。可以说，生命数量是生命质量的依附基础，只有具备了一定的生命数量，才可能谈及一定的生命质量，而生命质量是生命数量的价值体现。因此，越来越多的评价指标不再仅仅关注死亡所带来的生命数量的减少，同时关注生命质量。质量调整寿命年就是这样一个反映人群生命质量和数量有机统一的综合指标之一。

健康期望寿命（ALE）也可译为活动期望寿命，1997年《世界卫生报告》将其定义为具有良好健康状态的生命寿期及个体能在如此舒适状态下的平均预期时间长度，通常以生活自理能力（日常生活中必须完成的如进食、穿衣、睡觉、洗漱、如厕等生活行为）丧失率为基础计算出来的生命数量。健康期望寿命是在期望寿命的基础上产生的，不仅考虑了生命的长度，更加强调的是生命的质量。显然，ALE要低于出生时期望寿命，如图1-8所示。

无残疾期望寿命（DFLE）主要是指以身体残疾作为观察终点而计算出来的生命数量。无残疾期望寿命通常是期望寿命减去身体在残疾状态下的平均期望寿命而获得。无残疾期望寿命是生命质量较高水平反映的主要衡量指标之一，一般情况下，DFLE值越大，生命质量水平就越高。

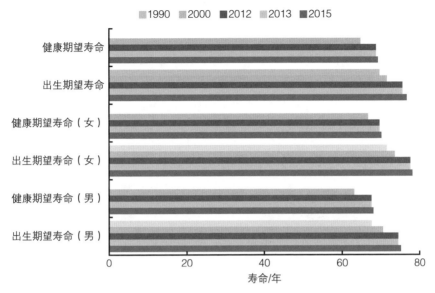

图 1-8 出生期望寿命和健康期望寿命
（数据来源：世界卫生组织，2016）

案例 1-1 放弃选择和选择"放弃"

故事一：

24 岁的小风从大学毕业后参加工作 2 年，单位体检诊断为肝癌，呈现散发性病灶，医生告知其仅有半年到 1 年的寿命。在确诊之前，小风仅半年前饮酒后出现一次腹痛，此后一直正常生活和参加户外活动。小风辗转多家医院后进入武汉某医院治疗。主刀医生临床经验丰富，知名度高。经过反复手术和放疗化疗，其间他一直承受着治疗的不良反应，从确诊到离世，历时 2 年多。

故事二：

　　骨科医师查理不幸患上胰腺癌。手术主刀医生是国内同行中的佼佼者，正巧发明了一种针对此类胰腺癌的手术流程，可将患者生存率提高整整3倍，但是生活质量依然较低。查理却在第二天就选择了出院回家并再也没有踏进医院一步。他将所有时间和精力都放在家庭生活上，非常快乐。几个月后，他在家中去世。他没有接受过任何的化疗、放疗或者手术。

　　根据真实事迹改编的电影《滚蛋吧！肿瘤君》于2015年上映后，在观众为主人公的不幸遭遇哭得不知所措和被她的乐观精神感动得一塌糊涂的时候，人们开始热烈地讨论当生命数量和生命质量面临取舍时如何抉择。目前，大多数患者几乎无条件信任医生的治疗意图并配合治疗，但同时也鼓励患者告知医生自己的想法并做出选择。假如有一天您碰到这样的情况，您会如何选择呢？

　　质量调整寿命年（QALY）：近年来，质量调整寿命年被用于评价各种因素对健康的综合影响。它是用生命质量来调整期望寿命或生存年数而得到的一个新指标，也是一个综合反映人群生命质量和生命数量的指标，是生命质量与生命数量的有机统一。质量调整寿命年是通过生命质量评价把不正常功能状态下或疾病及伤残状态下的生存年数换算成等同于健康人的生存年数。

> 我不能延伸生命的长度，但我可以决定生命的宽度和质量。

三、主观生命质量的标准化量表测评

目前，学者们基本认可生命质量是可测且有必要进行测定的。自 20 世纪 70 年代末期，生命质量研究引入医学领域并备受关注，健康相关生命质量的测量和评价技术也日新月异，最常采用的是标准化的主观性量表评价法。如上所述，生命质量的时间、文化等依赖性较强，不同人群的每一种疾病均有其共性和特异性，这将需要研制大量的评价量表，给研究和应用增加了难度。目前的研究趋势是结合使用针对一般人群的共性模块和特殊人群的特异性模块所组成的新的特异性量表。自 20 世纪 80 年代以来，国内逐渐开始测评各个人群的生命质量等相关工作。限于篇幅，笔者将主要介绍目前国际上最常用的两种评价生命质量的普适性量表的主要内容、计分方法和国内使用情况等，即被认为是前途无量的通用测量的 WHO 健康相关生命质量测定量表及其简表（WHOQOL-100 和 WHOQOL-BREF）和参考测量的美国医学结局研究简明健康测评量表（SF-36，SF-12 和 SF-8）。

（一）WHO 生命质量量表（WHOQOL-100）及其简表（WHOQOL-BREF）

制定测评生存质量的工具是 WHO 为实现"人人健康"目标的众多计划之一。1991 年在 WHO 的带领下，由不同文化背景和经济发展水平的 15 个国家、地区共同研制的跨文化、国际性普适量表—— WHOQOL-100 诞生，并在 37 个地区中心进行了考核。目前，已有 30 多种不同语言版本在世界各国得到广泛运用，其他语言版本的研制仍在继续。中文版的 WHOQOL-100 量表具有良好的结构效度、内容效度和内部一致性信度，是一份较好的用于测量中国人生存质量的量表，可以用于医疗实践和研究、政策制定和考核、治疗方法疗效的评价，甚至用于比较不同文化背景和人群的生存质量差异等。

该量表由 100 个条目问题组成，包含 6 个生命质量相关领域的 24 方面，即躯体功能领域（PHD）、心理功能领域（PSD）、独立性功能领域（IND）、社会关系领域（SOD）、环境领域（EVD）、精神支柱/宗教/个人信仰（SPD）。每方面含有 4 个问题，从强度、频度、能力、评价 4 方面反映同一特质。另外加上 4 个有关总体健康和总体生命质量的问题（G1，G2，G3 和 G4），如表 1-1 所示。

表 1-1　WHOQOL-100 量表的组成及其计分方式

序 号	领 域	方 面	计分方式
Ⅰ	躯体功能领域（PHD）	F1：疼痛与不适 F2：精力与疲倦 F3：睡眠与休息	PHD = F1+ F2 + F3
Ⅱ	心理功能领域（PSD）	F4：积极感受 F5：思想、学习、记忆和注意力 F6：自尊 F7：身材与相貌 F8：消极感受	PSD = F4 + F5 + F6 + F7 + F8
Ⅲ	独立性功能领域（IND）	F9：行动能力 F10：日常生活能力 F11：对药物及医疗手段的依赖 F12：工作能力	IND = F9 + F10 + F11 + F12

续表

序　号	领　域	方　面	计分方式
IV	社会关系领域（SOD）	F13：个人关系 F14：所需社会支持的满足程度 F15：性生活	SOD = F13 + F14 + F15
V	环境领域（EVD）	F16：社会安全保障 F17：住房环境 F18：经济来源 F19：医疗服务与社会保障 F20：获取新信息和技能的机会 F21：休闲娱乐活动的参与机会 　　　与参与程度 F22：环境条件（污染 / 噪声 / 交 　　　通 / 气候） F23：交通条件	EVD = F16 + F17 + F18 + F19 + F20 + F21 + F22 + F23
VI	精神支柱 / 宗教 / 个人信仰 （SPD）	F24：精神支柱 / 宗教 / 个人信仰	SPD = F24
	QOL = PHD/3 + PSD/5 + IND/4 + SOD/3 + EVD/8 + SPD/1		

WHOQOL-100 量表中，每个问题得分为 1 ~ 5 分，得分高低按照生命质量好坏等级排列。根据题目问法不同可将其分为两类，一类为正向条目，表示得分越高，生命质量越好，每个问题得分在计分时直接累加即可。比如题目 F6.1：您怎样评价自己？①根本没价值（得 1 分）；②很少有价值（得 2 分）；③有价值（一般）（得 3 分）；④比较有价值（得 4 分）；⑤极有价值（得 5 分）。另一类题目则为逆向条目，表示得分越高，生命质量越差，因此这类条目的每个得分在计分时需要"正向转换"后才能累加计算。比如 F2.2：您容易累吗？①根本不容易累（得 5 分）；②很少容易累（得 4 分）；③容易累（一般）（得 3 分）；④比较容易累（得 2 分）；⑤极容易累（得 1 分），如案例 1-2 所列。各领域得分是其包含的各方面得分之和，总量表得分为各领域平均分之和。

虽然 WHOQOL-100 能够详细地评估与生存质量有关的各方面，但是有时量表显得冗长。为了方便实际使用，1996 年 6 月 WHOQOL-100 被进一步简化为含有 26 个条目的简化版，即 WHOQOL-BREF，沿用至今。该量表亦经过世界各地的

案例 1-2 　自评生命质量举例

下面是小明填写 WHOQOL-100 量表的"疼痛和不适（F1）"方面（逆向条目）的情况。

F1.1　您有疼痛吗？

　　①没有疼痛　　　　②偶尔有疼痛　　　√③时有时无

　　④经常有疼痛　　　⑤总是疼痛

F1.2　您对自己的疼痛或不舒服担心吗？

　　√①根本不担心　　　②很少担心　　　③担心（一般）

　　④比较担心　　　　⑤极担心

F1.3　您在对付疼痛或不舒服时有困难吗？

　　①根本没困难　　　√②很少有困难　　　③有困难（一般）

　　④比较困难　　　　⑤极困难

F1.4　您觉得疼痛妨碍您去做自己需要做的事情吗？

　　①根本不妨碍　　　②很少妨碍　　　√③有妨碍（一般）

　　④比较妨碍　　　　⑤极妨碍

小明在 F1 方面的原始得分为 15 分，理论得分最低为 4 分（即每一题选⑤），理论最高分为 20 分（即每一题选①），那么标准化分为 (15-4)/(20-4)×100 = 68.75 分。按照人群得分分布将生命质量相对划为高低分类。比如以 75～80 分为中等，65～75 分为中下等将生命质量分级，则小明在躯体功能领域的疼痛和不适方面的生命质量为中下等水平。当然，这与划分生命质量的标准是相对应的。

其他量表的原始分数标准化过程类似，但需要注意正向和逆向条目的计分方式哦！

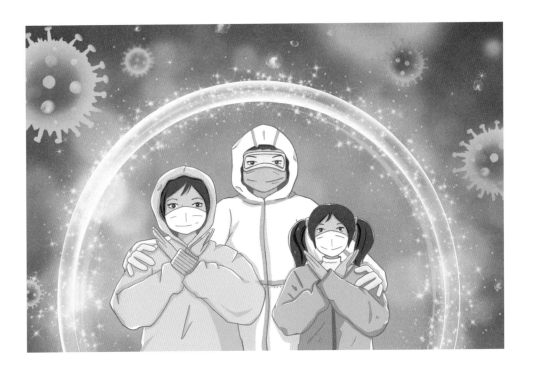

多次研究考核，是一个跨文化的客观的有效评价量表，具有良好的信度和效度。它的中文版广泛用于测量我国居民的生活质量。

该量表由 26 个问题构成，覆盖了 4 个领域，即躯体功能领域（PHD）、心理功能领域（PSD）、社会关系领域（SOD）和环境领域（EVD），外加两个反映总的生命质量和健康状况的条目（B1 和 B2），其仍然保留了原 WHOQOL-100 量表的全面性。尽管计分方法同 WHOQOL-100 类似，但仍需要注意两者之间不同之处：① WHOQOL-BREF 量表中不再计算某一方面得分；②如果 PHD 和 EVD 内某一条目得分缺失，推荐采用该领域均值进行替换，比如 PHD 的 B16 条目没有得到回答，那么采用该领域剩余的 6 个条目均分作为 B16 题的得分，如果 PHD 和 EVD 领域出现两条及以上缺失值，则该领域不计分；③仅 3 个问题是逆向条目（B3，B4 和 B26）。领域得分越高，生存质量越好，以此评价不同方面生活的生存质量。

（二）美国简明健康量表（SF-36，SF-12 和 SF-8）

SF-36 是 1988 年由美国研究人员斯图尔特等在兰德公司健康保险项目的医疗结局研究量表（MOS-SF）的基础上修订而成。该项工作开始于 20 世纪 80 年代初期，自 1991 年起，已被译成荷兰、西班牙、意大利、巴西、德国、日本、法国、比利时、瑞典等多国语言版本，其中用得较多的是英国发展版和美国标准版。中文版的研制则是在 20 世纪 90 年代后期开始的。尽管对 SF-36 量表的结构和重测可靠性有些争议，但目前应用该量表所做的研究多达上千项，克伦巴赫 α 系数均已经超过了 0.7，证实该量表仍然是大多数研究生命质量的可用工具，且在大多数临床状况下表现优良。

SF-36 量表共包括 36 个单项问题，由 8 个不同的领域或 2 个不同综合测量组成。8 个领域分别为生理功能（PF）、生理职能（RP）、心理健康状况（MH）、情绪职能（RE）、社会功能（SF）、活力（V）、躯体疼痛（BP）、一般健康状况（GH），每个领域又包含 2～10 个小条目，每个条目有 2～5 个不同级别的选项，并赋予每个级别相应的评分，按照该量表的积分规则，最终得出总评分，从而对生理和心理进行综合评估。2 个综合测量为生理内容综合测量（PCS = PF + RP + BP + GH）和心理内容综合测量（MCS = V + SF + RE + MH）。在测量时应注意其稳定性、等价性和关联性，即在不同时间测量结果不变，对同一患者的两次测量结果密切相关，和一个量表中两个以上问题的生命质量结果也密切相关。

美国医学结局研究中心先后从 SF-36 量表中提取 12 个和 8 个条目分别衍生为 SF-12 量表和 SF-8 量表。这两者均为 SF-36 的简短替代版本，条目少、操作方便、应答率较高。SF-12 包含 12 个条目，仍然划分为 8 个领域和 2 个综合测量部分；而 SF-8 包含 8 个条目，每个条目即为一个领域，共 8 个领域。上述 WHO 生命质量量表和美国简明健康量表均采用的是最常见的计分方式，即对量表中不同健康维度和同一维度的不同条目均赋予相同权重。有研究报道，不同计分方式对分析结果的性质、应用范围和稳定性影响不同，因此需要研究者根据不同研究目的和可行性选择适宜的测量量表。为了使原始分数可以相互比较和便于结果的解释，可采用统计学方法将原始分转换为具有相同参照点的标准化分。生命质量测评中常用的是极差法，即量表或某一维度/方面得分分数经转换为百分制得分。WHOQOL-100 量表的每方面计分和 SF-36 等量表均采用此法。计算公式如下：

$$标准化分 = (原始分 - 理论最低分)/(理论最高分 - 理论最低分) \times 100$$

（三）WHO 生命质量量表和美国简明健康量表在中国使用情况

采用 WHOQOL-BREF 对中国医科大学学生进行横断面调查，结果发现躯体、心理、社会关系及环境 4 个维度的克伦巴赫 α 系数依次为：0.763、0.794、0.571 和 0.828。该系数大于 0.7 被认为表示各条目间具有较好的内部一致性。而根据 WHOQOL-BREF 操作手册，社会关系领域问题条目少，为 3 条，其对应的克伦巴赫 α 系数 0.571 是可以接受的。武敬参等 (2016) 采用 WHOQOL-BREF 与 SF-36 两种量表评价肺结核患者生存质量，结果表明，两者均具有良好的信度和效度，均能较为全面地评价肺结核患者的生存质量，虽然两个量表之间个别维度的相关性较弱，但是总体来说量表的维度之间显示了良好的相关性，具有近似等价的实用性。

辛迪等 (2005) 研究基于探索 SF-12 量表对中国居民是否有效和等同的目的，采用 SF-36 量表测评结果作为"标准"，发现标准版 SF-12 量表结果可分别解释 SF-36 量表结果的 PCS 方差变异的 82% 和 MCS 方差变异的 89%，且这两个标准版量表总标准化分的效应差异低于 0.3。中文（中国香港）版 SF-12 中的 6 个条目与标准版的不同，但是中文版和标准版的 SF-12 量表的效应差异大多数仍然低于 0.3。结果表明标准版 SF-12 量表对我国居民是有效和相等的。

四、生命质量的遗传学研究

生命质量在社会学领域通常是指一个人的生活令人满意与否的程度，这一词语可能包括环境，以及个人的观念、思想、感情和对这种情况的反应。当前，学者对有关幸福感的遗传学研究探索较多。

（一）幸福感的遗传学研究

幸福感可以是一种普遍的积极情绪，总体生活满意度的评价，一种好的生活，或使人快乐的原因，其定义取决于上下文。它是一个与生命质量密切相关但又不同的概念，其研究兴起的第一个因素源于生活质量的提高——生活意义上的幸福感。比较常见的有幸福、快乐、幸福感、主观幸福感、心理幸福感、社会幸福感、精神幸福感、情绪幸福感、感知幸福感、满意度和生活满意度等。因此，幸福感作为评价总体生活满意度和总体生活质量的指标，与生命质量的关键领域密切相关。

2011年5月，国内各大报纸争相报道一则消息——英国研究人员发现"幸福感基因"。这是由英国经济学家扬 – 伊曼纽尔·德内弗斯发起的一项研究，发现幸福感在很大程度上由大脑中的一种特殊基因—— 5- 羟色胺转运蛋白（5-HTT）基因决定，它能帮助细胞回收利用发送信号的化学物质——血清素，而血清素被认为与情绪波动密切相关。因此，这一基因就被称为"幸福感基因"。5-HTT基因有"长"有"短"，由于人们体内的这种基因结构有差异，人们对生活的满意程度也不相同。从父母那里遗传了两个"长" 5-HTT基因的人往往比其他基因组合的人更容易感到满足，而生来就携带两个"短" 5-HTT基因的人是最不容易快乐的。生活中当面对同样的困难时，总会说心态好的人要比心态差的人想得开一些，而心态好与差的区别也许就是"幸福感基因"在作祟吧。虽然幸福感有一部分已被固化入人们的基因中，但是人们并不能因为一次性事件——例如，获得梦寐以求的工作机会或大学录取通知书——而持久获得幸福感，积极事件仅能暂时影响幸福感，因为人们很快就会回到新的享乐平衡，这就是著名的"享乐适应性"理论。此外，幸福感并不完全由这一基因决定，其他基因和环境，以及我们在生活中的体验也是个人幸福感不同的重要原因。双生子研究和遗传学研究均提供了足够的证据提出这一假说：生命质量的不同领域均有遗传效应的参与。

如图 1-9 所示，假设父母的 5-HTT 基因均是一"长"一"短"的杂合子，如果儿童均从父母那里各遗传一"长"5-HTT 基因（如儿子 1 号），则该儿童为两条"长"的 5-HTT 基因，最容易感到满足；如果儿童从父母一方遗传一"长"5-HTT 基因，从另一方遗传一"短"5-HTT 基因（如女儿 2 号和儿子 3 号），则该儿童也为杂合子；如果儿童均从父母那里各遗传一"短"5-HTT 基因（如女儿 4 号），则该儿童为两条"短"的 5-HTT 基因，最不容易感到满足。

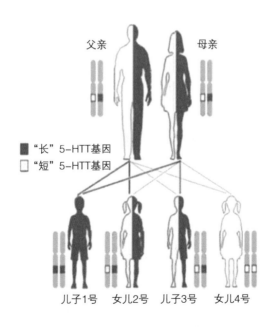

图 1-9　5-HTT 基因与遗传示意

（二）生命质量的双生子研究

使用经典的双生子设计（比较共同抚养和／或分开抚养的同卵和异卵双生子）和结构方程模型的研究为生命质量相关的心理属性的遗传效应提供了经验性证据，包括消极的生活满意度，如抑郁、焦虑、心理痛苦；积极的生活满意度，如幸福感、幸福的情绪状态。根据 1995 年实施的美国中年人研究（MIDUS）提供的数据资料，凯斯博士等（2010）设计了纳入 349 对异卵和 321 对同卵同性双生子研究，采用通径分析方法探索基因和环境因素对心理健康的交互作用。结果表明，心理健康的潜在遗传率高达 72.3%，其中心理健康三个领域的遗传率相似：社会幸福感的遗传率为 45.6%，情绪幸福感的遗传率为 49.5%，心理幸福感的遗传率为 52.3%，如图 1-10 所示。里特维尔德等（2013）调查发现，采用单一条目问题测量主观幸福感时，狭义遗传率为 5%～10%，而调整其测量误差后的狭义遗传率为 12%～18%。尽管狭义遗传率不大，但是仍然对利用基因数据研究主观幸福感的前景抱有乐观态度。

明尼苏达大学的研究人员对在婴儿时期就被分开并在不同的家庭中抚养长大的同卵双胞胎进行跟踪调查，发现研究对象的 40%～55% 的积极和消极情绪归因于遗传效应，表明其幸福感中约一半是来自遗传。里斯迪克等（2003）发现 1950 名英国女性双生子中，20%～44% 的心理痛苦是遗传而来。越来越多的研究证据表明遗传因素在主观幸福感和生活满意度中解释了大部分的个体差异。

由于人格特质是生物学固有的，有 30%～50% 的遗传倾向。大量文献表明人格特质与主观幸福感显著相关；人格特质

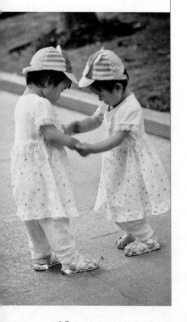

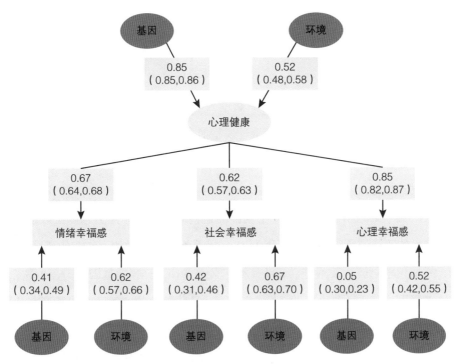

图1-10 通径分析基因与环境对心理健康及其3个领域(情绪幸福感、社会幸福感和心理幸福感)测量的影响

可解释主观幸福感方差的39%～63%。韦斯等(2008)通过检测人格特质和主观幸福感是否具有共享基因,这一研究使人们对幸福感的认识更进一步。基于有代表性的973对双生子样本,他们发现主观幸福感个体差异的遗传方差也可以用人格的个体差异来解释。换句话说,主观幸福感的遗传效应并不是特异性的,主观幸福感与人格共享遗传效应。

遗传也影响自我报告的健康水平。通常在某些研究中,采用一个条目问题评价健康,如"您当前的健康状况如何?"。一项研究调查健康的遗传效应是采用更加全面和具有响应性的测量工具—— SF-36量表。纳入2928名男性双生子成员的社区队列研究结果表明,SF-36量表的8个领域,以及综合躯体组分和综合心理组分两大方面的得分具有轻度遗传效应(遗传率为17%～33%)。

链接 遗传率

遗传率又称为遗传力，指遗传方差（基因型方差 VG）在总方差（表型方差 Vp）中所占的比值，是衡量基因型变异和表型总变异相对程度的遗传统计量。遗传率反映了通过表型值预测基因型值的可靠程度，表明了亲代变异传递到子代的能力。同时也可以作为考察亲代与子代相似程度的指标。

由于导致群体表现型产生变异的遗传原因可区分为由遗传主效应产生的普通遗传变异和由基因型 × 环境互作效应产生的互作遗传变异，故遗传率可分为普通遗传率（又称广义遗传率，一般指基因型方差 VG 占表型方差 Vp 的比率）和互作遗传率（又称狭义遗传率，一般指累加遗传方差 Vg 占表型方差 Vp 的比率）。

如果不存在基因 × 环境相互作用时，则 $Vp = VG + VE$（环境方差）

如果存在基因 × 环境相互作用时，则 $Vp = Vg + Vd$（显性方差）+ VI（互作方差）

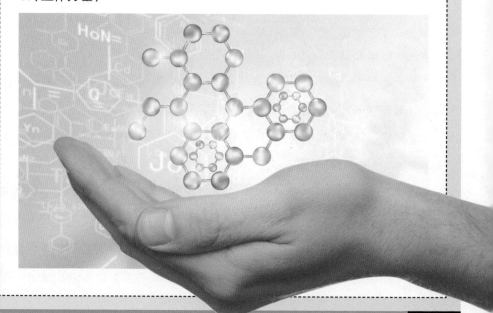

第三节
预防医学关乎生命质量

随着经济社会的发展，人们对幸福的理解也发生着变化。然而，"健康"一直以来是影响人们幸福的重要因素。2014年公布的"2013年中国家庭幸福感热点问题调查"显示，健康成为家庭幸福感的首要决定因素，近八成的受访者认为家庭幸福的来源是健康。现在的人们越来越多地意识到，健康并非简单的身体健康、不生病，而是包括生理健康、心理健康和社会适应健康（即社会交往和适应能力）在内的"大健康"概念，才是幸福感的终极来源。因此，"如何还健康以幸福"也成为民众关注的问题。根据健康到疾病自然史的各个阶段可将预防工作分为三级，即三级预防保健措施。

一、影响我国居民生命质量的重要健康问题

进入21世纪，中国经济高速增长取得举世瞩目的成就。国内生产总值跃居世界第二位，"中国制造"遍及世界角落的同时，逐渐迈向"中国创造"的新台阶。与此同时，城市化、工业化发展进程出现前所未有的加速度。长足的进步一方面扭转了积贫积弱的"旧中国"面貌，改善了居民的物质文化生活水平，促进了科学技术的进步以及医疗卫生事业的发展与设施设备的革新，提高了居民的期望寿命。另一方面，经济的发展也深刻改变了人口、资源与环境之间的关系。健康危险因素呈现新的特征：慢性非传染性疾病和伤害日益成为健康的主要"杀手"，新发传染病不断出现、

古老传染病的"复燃"，旨在控制人口数量、提高人口素质的计划生育政策造成人口老龄化速度不断加快，而环境恶化、生态破坏对健康危害持续加大，城市化和人口流动带来新的健康问题不容忽视。生活质量日益成为重要的民生问题。上述问题的出现，使针对中国居民的健康相关生命质量开展全面、深入的研究成为必要。

（一）慢性非传染性疾病和伤害日益成为健康的主要"杀手"

高血压、心脑血管疾病、肿瘤、糖尿病等慢性非传染性疾病的患病率居高不下，已成为导致我国疾病负担和医疗费用过度上涨，以及威胁劳动力人口健康的重要公共卫生问题。意外伤害是1岁以上儿童、青少年的第一死因，道路交通伤害、农村地区溺水、老年人跌倒等伤害所带来的死亡和失能问题日益突出。我国也是自杀率较高的国家之一，据2018年世界卫生组织报告称，中国自杀率为9.7/10万，全球排名第68位，亚洲排名第9位。精神障碍和心理健康问题虽然没有确切的数据，但问题的严重性已成为不争的事实。我国是世界最大的发展中国家，任何重大的公共卫生问题因其基数庞大而使尚处在发展和完善阶段的卫生系统难以承受。

随着我国经济社会发展和卫生服务水平的不断提高，居民人均期望寿命的逐年增长，健康状况和营养水平不断改善，疾病控制工作取得了巨大的成就。与此同时，人口老龄化、城镇化、工业化的进程加快，以及不健康的生活方式等因素也影响着人们的健康状况。居民营养与慢性病状况是反映一个国家经济社会发展、卫生保健水平和人口健康素质的重要指标。为了进一步了解10年间我国居民营养和慢性病状况的变化，根据中国疾病预防控制中心、国家心血管病中心、国家癌症中心近年来监测、调查的最新数据，结合国家统计局等部门人口基础数据，国家卫生健康委员会组织专家综合采用多中心、多来源数据系统评估、复杂加权和荟萃分析等研究办法，于2015年6月30日发布了《中国居民营养与慢性病状况报告(2015年)》。

从图1-11可以看出，我国成年人超重和肥胖发生率、高血压和糖尿病的患病率都超出10%，超重与高血压甚至为20%～30%。慢性病死亡人数占总死亡人数

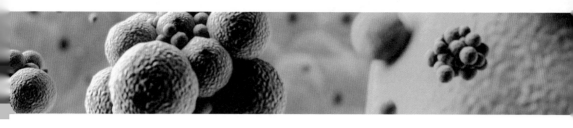

的 86.6%，如图 1-12 所示；而慢性病中的心脑血管疾病、癌症、慢性呼吸系统疾病导致死亡的人数占总死亡人数的近 80%，如图 1-13 所示。

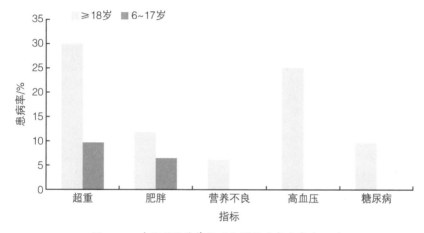

图 1-11 中国居民营养状况与慢性病患病率 (2015)

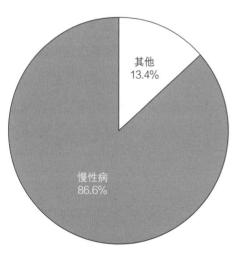

图 1-12 中国居民慢性病死亡人数占总死亡人数的百分数 (2012)

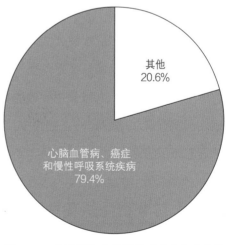

图 1-13 中国居民主要慢性病死亡人数占总死亡人数的百分数 (2012)

（二）居民的健康危险因素控制任重道远

生活质量和保健水平的提高，人均期望寿命的增长，老年人口数量的增加，造成我国慢性病患者的基数在不断扩大。深化医药卫生体制改革的推进，城乡居民对医疗卫生服务需求的增长，公共卫生和医疗服务水平的提升，导致慢性病患者的生存时间也在不断延长。吸烟、过量饮酒、身体活动不足和高盐、高脂等不健康饮食是慢性病发生发展的主要危险行为因素。经济社会快速发展和社会转型给人们带来的工作、生活压力，对健康造成的影响也不容忽视。慢性病患病率的上升和病死率的下降，反映了国家社会经济条件和医疗卫生水平的发展，是国民生活水平提高和寿命延长的必然结果。

（三）新发传染病不断出现和古老传染病的"复燃"

近30年来，新发传染病不断出现。多数新发传染病在我国先后有流行，其中人高致病性禽流感、非典型肺炎（SARS）、甲型H7N9禽流感在我国首发，艾滋病是我国传染病的第一位死因。结核、鼠疫、疟疾等古老传染病"死灰复燃"，推算全国有4亿人口感染结核杆菌，10%的人有发生结核病的可能，同时结核病死亡在传染病死亡中排第二位。这些使公共卫生工作者再次清醒地认识到，即使是免疫规划不断扩大的今天，传染病依然是危害人类健康的严重疾病。环境破坏和自然生态系统的恶化、化石能源的大量使用导致的气候变化、抗生素的不合理使用等成为新发传染病和病原微生物耐药的重要推手，贫穷、拥挤、营养不良、人群流动性加快使传染病的流行变得更为便利。

（四）人口老龄化进程快速

我国是人口老龄化进程最快的国家。据估计，我国仅用了18年就走完了发达国家数十年甚至上百年走完的老龄化进程，"未富先老"的局面俨然已经摆在面前。

据报道，全球人口老龄化的速度将在2010年后加快，到2015年，65岁以上老年人口数将首次超过5岁以下儿童人口数。联合国发布的《世界人口展望：2008》预计，2010—2050年全球60岁以上老年人口系数从11%上升到22%，少年儿童的比例将从30%下降至21%，老龄人口将首次超出少年儿童人口数，世界进入全面超级老龄化时代。世界人口结构正在发生转型变化，人口老龄化的速度与程度前所未有，许多发展中国家在还没有摆脱"人口爆炸"带来的沉重负担时，又将面临人口老龄化的冲击。

中国在20世纪末时，60岁以上老年人口占总人口的比例超过10%，已开始进入老龄化阶段。进入21世纪后，中国人口老龄化速度加快，如图1-14所示。中国规模大且发展迅速的老龄化进程，使政府和居民应对这一社会和医学问题时，在思想和物质的储备上都明显不足。随着老年人口的增多，许多慢性病、心理卫生问题、意外跌倒致伤，以及一些传染病的问题同步增加。如何在老年人口基数增大、人口老龄化加快而且发展不平衡的条件下，促进老年人的健康，提高生活质量，是中国社会发展中面临的重大问题。

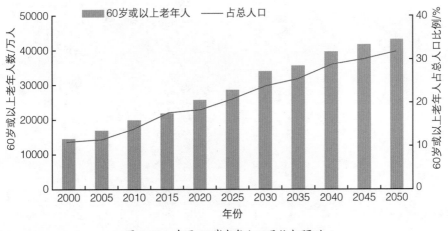

图1-14 中国60岁老年人口现状与预测

（五）环境恶化、生态破坏对健康危害加大

近年来，雾霾出现的频率更繁、浓度更高、持续时间更长，成为呼吸系统疾病、恶性肿瘤的新病因。经济转型时期对自然资源的过度索取和开发利用，致使空气、土壤、水、食物的污染，直接或间接危害人类健康；而与之相伴的是对生态的破坏，加剧了新发传染病的出现。

环境因素是影响国民健康的基本且重要的公共因素和宏观因素，空气、水源等与每一个人的生活息息相关。2016 年 WHO 公布的数据显示，在全世界人口超过10 万的城市中，低收入和中等收入国家中有 98％的城市空气质量不符合 WHO 空气质量指南，但高收入国家，该比例为 56％。近年来"雾霾"成了公众高度关注的热词，一些生活在工业化城市的居民健康状况堪忧。2009 年《凤凰周刊》曾以封面故事讲述了我国百处致癌危地；另有资料显示，我国有 197 个记录了村名的癌症村，而癌症村的数量应该超过 247 个，涵盖 27 个省份，数据触目惊心。从首都北京市近 10年来空气质量的变化也能看出，2012 年后北京市空气质量急速下滑，昔日的蓝天越来越难以得见。因此，未来经济发展将不能以牺牲环境为代价，应当更重视生态文明建设，以绿色 GDP 为发展追求，打造无污染的自然环境和健康促进的社会环境。

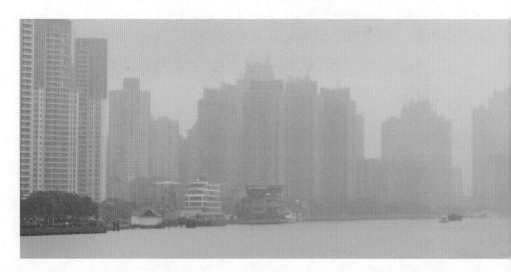

（六）城市化和人口流动带来新的健康问题

快速的城市化进程给人类健康带来了严重的威胁和严峻的挑战，导致环境日益恶化、传染性疾病流行、慢性非传染性疾病负担加重、心理紧张相关的精神疾患增加。城市化进程中膳食结构和膳食模式的改变也加剧了慢性病的流行。同时，大批的外来流动人口引起的疾病转移问题和卫生服务公平性问题也日益突出，留守儿童健康保障成为新时期的新问题。

（七）其他健康问题

《中华人民共和国职业病防治法》颁布实施后，职业卫生状况得到改善，但任重道远，职业安全事件给从业者健康和生命带来威胁。其他公共卫生突发事件也使卫生部门处于"忙于救火"的尴尬局面，我国也是世界上面临恐怖（包括生物恐怖）主义和暴力威胁的高风险国家。基于全年遇袭总数、袭击遇难者人数、受害者人数和财产损失，在国际智库经济与和平研究所发布的《2018年全球恐怖主义指数报告》的全球138个国家中，中国位列第36位。这些问题都使公共卫生面临巨大的挑战。

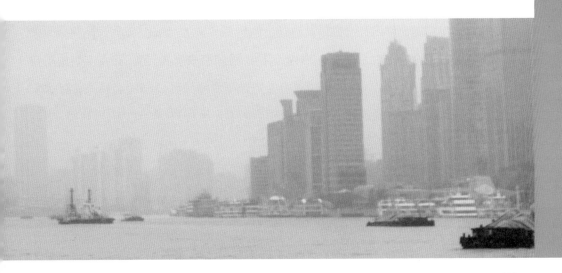

二、预防医学是生命质量的基石

预防医学的核心思想之一就是疾病的三级预防，即病因预防（一级预防）、三早预防（二级预防）和临床预防（三级预防）。

（一）病因预防——提升生命质量

病因预防是三级预防保健措施中的第一级预防。这级预防的主导思想是《黄帝内经》中"上医治未病"，即针对致病因子采取的措施，也是预防疾病的发生和消灭疾病的根本措施。病因预防的对象是未患病的健康个体，通过卫生立法、改善环境卫生、免疫接种、健康教育、改变不良行为方式和生活习惯、控制健康危险因素等措施，预防疾病的发生。开展一级预防时常采取双向策略，即健康促进和健康保护，前者是指对整个人群的普遍预防，后者则是对高危人群的重点预防。将二者结合起来，可相互补充，提高效率。

做好病因预防是提升个体生命质量的基础，每个人只有保持良好的行为习惯，拥有宜居的生活环境，才能促进健康，避免疾病；个体只有拥有优质的健康生活，才能进一步实现个体自身价值以及对社会的责任和义务。因此，病因预防将成为未来预防保健工作的重中之重，其中主要包括增强健康教育的力度，普及疾病预防措施的相关知识，指导居民培养健康的行为方式和生活习惯。此外，党中央将带领全国人民努力构建"和谐社会"，建立一个适合所有人居住的、和谐的人居环境，提高人的生活质量，使人获得全面的发展，继续实践以人为本的社会发展观。

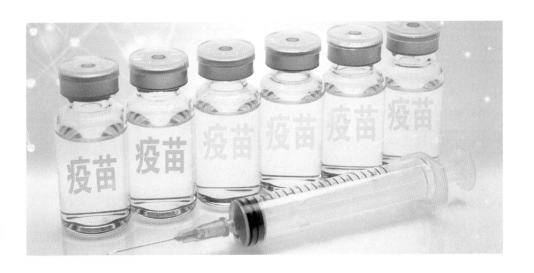

（二）"三早"预防——完善生活质量

"三早"预防处于三级预防保健措施中的第二级预防，即疾病处于临床前期时做好早发现、早诊断、早治疗的"三早"预防措施，防止或减缓疾病的发展。针对的对象是疾病的潜在患者，通过对疾病采取主动的预防和控制，而非病发后的被动治疗，从而可以有效地防止疾病威胁健康，完善个体的生活质量，使人们更好地远离疾病，享受愉悦的生活。"三早"预防是国际医学界公认的癌症等疾病的最佳治疗手段，我国卫生部门同样高度重视"三早"理念对提高全民健康的潜在价值。从2006 年起，中华人民共和国原卫生部已经将"常见恶性肿瘤预防、早诊及综合治疗研究"列为"十一五"期间的重点项目，并取得一定成效。

要想将"三早"预防措施贯彻彻底，既需要政府提供政策、资金方面的支持，也需要提高居民的意识和广泛的配合。在美国、德国等发达国家，定期自查已经写进法律；在日本和欧洲等国家和地区，"普查车"普查的手段得到了很好的发展。未来在我国，政府将进一步完善相关的法律政策，加强对民众的宣传教育，争取让每个公民都认识到"三早"预防对维系健康的重要意义，从而做到公民主动自查，相关机构配合自查的良好局面。

（三）临床预防——改善生存质量

临床预防在三级预防保健措施中处于第三级预防，主要是通过采取积极、有效的措施防止病情进一步恶化或发生严重的并发症或后遗症，尽可能保护或恢复机体的功能。临床预防的对象是已患疾病的患者，采取预防措施的目的是尽量减少已有疾病对个体产生的不良影响，让患病个体的主观满意度得以保持，改善其生存质量。以肿瘤为例，三级预防是指对肿瘤患者防止肿瘤复发，减少其并发症，防止致残，提高生存率和康复率，以及减轻由肿瘤引起的疼痛等措施，如表1-2所示。

表1-2　部分常见慢性疾病的三级预防策略

疾病名称	一级预防策略	二级预防策略	三级预防策略
冠心病	1. 调整膳食结构，控制盐摄入量 2. 鼓励不吸烟，避免过量饮酒 3. 进行适当的身体活动和运动	1. 对患有胸部疼痛者尽早做出诊断，积极治疗 2. 要求患者彻底戒烟、适当活动、合理膳食 3. 按照临床指征处理同时患有的其他疾患	1. 重症抢救 2. 预防并发症
肿瘤	1. 加强环境保护、平衡饮食、适当进行运动 2. 针对化学、物理、生物等具体促癌、致癌因素和体内外致病条件采取预防措施 3. 进行健康宣传教育	1. 定期进行自查，高危人群应进行预防性筛查 2. 进行人群普查	1. 运用各种姑息治疗和对症治疗，以改善生存质量或延长生存时间 2. 对患者进行心理辅导或临终关怀，减轻其心理压力
糖尿病	1. 宣传糖尿病知识，了解其并发症和危险因素 2. 提倡健康行为，如合理饮食、适量运动、戒烟限酒、心理平衡等	1. 定期检查 2. 控制和纠正高危人群的高血糖及高血压、血脂紊乱、肥胖等危险因素	1. 进行积极治疗，降低糖尿病的致残率和病死率 2. 监控相关指标，预防糖尿病并发症的发生
脑卒中	1. 保持健康的行为和饮食习惯，坚持体育锻炼、减肥等 2. 进行脑卒中预防知识宣传教育	1. 定期进行健康检查 2. 高危人群应纠正不良生活习惯，并严格控制血压、血糖、血脂	1. 开展临床治疗，防止病情加重，进行康复训练促进机体功能恢复 2. 进行临床监测，防止并发症的发生

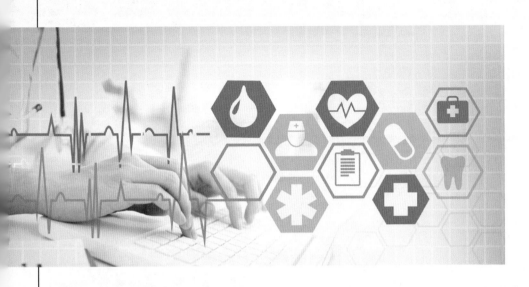

第二章
2049年我国居民生命质量展望

纵观近百年来三次卫生革命取得的成绩，当前传染病和慢性非传染性疾病的流行及面临的挑战，结合发达国家的妇女儿童生存状况、疾病防控现状，分析评判专家、国家组织和不同国家相关学会的预测，敏锐发现组学技术、新材料和精准医学的发展趋势，提出2049年我国居民生命质量的展望，即生得有质量、活得更健康、疾病防控更精准、社会发展更公平、人民幸福感极大提升。

>>>

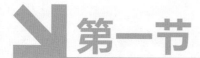

第一节

2049，生得有质量

随着经济的推动、社会的发展、医疗卫生水平的不断提高及政策的引领作用，我国在妇幼卫生领域取得辉煌成就。近年来，中国妇女儿童健康指标明显改善，2014年全国孕产妇病死率下降到21.7/10万，较1990年的88.8/10万下降了75.6%，提前一年实现了联合国千年发展目标。2014年，全国婴儿病死率下降至8.9‰，5岁以下儿童病死率下降至11.7/‰，已于2007年实现联合国千年发展目标。至此，中国孕产妇病死率、婴儿病死率和5岁以下儿童病死率均提前实现了联合国千年发展目标。今后，妇幼卫生工作将围绕深化医改和完善生育政策，继续推进妇幼健康服务各项工作。推进妇幼重大公共卫生服务项目，试点开展免费基本生育服务项目，推进预防艾滋病、梅毒和乙肝母婴传播项目全覆盖。同时，加快出生医学证明管理信息系统建设，实现《出生医学证明》管理信息系统的全国联网。以切实有效的途径和方法，提高人口出生素质。

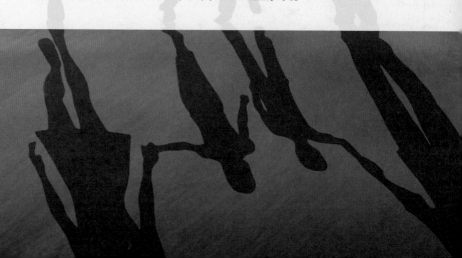

一、孕产妇病死率稳定在低水平

1 变化趋势

1990 年以来,我国孕产妇病死率呈现持续的下降趋势,2010 年我国孕产妇病死率降至 30/10 万,明显低于全球及发展中国家的平均水平,在"金砖国家"中,仅高于俄罗斯,远低于南非和印度。尽管我国孕产妇病死率与发达国家相比仍有较大的差距,但下降速度显著,1996—2010 年,我国孕产妇病死率年平均下降速度为 5.3%,明显高于同期全球(1.4%)及发达国家(2.4%)的平均水平。目前,我国孕产妇病死率由 1949 年的 1500/10 万降至 2015 年的 20.1/10 万(城市 19.8/10 万、农村 20.2/10 万),提前实现了"十二五"规划和联合国千年发展目标,妇幼健康核心指标位于发展中国家前列。

2 地区差异

1996 年,我国农村的孕产妇病死率是城市的约 2.96 倍(农村:86.4/10 万;城市:29.2/10 万),但在 2010 年,城乡之间的差距消失(农村:30.1/10 万;城市:29.7/10 万)。这主要得益于 2000 年国家在中西部地区实施降低孕产妇病死率和消除新生儿破伤风的干预项目,以及提高农村妇女住院分娩补助政策,从而大幅度地提高了贫困地区妇女的住院分娩率,减少了贫困地区的孕产妇在家分娩时发生的死亡。2006—2010 年,农村和西部地区的孕产妇病死率呈现快速下降趋势,年均下降幅度分别高达 13.71% 和 15.08%,远远高于全国平均水平(10.88%)。西部农村地区产妇在卫生机构生产的比例从 1997 年的 41.9% 升至 2014 年的 98.4%。取得这些成就的基础是政府长期不断的政策支持、大医院专业的孕产妇保健、针对高危孕妇有效地转诊系统,以及对产前保健和生产的财政补贴。这充分说明了关键技术的推广应用、国家政策的支持与引导、卫生支出的增加等措施有利于降低孕产妇病死率,特别是促进农村和贫困地区的孕产妇病死率的下降,缩小直至消除发达地区与落后地区、富裕人群与贫困人群之间的差距。

3 继续下降空间

回首过往取得的成绩，随着国民素质、国家医疗卫生技术、国家综合实力，以及卫生支出的不断提高，展望 2049 年，我国孕产妇病死率将继续降低，从 2015 年的 20.1/10 万下降到 8.0/10 万，达到欧洲国家 2010 年的普遍水平，以及亚洲发达国家的日本 (6/10 万) 和新加坡 (9/10 万) 的水平，超越目前美国的水平 (21/10 万)。届时，我国孕产妇病死率的地区差异、城乡差异将明显缩小，实现"生得更安全"的目标。

4 技术与政策推动

孕产妇病死率的不断降低，一是建立了"全国妇幼卫生监测网络"。1992 年，我国制定了《九十年代中国儿童发展规划纲要》，先后建立了全国性的 5 岁以下儿童死亡、孕产妇死亡和出生缺陷监测网络；1996 年，三网合一为"全国妇幼卫生监测网络"。二是绘制了《中国出生缺陷图谱》。2003 年启动的"973"项目中的"中国人口出生缺陷的遗传与环境可控性研究"，提出了出生缺陷发生的"地理环境—营养—微环境"的初步证据，建立了以人群为基础的出生缺陷的干预评估理论框架，形成了覆盖全国的监测网络，建立了动态积累的长时序大型出生缺陷数据库和种类丰富的出生缺陷图片库，绘制了《中国出生缺陷图谱》。这项宏伟工程的建立，能实现对出生缺陷的实时监测，将为我国出生缺陷提供环境病因学研究的基础，为降低我国出生缺陷的发生率提供干预新思路。

5 生殖道感染研究首次引入社会行为学技术

1998—2003 年，我国首次对全国 17 个省的不同年龄、不同人群的女性生殖道感染情况进行调查研究，并首次在中国运用阿代和安德森的第四阶段卫生服务利用行为模式，对城乡生殖道感染的女性就医行为及影响因素进行了研究。研究成果为制定全国统一的生殖道感染防治规范奠定了基础。2005 年开发编写的《生殖道感染防治技术指南》成为我国目前生殖道感染防治的技术规范。

链接 卫生服务利用行为模式

卫生服务利用行为模式是美国芝加哥大学教授安德森博士在 1968 年创立的。该模式认为，决定是否利用卫生服务受到 3 个因素的影响，也就是包括社会人口学变量以及对卫生服务的态度和信念的预置因素和包括家庭收入、医疗保险和卫生服务的可及性的能力因素，以及在需要（如健康状况、失能或诊断）的刺激下前两者构成了决定是否寻求卫生服务的条件。

通过安德森和阿代等的不断补充、完善和发展，目前较为完备的为第四阶段卫生服务利用行为模式，与前三期模式最大的不同在于卫生服务的结果将反馈地影响人口学特征中的需要因素以及保健行为，同时保健行为也会反馈地影响人口学特征中的需要因素。该模式各个概念与变量之间的发展关系如图 2-1 所示。

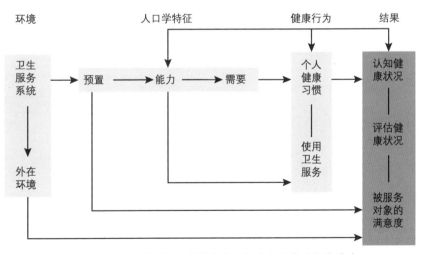

图 2-1 卫生服务利用行为模式各个概念与变量的发展关系

二、5岁以下儿童病死率及其地区差异持续下降

1 变化趋势

5岁以下儿童病死率持续下降。2000—2010年，我国5岁以下儿童病死率持续下降，2010年为16.4‰，较2000年下降了58.7%，提前实现了千年发展目标之一。2015年，我国5岁以下儿童病死率为10.7‰，其中城市为5.8‰、农村为12.9‰；婴儿病死率为8.1‰，其中城市为4.7‰、农村为9.6‰。与其他国家相比，我国5岁以下儿童病死率明显低于全球及中低收入国家的平均水平，但与高收入国家的差距仍然十分明显；在"金砖国家"中，2010年5岁以下儿童病死率处于第二位，仅低于俄罗斯；就1990—2010年的年均下降率而言，我国高于全球及高收入国家。

2 地区差异

自1991年基线调查以来，5岁以下儿童病死率的城乡差异逐步缩小，5岁以下儿童病死率在农村的降幅快于城市，农村与城市之比由1991年的3.4降至2013年的2.4，如图2-2所示。

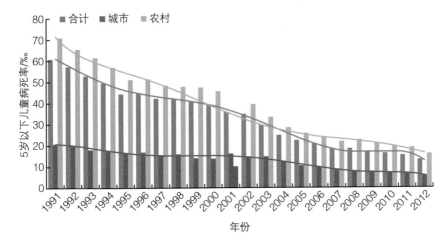

图 2-2　1991—2012 年我国城市和农村 5 岁以下儿童病死率

　　我国 5 岁以下儿童病死率的地区差异依然明显，表现为西部最高，中部次之，东部最低。5 岁以下儿童病死率的地区差异与上述地区间的社会经济发展水平的差异基本一致，导致医疗人力资源过度向城市集中。但随着医疗改革（基本公共卫生服务均等化）的深入，农村医疗设施的逐步完善，5 岁以下儿童病死率的城乡差距将会逐步缩小。

3 继续下降空间

　　始终坚持"以保健为中心，以保障生殖健康为目的，保健与临床相结合，面向群体、面向基层和预防为主"的妇幼卫生工作方针，展望 2049 年，我国婴儿和 5 岁以下儿童病死率将分别从 2015 年的 8.1‰和 10.7‰下降至 3.5‰和 4.5‰的全球较低水平，如表 2-1 所示，分别达到欧洲国家 2015 年的最好水平，明显低于目前美国的水平。

表 2-1 1991—2015 年婴儿病死率变化趋势及 2049 年下降趋势展望

年 份	1991	1996	2001	2006	2011	2015	2020	2030	2049
婴儿病死率 /‰	50.2	36.0	30.0	17.2	12.1	8.1	7.5	5.0	3.5
5 岁以下儿童病死率 /‰	60.1	45.0	35.9	20.6	15.6	10.7	9.5	6.0	4.5

4 技术与政策推动

自 1992 年中国政府实施第一个《中国儿童发展纲要》以来，中国政府每 10 年就提出新的发展纲要 (1992 年，2001 年，2011 年) 进行全面实施。我国儿童生存、保护、发展的环境和条件得到明显改善，儿童权利得到保护，儿童健康和营养状况持续改善；纳入国家免疫规划的疫苗接种率达到了 90% 以上，"0 ~ 6 岁儿童健康管理"已纳入国家基本公共卫生服务项目，儿童保健服务内容得到逐步扩展等。儿童保健技术也得到了快速发展与普及应用，具体包括几个领域：优化儿童的生存和发展环境；改善儿童的营养状况；促进儿童早期发展；成人慢性疾病的儿童期预防等。婴儿、5 岁以下儿童病死率分别从 2000 年的 32.2‰ 和 39.7‰ 下降到 2010 年的 13.1‰ 和 16.4‰ 及 2015 年的 8.1‰ 和 10.7‰。

三、遗传性疾病和出生缺陷明显控制

1 发病趋势及变化特点

出生缺陷是指新生儿出生时就存在的身体结构、智力或代谢等方面的异常，对人的一生影响重大，是影响我国人口出生质量及社会经济发展最重要的公共卫生问题。出生缺陷按照其发生的原因，分为遗传因素、环境因素及原因未明的出生缺陷三大类。遗传性出生缺陷进一步又分为单基因遗传病、多基因遗传病及染色体病。出生缺陷的自然发生率为 3% ~ 4%，其中 1% 的患儿临床症状比较严重，如心脏畸形、神经管畸形 (无脑儿、脊柱裂等)、四肢畸形,以及严重影响智力并合并畸形的染色体异常等;而多数在出生后几个月甚至数年内才出现症状,须通过特殊检测才能进行确诊。

根据《中国出生缺陷防治报告 (2012)》估计,目前我国出生缺陷发生率在5.6% 左右,以全国每年出生 1600 万新生儿计算,每年新增的出生缺陷新生儿90 万例,其中出生时临床明显可见的出生缺陷约有 25 万例。据 WHO 估计,全球低收入国家的出生缺陷发生率为 6.42%,中等收入国家为 5.57%,高收入国家为4.72%。我国出生缺陷发生率与中等收入国家的水平接近,但是由于我国人口基数大,每年新增加出生缺陷的病例总数庞大。

全国出生缺陷监测数据显示,我国围生期出生缺陷的总发生率呈上升趋势,由2000 年的 109.8/ 万上升至 2011 年的 153.2/ 万,但不同类型的出生缺陷发生率的变化趋势并不一致,神经管畸形发生率呈现持续下降,尤其以农村地区的下降趋势显著。在 2000 年以前,神经管畸形位居农村出生缺陷顺位的第 1 位,从 2006 年起,已经下降至第 3 位;2000—2011 年,全国先天性心脏病发生率增加了 2.56倍,城市和农村分别增加了 3.41 倍和 1.97 倍;先天性听力障碍发生率也呈明显上升趋势,2008—2010 年全国先天性听力障碍的发生率分别为 19.9/ 万、21.5/ 万和 21.9/ 万。据《中国出生缺陷防治报告 (2012)》数据显示,我国是出生缺陷高发国家,出生缺陷发生率与世界中等收入国家的平均水平接近,出生缺陷总发生率约为5.6%,每年临床明显可见的出生缺陷约 25 万例,每年新增出生缺陷病例高达 90万例。我国每年因出生缺陷造成的经济损失超过 200 亿元。

2 影响出生缺陷趋势变化的主要因素

根据全国出生缺陷监测数据,中国围生期出生缺陷总发生率呈上升趋势,导致这些变化的原因是多方面的。第一,晚婚晚育的提倡、生育政策的转变,以及社会压力的增加等社会因素导致高龄产妇的比例从 1996 年的 3% 持续上升至 2007 年的 8.6%；第二，环境中多种因素对生殖健康存在影响，气相因素、外界辐射、化学污染物及不良的生活方式等均可以导致生育能力下降，由于我国人口与经济增长导致环境因素不断变化，对复杂生殖过程的每个阶段都会产生损害作用；第三，基因易感性在种族和个体之间有差异，且在环境因素效应下可产生不同的表达水平；第四，2003 年 5 月 1 日起全国范围实施的原卫生部颁布的《产前诊断技术管理办法》，促进了神经管畸形等出生缺陷的进一步快速下降，实施前的 1996—2003 年，全国、城市和农村的神经管畸形发生率分别下降了 17.7%、26.8%和 19.3%，实施后的 2004—2007 年，全国、城市和农村的发生率分别下降了 35.6%、25.0%和 39.4%。

3 可预测的下降空间

中国政府制定实施了母婴保健法及其实施办法，分阶段颁发了妇女儿童发展纲要。中华人民共和国国家卫生健康委员会先后印发了相关法规、技术规范和实施方案，出生缺陷防治基本做到了有法可依，并明确了相关任务目标。经过多年努力，中国逐渐形成了政府主导、部门合作、社会参与的出生缺陷防治工作格局，初步建立了包括妇幼保健机构、综合医院、妇女儿童专科医院、基层医疗卫生机构、相关科研院所等在内的出生缺陷综合防治体系。同时，中国不断加大相关科研力度，提高监测水平。

展望 2049，随着基因检测技术在生殖领域广泛、深入的应用，精准诊断和预测，将大幅降低已探明的人类基因组上多个与生殖健康、孕前营养、抗环境危害能力、机体代谢能力等相关基因外显导致的出生缺陷。多基因（复杂性）疾病的基因检测可以帮助准爸爸、准妈妈们和即将出生的婴儿避免疾病的发生，孕育健康的婴儿。

4 技术与政策推动

我国于 20 世纪 90 年代中期逐渐建立了全国范围内的监测医院分娩的孕满 28

周至生后 7 天的出生缺陷监测网。2008 年绘制并发布了《中国出生缺陷图谱》。

我国学者的多项研究成果证明，大部分出生缺陷是可以通过有效的干预技术进行预防的。1990 年开始，北京大学医学部与美国疾病预防控制中心经过长期、大规模的合作研究，对 25 万名妇女进行叶酸增补，为国际上开展补充叶酸预防胎儿神经管缺陷提供了技术支持；2009 年，原卫生部正式将该研究成果应用于人群，关于"妇女增补叶酸预防胎儿神经管畸形的推广研究"获得了"九五"国家重点科技攻关计划优秀科技成果奖。此外，2005 年由多所高校共同承担的"973"项目中的"利用模式动物研究遗传性出生缺陷的发生机理"的研究成果已在国际主流杂志上发表，申请发明专利 10 多项。精准医学时代的到来极大地推动了基因检测技术的发展，临床上对出生缺陷的明确诊断及分子流行病学筛查技术也应运而生。如北京、天津地区对所有新生儿进行甲状腺功能低下、先天耳聋基因、先天听力障碍及苯丙酮尿症等遗传代谢病的全人群筛查；华东部分地区实施"人口出生缺陷社会化干预工程"，总投入约 4000 万元，对筛查并确诊的苯丙酮尿症、甲状腺功能低下、听力障碍等患儿实施及时的干预，使 90% 的患儿达到了正常儿童的体格和智力发育水平。随着上述早期筛查诊断和干预技术在全国范围的推广，将大幅度减少出生缺陷患儿的出生甚至终生的健康危害，产生不可估量的社会经济效益。

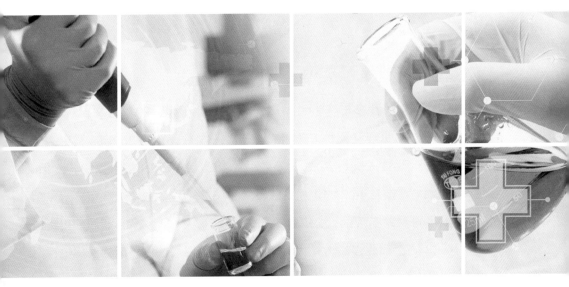

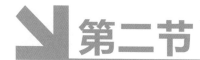

第二节

2049，活得更健康

俗话说："要想人不老，常来洗洗脚；要想人不累，常来捶捶背。"在强化覆盖全民的公共卫生服务政策、愈加完善的健康保障措施以及日益完备的健康法治建设的指引下，2049，居民慢性病、精神障碍疾病负担逐步下降，癌症防控手段不断提升，传染病控制能力不断加强，居民健康期望寿命得到提高。

一、慢性病的疾病负担下降

（一）慢性病病死率下降

1 慢性病总体病死情况及趋势

根据《中国居民营养与慢性病状况报告（2015）》显示，2012年中国居民慢性病病死率为533.0/10万（死亡人数约731万），占全部死亡的86.6%。其中，男性为611.2/10万（死亡人数约428万）、女性为452.6/10万（死亡人数约303万），男性高于女性；城市为449.4/10万，农村为594.5/10万，农村高于城市。心脑血管疾病、癌症和呼吸系统疾病死亡占全部死亡的79.4%。到2015年年底，中国居民慢性病病死率占全部死亡的比例上升到88.38%，其中慢性病造成的疾病负担，更占了居民总疾病负担的 70% 以上，给中国经济社会的发展和家庭生活带来了极大挑战。2012 年，中国居民慢性病前 10 位死因分别是心脑血管疾病、癌症、呼吸系统疾病、消化系统疾病、内分泌营养代谢疾病、神经系统和精神障碍疾病、泌尿生殖系统疾病、先天异常、肌肉骨骼和结缔组织疾病及其他肿瘤，如图 2-3 所示。

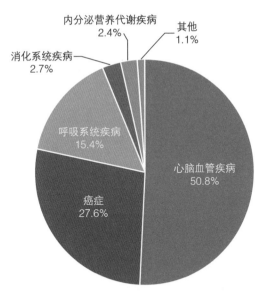

图 2-3 2012 年中国居民慢性病死亡主要死因构成

2013 年慢性病死亡总人数较 1990 年上升了 33.5%，但标化病死率较 1990 年呈明显下降趋势，下降了 25.7%，如图 2-4 所示。

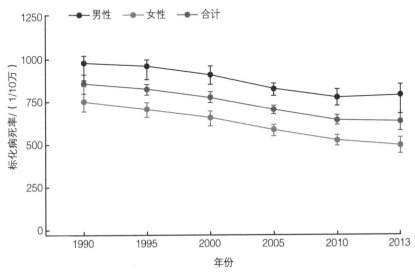

图 2-4 1990—2013 年中国慢性病标化病死率变化趋势

国务院办公厅对外公布《关于印发中国防治慢性病中长期规划(2017—2025年)的通知》,提出到2020年,慢性病防控环境显著改善,降低因慢性病导致的过早病死率,力争30～70岁人群因心脑血管疾病、癌症、慢性呼吸系统疾病和糖尿病导致的过早病死率较2015年降低10%。到2025年,慢性病危险因素得到有效控制,实现全人群全生命周期健康管理,力争30～70岁人群因心脑血管疾病、癌症、慢性呼吸系统疾病和糖尿病导致的过早病死率较2015年降低20%。《"健康中国2030"规划纲要》特别强调争取到2030年,重大慢性病过早病死率较2015年下降30%。展望2049年,届时实现重大慢性病过早病死率较2015年下降50%是可以期盼的。未来将逐步提高居民健康期望寿命,有效控制慢性病疾病负担。

2 心脑血管疾病死亡情况及趋势

2012年,中国居民心脑血管疾病病死率为271.8/10万(死亡人数约375万)。其中,男性为296.4/10万(死亡人数约209万),女性为246.4/10万(死亡人数约166万);城市为218.8/10万,农村为310.7/10万。脑卒中病死率为140.3/10万(死亡人数约193万)。其中,男性为157.8/10万(死亡人数约111万),女性为122.3/10万(死亡人数约82万);城市为101.0/10万,农村为169.2/10万。缺血性心脏病病死率为98.0/10万(死亡人数约135万)。其中,男性为103.5/10万(死亡人数约73万),女性为92.4/10万(死亡人数约62万);城市为88.6/10万,农村为104.9/10万。

从1990—2013年的变化趋势来看,年龄标化的心脑血管疾病病死率略有下降,如图2-5所示。1990—2013年,中国居民脑卒中标化病死率的总体趋势略有下降,从199.7/10万降到157.3/10万,男性显著高于女性,如图2-6所示。

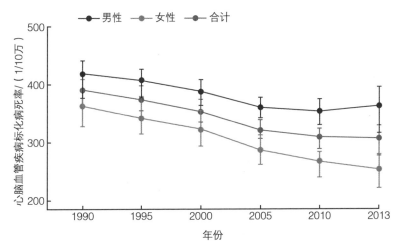

图 2-5 1990—2013 年中国居民心脑血管疾病标化病死率变化趋势

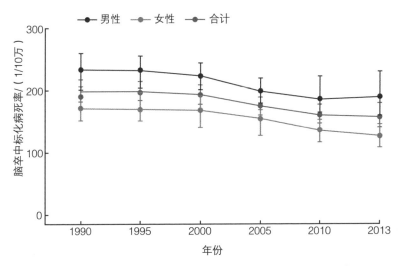

图 2-6 1990—2013 年中国居民脑卒中标化病死率变化趋势

3 癌症死亡情况及趋势

根据《中国卫生和计划生育统计年鉴 2015》报告，2014 年中国居民癌症病死率为 161.3/10 万（死亡人数约 224 万）。其中，男性为 203.4/10 万（死亡人数约 144 万），女性为 117.9/10 万（死亡人数约 80 万）；城市为 161.3/10 万，农村为 152.6/10 万。从癌谱来看，2014 年我国男性居民癌症死亡的前 10 位分别是肺癌、

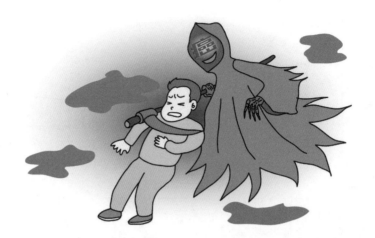

肝癌、胃癌、食管癌、结直肠癌、胰腺癌、白血病、前列腺癌、脑及神经系统恶性肿瘤、鼻咽癌；女性前10位分别是肺癌、肝癌、胃癌、结直肠癌、乳腺癌、食管癌、子宫体癌、胰腺癌、子宫颈癌和白血病。男性和女性的前3位死因一致，之后有所区别，除了性别特征的不同以外，主要表现在男性的食管癌、胰腺癌和白血病。另外，男性的脑及神经系统恶性肿瘤、鼻咽癌进入前10位，而女性未进入。

从1990—2013年来看，总体癌症标化病死率的变化稳定，略微下降，从187.8/10万降到154.0/10万，男性显著高于女性，如图2-7所示。

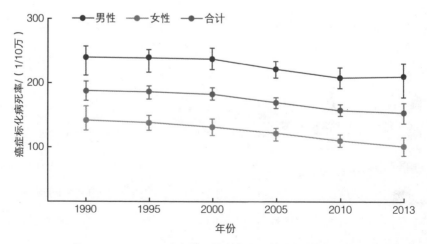

图 2-7 1990—2013 年中国居民癌症标化病死率变化趋势

1990—2013 年,肺癌标化病死率呈略微上升,从 36.0/10 万上升到 40.4/10 万,男性高于女性,如图 2-8 所示。

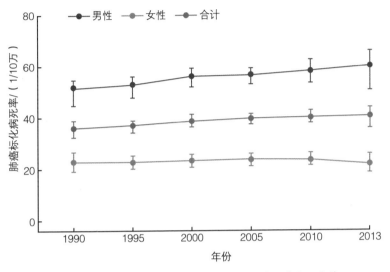

图 2-8　1990—2013 年中国居民肺癌标化病死率变化趋势

1990—2013 年,肝癌标化病死率明显下降,从 32.8/10 万降到 24.6/10 万,男性显著高于女性,如图 2-9 所示。

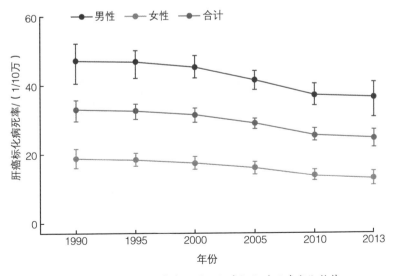

图 2-9　1990—2013 年中国居民肝癌标化病死率变化趋势

1990—2013 年，胃癌标化病死率明显下降，从 37.8/10 万降到 23.5/10 万，男性显著高于女性，如图 2-10 所示。

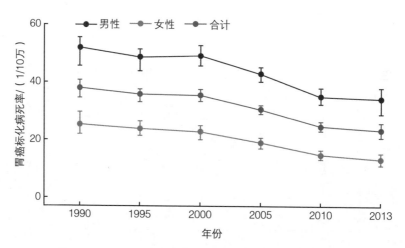

图 2-10　1990—2013 年中国居民胃癌标化病死率变化趋势

1990—2013 年，食管癌标化病死率有所下降，从 21.2/10 万降到 14.6/10 万，男性高于女性，如图 2-11 所示。

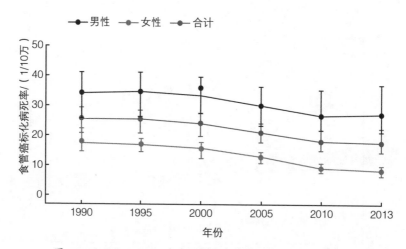

图 2-11　1990—2013 年中国居民食管癌标化病死率变化趋势

4 慢性呼吸系统疾病死亡情况及趋势

2012 年，中国居民慢性呼吸系统疾病病死率为 68.0/10 万（死亡人数约 95 万）。其中，男性为 76.7/10 万（死亡人数约 55 万），女性为 59.1/10 万（死亡人数约 40 万）；城市为 48.9/10 万，农村为 82.0/10 万。

1990—2013 年，慢性呼吸系统疾病标化病死率明显下降，从 173.1/10 万下降到 93.2/10 万，如图 2-12 所示。

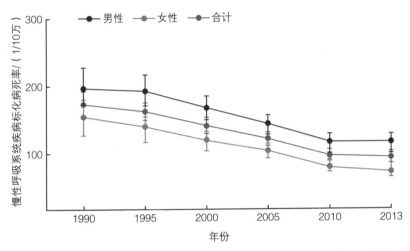

图 2-12　1990—2013 年中国居民慢性呼吸系统疾病标化病死率变化趋势

（二）重大慢性病的患病率、发病率下降

1 癌症

根据国家癌症中心 2013 年肿瘤登记数据，中国居民癌症新发病例 309 万，发病率为 235/10 万，2000 年，中国人口标化发病率（简称"标化发病率"）为 184.6/10 万。其中，男性新发病例为 180.8 万，发病率为 268.7/10 万，标化发病率为 216.5/10 万；女性新发病例为 128.5 万，发病率为 200.6/10 万，标化发病率为 154.4/10 万，男性高于女性。男性发病构成比从高到低依次为肺癌、胃癌、肝癌、食

管癌和结直肠癌，前 10 位癌症发病率占所有癌症发病率的 85.0%；女性癌症发病首位为乳腺癌，其次为肺癌、结直肠癌、胃癌和肝癌，前 10 位癌症发病率占全部癌症发病率的 78.8%，如图 2-13 所示。

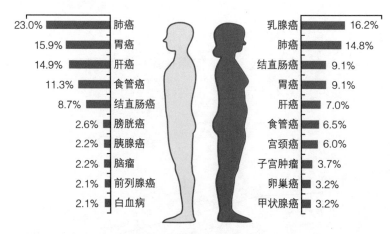

图 2-13　2013 年肿瘤登记数据统计中国居民前 10 位癌症发病构成分布

中国肿瘤登记地区的居民癌症发病率每年平均升高 2.4%，男性每年上升 2.0%，女性每年上升 3.0%。1989—1998 年居民发病率无明显变化，1998—2008 年平均每年升高 4.0%；男性发病率在 1989—1999 年同样变化不明显，此后以每年 3.8% 的速度递增；女性在 1994 年之前无明显变化，1994 年以后每年升高 3.9%，如图 2-14 所示。

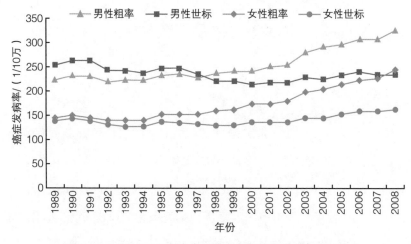

图 2-14　1989—2008 年中国肿瘤登记地区癌症发病趋势

2 高血压

2012 年，中国 18 岁以上居民高血压患病率为 25.2%。其中，男性为 26.2%，女性为 24.1%，男性高于女性；18 ~ 44 岁、45 ~ 59 岁和 60 岁以上居民高血压患病率分别为 10.6%、35.7%、58.9%，随着年龄增加而显著增高。城市居民总体患病率及不同性别和年龄组的居民患病率均高于农村。城市 18 岁以上居民的高血压患病率为 26.8%。其中，男性 28.1%，女性 25.4%；18 ~ 44 岁、45 ~ 59 岁和 60 岁以上居民分别为 11.3%、36.6%、60.6%。农村 18 岁以上居民高血压患病率为 23.5%。其中，男性 24.2%，女性 22.8%；18 ~ 44 岁、45 ~ 59 岁和 60 岁以上居民分别为 10.0%、34.7%、57.0%。城乡的成年居民高血压患病率均为男性高于女性，并且随年龄增加而显著增高。从发展趋势看，18 岁以上居民的高血压患病率呈上升趋势。

3 糖尿病

2012 年，中国 18 岁以上居民糖尿病患病率为 9.7%，男性为 10.2%，女性为 9.0%，男性高于女性。18 ~ 29 岁、30 ~ 39 岁、40 ~ 49 岁、50 ~ 59 岁、60 ~ 69 岁、70 岁以上各年龄组的糖尿病患病率分别为 3.4%、5.5%、9.6%、14.6%、18.9%、20.5%。随着年龄的增加，糖尿病患病率呈上升趋势。城市居民糖尿病患病率为 12.3%，农村为 8.4%，城市高于农村。东部、中部和西部糖尿病患病率分别为 11.1%、9.7% 和 7.5%，呈下降趋势。与 2002 年相比，2012 年中国 18 岁以上居民的糖尿病患病率上升 5.5%。其中，男性上升 6.0%，女性上升 4.7%；城市上升 6.4%，农村上升 6.1%。

4 慢性阻塞性肺疾病

通过对现有文献中有肺功能仪诊断的研究进行 Meta 分析，结果显示我国 40 岁以上居民慢性阻塞性肺疾病总患病率为 9.9%［95% 可信区间 (95% CI)：8.8%～11.1%］。其中，男性患病率 (13.6%；95% CI：12.1%～15.1%) 显著高于女性 (6.3%；95% CI：5.3%～7.3%)；慢性阻塞性肺疾病患病率随年龄的增加而呈现增高趋势，70 岁以上人群患病率最高，为 20.0% (95% CI：17.5%～22.4%)；城市居民慢性阻塞性肺疾病患病率为 9.1% (95% CI：7.7%～10.5%)，与农村的 9.7% (95% CI：8.5%～11.0%) 相近。

在 2000—2006 年、2007—2009 年、2010—2012 年三个阶段，文献分析结果显示，慢性阻塞性肺疾病患病率呈上升趋势，三个阶段的患病率分别为 9.0% (95% CI：7.3%～10.7%)、10.3% (95% CI：8.3%～12.3%) 和 10.4% (95% CI：8.5%～12.2%)。

（三）慢性病的危险因素

1 不合理膳食

2012 年，中国居民膳食中的脂肪提供能量所占比例为 32.9%，其中城市为 36.1%，农村为 29.7%。与 1992 年、2002 年相比，脂肪供能比逐年增高；与《中国居民膳食指南 (2007)》推荐的 30.0% 上限相比，城市超出了 6.1%，农村接近该上限。

2012 年，我国 18 岁以上居民平均烹调盐摄入量为 10.5g，低于 1992 年的 12.9g 和 2002 年的 12.0g，但居民烹调盐摄入水平依然过高，《中国居民膳食指南 (2007)》的建议值为人均每日 6g，相比来看，2012 年 18 岁以上居民平均摄入量比推荐量高出 75.0%。

2 烟草使用

2010 年全球成人烟草调查结果显示，中国现有吸烟者超过 3 亿人，15 岁以上居民吸烟率为 28.1%。其中，男性吸烟率为 52.9%，女性为 2.4%。使用 2000 年人口普查数据进行标化，中国 15 ~ 69 岁居民标化现在吸烟率 1996 年为 33.7%，2002 年为 28.3%，2010 年为 27.9%。1996—2002 年，标化现在吸烟率平均每年下降 0.9%，而 2002—2010 年，标化现在吸烟率年均下降幅度仅为 0.1%，提示中国居民现在吸烟率略微下降，但男性吸烟率依然维持在高水平。目前，我国已经有北京市、深圳市、上海市等 18 个城市出台了控烟法规，北京市自 2015 年 6 月 1 日起正式实施室内全面禁烟，餐厅、写字楼、医院、车站、出租车等公共场所，吸烟违法行为的发现率从一年前的 23.1% 下降至 6.7%，控烟效果明显。此前，《2016 中国控烟观察——民间视角》在北京市发布，针对报告提出的相关问题，专家表示国家应尽快出台室内百分之百禁止吸烟的《公共场所控制吸烟条例》，并将戒烟纳入国家基本公共卫生服务，根据《"健康中国 2030" 规划纲要》逐步实现室内公共场所全面禁烟，将成人吸烟率降低到 20%。

3 过度饮酒

2012 年，中国 18 岁以上居民的年人均酒精摄入量（折合为纯酒精体积）为 3L。其中，男性为 5.6L，女性为 0.3L，男性显著高于女性；农村高于城市；年龄分组中以 50 ~ 59 岁组居民的酒精摄入量最高，为 4.2L。有害性饮酒是指反复的饮酒形式，已经造成了躯体和精神的损害。2012 年，18 岁以上居民饮酒者中有害饮酒率为 9.3%，男性、女性分别为 11.1% 和 2.0%。城市和农村居民饮酒者中有害饮酒率分别为 7.5% 和 10.2%，农村高于城市。有害饮酒率最高的年龄组为 45 ~ 59 岁组（13.1%），其次为 60 岁以上组（11.4%）。

4 身体活动

根据国家体育总局和北京体育大学联合编撰的《中国群众体育发展报告(2014)》显示，2013 年，20 ~ 69 岁居民经常锻炼率为 18.7%。其中，男性、女性分别为 18.6% 和 18.9%，城市为 22.2%，农村为 14.3%，城市比农村高出 7.9%。《"健康中国 2030"规划纲要》指出，2014 年城乡居民达到《国民体质测定标准》合格以上的人数比例为 89.6%，2030 达到 92.2；2014 年经常参加体育锻炼人数为 3.6 亿人，2030 年达到 5.3 亿人。近年来，我国居民体育围绕《全民健身条例》和《全民健身计划(2011—2015 年)》贯彻实施，以科学发展观为指导，以建设体育强国为目标，着力推动各级政府履行体育公共服务职能，进入了新的发展阶段。在当前中国群众体育发展中，存在体育锻炼场地设施不足、现有体育场地设施利用率不高、一些地方开展体育活动只重形式不重效果等问题。但随着政府提供的公共体育服务的增加、体育行政部门与其他政府部门间相互协同合作、社会力量的全民健身事业，以及借鉴欧洲国家、日本、韩国等国外先进经验和做法来推动、支持我国群众体育事业的发展，相信在 2049 年，我国城乡居民达到《国民体质测定标准》合格以上的人数比例超过 95%，经常参加体育锻炼人数达到 7.5 亿人。

5 心理因素

著名的医学哲学家胡天兰德曾说："一切不利的影响因素中，最能使人短命夭亡的莫过于不良的情绪和恶劣的心境，如忧虑、惧怕、贪求、怯懦、嫉妒和憎恨等。"近年来，全国部分省(直辖市、自治区)陆续开展精神疾病的患病状况调查，相继获得了一系列的研究成果。北京市和上海市参加了 2001 年 11 月—2002 年 2 月在全球开展的世界精神卫生(WMH)调查，两个城市共调查了 5201 人，结果显示精神障碍 12 个月患病率为 7%(不包括精神病性障碍)。2001 年，浙江省 15 岁以上人群精神疾病流行病学调查 14639 人，结果显示调整后精神疾病总时点患病率为 17.3%。
2002 年，江西省精神疾病患病率调查 15939 人，结果显示各类精神疾病
（不含神经症、药物依赖和人格障碍）的时点患病率为 2.980%，总患病率为
3.608%。2003 年，西藏自治区精神障碍流行病学调查 5375 人，结果显示
心境障碍、精神分裂症、器质性精神障碍和急性短暂精神病性障碍的时点患
病率分别为 0.48%、0.34%、0.17% 和 0.037%；终生患病率分别为 0.56%、
0.37%、0.17% 和 0.037%。2004 年 10 月—2005 年 3 月，河北省精神障
碍的现况调查共 24000 人，结果显示精神障碍的时点患病率为 16.243%。
2005 年，云南省昆明市精神障碍患病率调查 5033 人，获得各类精神与行为
障碍的 12 个月患病率为 6.41%。2005 年，广东省深圳市神经症流行病学调
查共 7134 名，各类精神疾病终生总患病率为 21.17%。其中，精神病性障碍
的终生患病率为 1.46%，抑郁障碍为 6.71%，躁狂症为 1.14%，双相障碍为
0.91%，广泛性焦虑障碍为 0.39%，惊恐障碍为 0.38%，恐怖障碍为 9.92%，
强迫障碍为 4.18%。2006 年，广东省广州市调查了获得各类精神障碍（包括
心境障碍、精神分裂症，以及其他精神病性障碍、焦虑障碍、与物质有关的障
碍等）调整时点患病率为 4.33%；调整终生患病率为 15.76%。2010 年，北
京市采用 WHO 复合性国际诊断交谈表 3.0 版（CIDI-3.0），选取 3387 名 16
岁以上社区居民进行抽样调查。心境障碍 30 天患病率和调整率分别为 0.81%
和 0.87%，12 个月患病率和调整率分别为 3.32% 和 3.40%，终生患病率和
调整率分别为 7.21% 和 6.55%。焦虑障碍 30 天患病率和调整率分别为 3.16%
和 3.08%，12 个月患病率和调整率分别为 3.93% 和 3.90%，终生患病率和
调整率分别为 5.95% 和 6.37%。物质使用障碍 30 天患病率和调整率分别为
0.33% 和 0.37%，12 个月患病率和调整率分别为 1.15% 和 1.92%，终生患病
率和调整率分别为 5.30% 和 5.58%。心境障碍、焦虑障碍及物质使用障碍三
者之间存在共病现象；首发年龄中位数分别为 38 岁、15 岁和 28 岁。

> **链接　患病率**
>
> 　　患病率也称为现患率，是指某特定时间内总人口某病新旧病例所占比例。根据疾病可分为某病患病率和总患病率。按照观察时间的不同可分为期间患病率和时点患病率。
>
> 　　时点患病率较为常用，通常患病率时点在理论上是无长度的，一般不超过1个月。
>
> $$\text{时点患病率} = \frac{\text{某一时点一定人群中现患某病新旧病例数}}{\text{该时点人口数（被观察人数）}} \times 100\%$$
>
> 　　期间患病率是指在特定的一段时间，通常多超过1个月。
>
> $$\text{期间患病率} = \frac{\text{某观察期一定人群中现患某病新旧病例数}}{\text{同期的平均人口数（被观察人数）}} \times 100\%$$

（四）慢性病造成的经济负担

　　慢性病已经成为威胁我国城乡居民生命安全的主要因素，在加重社会疾病负担的同时，也给家庭和社会带来了沉重的经济负担。相关研究表明，1993年中国慢性病经济负担为1963.44亿元，占全部疾病总经济负担的58.84%，占GDP的5.67%；2003年中国慢性病经济负担达到8580.54亿元，占全部疾病总经济负担的71.45%，占GDP的7.31%。慢性病总经济负担的前5位疾病是恶性肿瘤、脑血管疾病、高血压、其他类型心脏病、冠心病，这5种疾病的总经济负担合计为3393.53亿元，占慢性病总经济负担的39.55%；占全部疾病总经济负担合计的28.25%。

据另一项研究结果显示，2010 年全国慢性病防治费用筹资总额为 12910.77 亿元，占经常性卫生总费用（是指消费者对医疗卫生产品和服务的最终消费总额，不含资产形成费用）的比重为 69.98%，占 GDP 比重的 3.22%，慢性病防治消耗了大量卫生资源。2010 年我国慢性病防治费用主要是防治心脑血管疾病，占 34.08%，其次是消化系统疾病、骨骼肌肉系统疾病、生殖泌尿系统疾病、内分泌紊乱和恶性肿瘤，分别占 16.42%、10.19%、7.98%、7.42% 和 7.35%。防治内分泌紊乱的费用中主要为糖尿病防治费用，所占比重为 81.35%。总体来看，排在前 6 位的慢性病防治费用占全部慢性病费用的比重为 83.44%；前 3 种慢性病防治费用占慢性病总费用的比重为 60.69%。

未来 30 年，随着老龄化社会的发展，慢性非传染性疾病的年龄构成将必然发生较大变化，15 ～ 34 岁年龄组所占比例明显降低，65 岁以上人群患慢性病比重升高，出现"疾病堆积"现象。通常，在"高出生率、低病死率和高自然增长率"到"低出生率、低病死率和低自然增长率"的人口转变过程中，由于出生率下降和病死率下降有一个时滞，形成年龄结构变化的 3 个阶段。这 3 个阶段分别具有高少儿抚养比、高劳动年龄人口比重和高老年抚养比的特征。其中，劳动年龄人口比重提高的这个阶段，通过劳动力的充足供给和高储蓄率，为经济增长提供了一个"人口红利"。如果用被抚养人口与劳动年龄人口的比率即总人口抚养比来代表这种与经济增长密切相关的人口结构特征，计量分析表明，在中国，总抚养比下降一个单位，将导致经济增长速度提高 0.115%。根据预测，随着中国总人口在 2033 年达到 14.29 亿之前的人口将会继续增加，抚养比首先将进一步下降，从 2000 年的 42.6% 下降到 2015 年的 39.4%，下降了 3.2%，使经济增长率上升 0.4%。此后，随着人口老龄化速度上升，人口转变对经济增长的贡献将由"人口红利"阶段转为"人口负债"阶段，如果慢性非传染性疾病得不到有效控制，这时"疾病堆积"现象将会更加凸显出来，社会经济发展将面临"人口负债"和"疾病堆积"的双重影响，慢性病可能对社会造成更大的经济负担。

二、精神障碍疾病负担先扬后抑

2017 年 4 月 7 日，世界卫生日主题为"共同面对抑郁，共促心理健康"。国家卫生计生委组织召开新闻发布会，会上介绍我国 31 个省、直辖市、自治区（不含中国香港、中国澳门、中国台湾数据）18 岁以上社区居民精神障碍疾病负担现况：与 20 世纪 80 年代、90 年代及 10 多年来部分地区调查结果比较发现，心境障碍、焦虑障碍患病率总体呈上升趋势；与 20 世纪 80 年代、90 年代及 10 多年来大多数地区调查结果相比，精神分裂症患病率变化不大，符合其以遗传学病因为主的疾病规律；老年期痴呆患病率总体呈上升趋势；与部分发达国家和中等收入水平国家调查结果横向比较发现，酒精使用障碍患病率处于中等水平，男性酒精使用障碍患病率明显高于女性。今后，卫生工作者应加大抑郁症等相关知识宣传培训，引导公众关注不同年龄阶段人群尤其是女性心理健康问题，提升居民对精神疾病的认识，提高公众精神健康意识，为精神疾患的治疗恢复保驾护航。

（一）精神障碍疾病的流行病学调查

1982 年，在卫生部的组织领导下，我国开展了第一次全国精神障碍流行病学 12 个地区的协助调查工作。调查结果显示，在 15 岁以上人口中，各类精神障碍（不含神经官能症）的总时点患病率为 10.54‰，终生患病率为 12.69‰。1993 年，在以上 12 个地区中的 7 个地区采用相同的方法开展了第二次全国精神障碍流行病学调查。调查结果显示，在 15 岁以上人口中，各类精神障碍（不含神经官能症）的总时点患病率为 11.18‰，终生患病率为 13.47‰，均高于 1982 年这 7 个地区的总时点患病率（9.11‰）和终生患病率（11.30‰），按照人口构成进行标准化后的率差异无统计学意义。常见的精神疾病为精神分裂症（时点患病率 5.31‰，终生患病率 6.55‰）、中重度精神发育迟滞（2.70‰和 2.70‰）、酒精依赖（0.68‰和 0.68‰）、情感性精神障碍（0.52‰和 0.83‰）、药物依赖（0.47‰和 0.52‰）。

　　进入 21 世纪，一项由 WHO、美国中华医学基金会（CMB）、山东省卫生局资助的 2001—2005 年中国山东省、浙江省、甘肃省及青海省 4 省的精神障碍调查数据显示，在 18 岁以上人口中，精神障碍的总月患病率为 17.50%，常见精神疾病为心境障碍（月患病率 6.10%）、物质滥用障碍（5.90%）、焦虑障碍（5.60%）、精神分裂障碍（1.00%）；总终生患病率是 20.00%。12% 的精神障碍患者同时患有 2 种以上的精神障碍，最常见的伴发障碍是心境障碍和焦虑障碍。

　　21 世纪以来，我国也不乏地区性精神障碍的流行病学调查。各地的流行病学调查结果显示，精神障碍总时点患病率是 1.03%～21.96%，终生患病率是 1.14%～18.50%，均远高于 20 世纪 80 年代和 90 年代全国调查的相应患病率。可能的原因包括：各地区开展的精神障碍流行病学调查内容增加了部分行为问题（例如，物质依赖）；诊断标准和诊断工具也发生了变化，采用 WHO 制定的国际疾病分类第 10 版精神与行为障碍分类（ICD-10）和美国精神障碍诊断与统计手册第 4 版（DSM-Ⅳ）为诊断标准，以复合式国际诊断访谈表（CIDI）和 DSM-Ⅳ-TR 轴 I 障碍临床定式检查（SCID）为诊断工具。因此，不同时期、不同地区之间的可比性较差，如表 2-2 所示。由北京大学第六医院黄悦勤教授牵头，组织全国 44 家单位共同完成的科技部、卫生部支持的科研项目"中国精神障碍疾病负担及卫生服务利用的研究"对我国 31 个省、直辖市、自治区（不含中国香港、中国澳门、中国台湾）157 个县 / 区、1256 个村 / 居委会的 32552 位 18 岁以上社区居民的结果显示：心境障碍患病率为 4.06%。其中，抑郁障碍为 3.59%；焦虑障碍患病率为 4.98%；65 岁及以上人群老年期痴呆患病率为 5.56%；酒精使用障碍患病率为 1.84%。结果提示心境障碍和焦虑障碍是我国患病率较高的两类常见精神障碍。

表2-2　　1982年以来部分精神障碍流行病学调查患病率汇总

研究地区	研究时间 / 年	诊断工具	诊断标准	时点患病率 /%	终生患病率 /%	月患病率 /%
中国 12 地区	1982	标准化精神疾病 10 题筛查表	ICD–9 和 DSM–Ⅲ	1.054	1.269	—
中国 7 地区	1993	儿童智力 40 题筛查表、社会功能缺陷筛查表、神经症 12 题筛查表和精神现况检查表	ICD–9 和 DSM–Ⅲ	1.118	1.347	—
中国 4 地区	2001—2005	SCID	ICD–10 和 DSM–Ⅳ	—	20.00	17.50
浙江省	2001	SCID	ICD–10 和 DSM–Ⅳ	17.27	—	—
西藏自治区	2003	SCID	ICD–10 和 DSM–Ⅳ	1.03	1.14	—
甘肃省天水市	2004	SCID	ICD–10 和 DSM–Ⅳ	17.90	—	—
河北省	2004—2005	SCID	ICD–10 和 DSM–Ⅳ	16.24	18.51	—
山东省	2004—2005	SCID	ICD–10 和 DSM–Ⅳ	19.48	—	—
山东省青岛市	2005	SCID	ICD–10 和 DSM–Ⅳ	21.96	—	—
青海省	2005	SCID	ICD–10 和 DSM–Ⅳ	18.04	—	—
福建省	2009	SCID	ICD–10 和 DSM–Ⅳ	17.44	—	—
江西省	2002	CIDI	ICD–10 和 DSM–Ⅳ	3.61	—	—
辽宁省	2004—2005	CIDI	ICD–10 和 DSM–Ⅳ	—	11.96	5.03
云南省昆明市	2005	CIDI	ICD–10 和 DSM–Ⅳ	—	15.19	4.53
广东省广州市	2006	CIDI	ICD–10 和 DSM–Ⅵ	4.33	15.27	—
广西壮族自治区	2007	CIDI	ICD–10 和 DSM–Ⅵ	2.16	2.54	—

注：SCID 即 DSM–IV–TR 轴 1 障碍临床定式检查；CIDI 即复合式国际诊断访谈表。

（二）精神障碍的伤残调整寿命年变化趋势

　　精神障碍和物质使用障碍主要包括 12 类：精神分裂症、酒精使用障碍、药物使用障碍、抑郁障碍、进食障碍、孤独谱系障碍、注意缺陷多动障碍、行为障碍、先天性发育智力损伤、焦虑障碍、双相情感障碍、其他精神和物质使用障碍。2015 年，中国大陆居民精神障碍和物质使用障碍可导致每 10 万人 2147.87 年的健康寿命损失（健康寿命损失年，YLLs）。其中，因疾病所致伤残引起的健康寿命损失（伤残调整的健康寿命损失年，YLDs）（每 10 万人 2008.70 年）占较大比例，因早死所导致的 YLLs 所占比例较小。精神和物质使用障碍所导致的 YLDs 持续上升。2015 年，精神障碍和物质使用障碍造成的伤残调整寿命年（DALYs）较 1990 年（1863.55 年 /10 万人）增加了 15.26%，如图 2-15 所示。

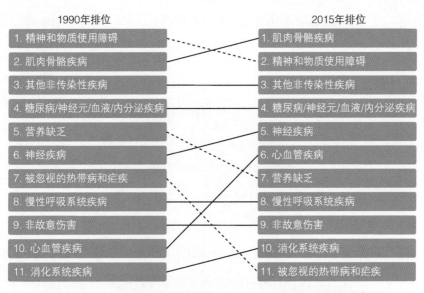

图 2-15　1990—2015 年中国精神和物质使用障碍的伤残调整寿命年

精神障碍和物质使用障碍在 1990 年曾是造成健康寿命损失的首位原因，至 2015 年仍排在第二位，如图 2-16 所示。

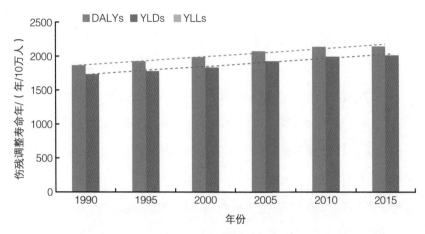

图 2-16　1990—2015 年伤残调整寿命年的主要原因排名

中国大陆地区 2015 年精神和物质使用障碍所致 DALYs 的前 5 位原因分别是抑郁障碍 (649.19 年 /10 万人)、精神分裂症 (348.96 年 /10 万人)、焦虑障碍 (275.00 年 /10 万人)、药物使用障碍 (227.61 年 /10 万人)、酒精使用障碍 (145.21 年 /10 万人)，如图 2-17 所示；中国台湾地区 2015 年精神和物质使用障碍所致

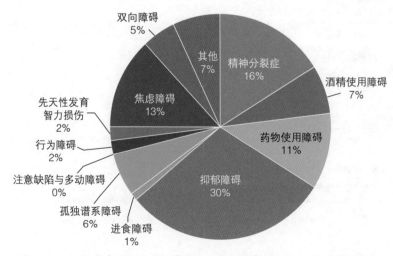

图 2-17　2015 年中国大陆地区精神和物质使用障碍 DALYs 主要原因构成

DALYs 的前 5 位原因分别是抑郁障碍 (576.59 年 /10 万人)、焦虑障碍 (377.85 年 / 10 万人)、精神分裂症 (235.67 年 /10 万人)、药物使用障碍 (200.69 年 /10 万人)、其他精神和物质使用障碍 (153.59 年 /10 万人)，如图 2-18 所示。

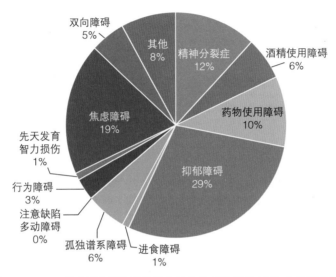

图 2-18　2015 年中国台湾地区精神和物质使用障碍 DALYs 主要原因构成

从 1990—2015 年的变化趋势来看，由抑郁障碍、精神分裂症和药物使用障碍造成的 DALYs 呈逐年上升的趋势，其中在 2010—2015 年上升趋势有所缓和。由焦虑障碍导致的 DALYs 波动范围在 265.03 年 /10 万人 ~ 277.89 年 /10 万人，较为平稳。由双相情感障碍导致的 DALYs 呈逐年缓慢上升趋势。由酒精使用障碍导致的 DALYs 呈"先升后降"趋势，自 2005 年起逐渐下降。由孤独谱系障碍、行为障碍、注意缺陷多动障碍、进食障碍和先天性发育智力损伤造成的 DALYs 呈现略微下降趋势，如图 2-19 所示。

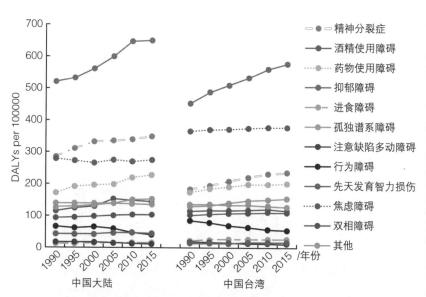

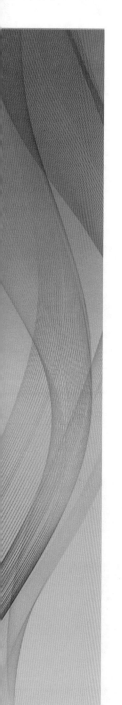

图 2-19　1990—2015 年中国大陆和中国台湾地区各类精神和物质使用障碍造成的 DALYs 变化趋势

（三）重症患者得到关怀和照顾

通过多年对精神病防治康复工作的探索，精神病患者的管理更加人性化。精神病患者管理策略发生了改变，即从精神病院管理转化为医疗、社区及家庭综合管理模式（686 项目解锁救治项目、医疗家庭一体化护理模式），遵循了尽可能使患者在社区接受治疗康复的原则，针对不同病情分别通过住院、家庭病床、门诊、家庭看护等形式，对重度急性期患者采取住院治疗，对病情较重且不稳定、无条件住院的患者设立家庭病床，由医生巡诊，其他患者由看护组在家庭内看护治疗；采取药物治疗，心理疏导，社会服务，工疗、农疗、娱疗、体疗和生活自理、职业技能、社会适应能力训练等综合防治康复措施；对精神病患者实行开放式管理，解除关锁与禁锢，不采取非治疗性约束；帮助其回归社会正常生活。

（四）精神障碍的早诊早治

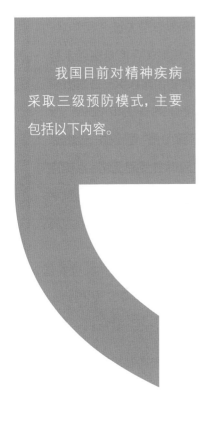

我国目前对精神疾病采取三级预防模式，主要包括以下内容。

1 一级预防

一级预防旨在消除和减少病因或致病因素，以防止或减少精神障碍的发生。一级预防是最积极、最主动的预防措施，对病因已明的精神障碍，可针对病因采取果断预防措施，消除疾病发生。个体心理反应随着诱发因素强度、持续时间和个体功能状态不同而不同。同时，也与患者病前的个性特征密切相关，因此应该大力提倡优生、优育、优教。在注重个体身体健康的同时，重视家庭教育，开设幼儿心理卫生课程，注意培养儿童健全的人格，尤其重视对独生子女进行良好、健康的个性培养。培养他们爱劳动、爱集体的品德与作风，养成诚实、坚强、克制和心情开朗的性格。积极开展各年龄阶段的心理卫生咨询及行为指导工作。及时纠正儿童行为问题、情绪问题和青少年违纪行为、大中学生的心理卫生及老年人心理不适应等问题。积极开展精神障碍病因学研究，尽早阐明精神疾病的病因，从根本上预防精神障碍的发生。

2 二级预防

二级预防的目标是早发现、早诊断、早治疗，争取完全缓解与良好的愈后，防止复发。早期发现患者并早期诊治，对各种精神疾病的病程转归及预后都有着良好作用，是精神病防治工作中极为重要的一个环节，尤其是逐渐起病而症状隐匿，不易被人发现的疾病，如能早诊断、早治疗而不延误病情，对预防复发有着十分重要的意义。具体来说，就是要有计划地向群众宣传精神病防治知识，纠正社会及家庭对精神病患者的不正确看法，及早地把疾病控制在萌芽期。对病情已好转的患者，应进行多种形式的心理治疗，使患者能正确认识自己，锻炼自己的性格，树立正确的人生观，以便重返现实生活中能够正确地处理和对待各种社会心理因素。认真做好出院患者的定期随访工作，建立长期随访制度。做好患者出院后的各种合理安排，避免不必要的精神刺激，尊重患者人格，适当满足患者的合理要求。

3 三级预防

三级预防的目标是做好精神残疾者的康复安排，最大限度地促进患者社会功能恢复，尽可能减少精神残疾的发生，把精神残疾的预防和康复作为重要内容，纳入初级卫生保健系统中去。住院治疗是康复工作的开始，积极开展院内各种生活自理能力、人际交往能力、职业工作能力的康复训练，促使患者在行为技能上争取较为顺利地从医院环境过渡到社区环境。让患者保持与家庭接触，保持与社会交往，尽量缩短住院时间，尽早转入社区康复。各级政府成立包括卫生、残联、民政、公安等多部门的精神病防治康复工作协调组，并纳入当地行政领导的工作内容，逐步形成社会化的精神病防治康复工作体系。建立一个能够适合不同患者、不同需求的精神病防治和康复机构，提供因人制宜的有效服务，如工疗站、看护小组、家庭病床等形式的康复方式与设施。通过社区管理，使患者参加适当劳动，开展一定的文娱活动，接受一定的医疗措施和再教育。重视和动员家庭成员支持精神障碍患者的康复活动。对患者家庭成员进行家庭心理知识教育，教会他们如何正确对待患者，减少对患者的精神压力。康复措施的最终目标是使患者工作得到重新安置，使患者尽可能在工作岗位上或家务劳动中发挥作用。妥善解决精神病患者和精神残疾者的职业恢复或重新就业，对支持该类患者心理处境和参与社会生活能够起到极为重要的作用。

（五）精神障碍的社会促进

自 1958 年全国第一次精神病防治工作会议（南京）之后，我国着手开展了精神疾病的社区防治工作，培养精神病防治人才，制定精神病防治规划，建立精神病防治机构，重点在于对重性精神病的防治管理。1991 年，中国政府制定并实施《中国残疾人事业"八五"计划纲要（1991—1995 年）》，卫生部、民政部、公安部、中国残疾人联合会联合制定了预期配套的《全国精神病防治康复工作"八五"实施方案》，探索并初步形成了"社会化、综合性、开放式"的工作模式，即以政府为主导、有关部门各尽其责、社会各界广泛参与的组织管理体系。随后，政府又制定实施了中国残疾人事业"九五""十五"计划纲要及其精神病防治康复"九五""十五"实施方案，继续在全国更多的省市内推行"社会化、综合性、开放式"的精神病防治康复工作模式。

2004 年，受原卫生部疾病控制司委托，由中国疾病预防与控制中心（CDC）的精神卫生中心承担的为了解我国的精神卫生状况而设立的"中央补助地方卫生经费重性精神疾病管理治疗项目"正式启动，因为在启动初期国家财政投入 686 万元作为启动资金，故又称之为"686"项目。国家"686"项目在全国 30 个省（直辖市、自治区）建立示范区，每个省（直辖市、自治区）建立 2 个示范区，其中城市、农村各一个。项目内容包括：对示范区内的重性精神疾病患者（有危险倾向的患者）进行建档管理、评估、随访；免费向有危险行为倾向的贫困患者提供精神疾病的主要药物治疗，免费化验检查，应急处置患者，免费紧急住院，解锁救治关锁患者；对本地及县级重性精神疾病管理治疗人员进行专业培训和管理培训。该项目使重性精神疾病患者获得行动自由，并且获得了系统的精神科治疗，患者精神症状及社会功能均得到改善。

2009 年，国家将重性精神疾病患者的社区管理纳入了国家基本公共卫生服务项目。2011 年 7 月，推进农村居民重大疾病医疗保障试点工作会议在江苏省江阴市召开。时任卫生部部长陈竺在讲话中对农村居民重大疾病医疗保障试点工作进行了部署，明确提出要将重性精神病纳入重大疾病医疗保障试点范围，提高农村重性精神病患者医疗保障水平，并逐步扩大试点范围。截至 2011 年 9 月，全国已有

709 个县 (市、区) 将重性精神病纳入重大疾病试点范围，14020 名重性精神病患者享受到重大疾病补偿政策，实际医疗费用报销水平达到 60%。

纳入国家基本公共卫生服务项目后，逐渐形成了以社区为主导的精神病防治康复工作模式。国家统计局的数据显示，我国开展精神病防治康复工作的县 (市、区) 个数、智障和精神病患者床位数、监护精神病患者人数都呈逐年上升趋势；精神病患者监护率维持在 80% 以上；精神病患者显好率维持在 66% 以上；精神病患者社会参与率维持在 50% 以上；近年来的精神病患者肇事率与 1997 年 (0.9%) 相比有显著的降低，维持在 0.2% ~ 0.4%。

三、癌症防控手段得到提升

据国家癌症中心公布的 2015 年癌症统计数据显示，2015 年我国癌症总发病数约 429.16 万例，总病死数约 281.42 万例，其中肺癌和胃癌居发病和死亡的前两位。虽然癌症的发病率在短期内难以控制，但政府逐渐加大对预防医学的支持力度，积极地预防癌症发病，减少癌症的危险因素，进一步探寻出一条经济、安全、有效的预防手段，居民对癌症认识的加深、防癌手段的提高，癌症的发病趋势可以得到有效控制，并且随着医疗技术水平的提升，癌症病死率还有很大的降低空间。

（一）人人懂癌症预防

癌症发生的原因由诸多因素引起，归纳总结为化学致癌因素、物理致癌因素、生物致癌因素和遗传因素等。化学致癌因素如工业粉尘、废水、废气污染、食物中的亚硝胺、霉变食品等。物理致癌因素有电离辐射、紫外线照射、慢性炎症刺激等。肿瘤发生的内在因素有遗传、年龄、性别、激素失衡、免疫功能低下等。此外，人口老龄化、居住城市化和居民饮食习惯 (如热烫食物、腌腊食品等)、个人行为 (如吸烟和被动吸烟）的环境，以及社会医疗救助和初级卫生保健条件等直接与恶性肿瘤病死率密切相关。

国际调查研究显示，9种因素可视为癌症的重要危险因素：体重长期超重、蔬菜和水果摄入不足、很少进行体育锻炼、抽烟、酗酒、不洁的性生活、所在城市有严重的空气污染、在室内使用固体燃料和医源性感染。这些因素可直接导致的癌症主要有子宫癌、肺癌、食管癌、肝癌、口咽喉部癌和鼻咽癌。在发展中国家，蔬菜和水果摄入不足、抽烟和酗酒是最主要的致癌因素，不洁的性生活导致人乳头瘤病毒的大量滋生，是妇女患宫颈癌的最主要病因。在亚洲的发展中国家，有39%的癌症与以上9种因素有关。而在发达国家，体重超重、吸烟和酗酒是最主要的致癌因素。专家认为，人们若能保持良好的生活习惯，可以使癌症的发病率减少30%~40%。

中国的一些学者更加有信心认为，根据中国癌谱的特点显示，应该有更高比例的癌症可以预防。在中国，与感染相关的癌症占有较高比例，诸如肝癌（与乙肝和丙肝病毒感染有关）、宫颈癌（与人乳头状瘤感染有关）、鼻咽癌（与EB病毒感染有关）。通过控制感染从而降低癌症发病率已经得到了研究结果的证实。与吸烟、饮食、饮酒相关的癌症也有可能通过全民的努力得到控制。最近10年，中国在控制环境污染方面开始加大力度，环保部2012年报告显示，至少有2/3的中国城市未达到WHO推荐的标准。近期除了检测二氧化硫、二氧化氮和可吸入颗粒物之外，环保部增设了臭氧8小时平均浓度限值和PM2.5平均浓度限值。

控制癌症发病率的增长是长期且艰巨的工作。政府不断加大对肿瘤防控的支持力度，以及全民抗癌行动的推进，在未来40年，中国有望使宫颈癌、结直肠癌、肝癌及肺癌的发病率明显下降。随着生活条件的不断改善，食管癌、胃癌发病率将继续下降。上述癌症占中国50%以上的癌症新病例，其中大部分癌症与环境因素相关。改变环境是全体国民共同的利益所在。科学防癌在全民推广，将使癌症发病率攀升速度在未来40年减低。

（二）癌症的早诊早治

癌症的发生是有其规律的。机体细胞由正常而发生癌变的过程中，不同时期也会表现出不同的生物学特征。一个健康人在某种或某些致癌因素的作用下，人体正常细胞发生恶变，多数是一个漫长的过程。如果在身体变化的早期即发现癌症的存在，并采取相应的治疗防范措施，患者完全可以治愈。

近百年来，尽管各国政府与民间组织投入巨资从事癌症研究，癌症的治疗效果并没有发生根本性的突破。而近几十年来一些常见癌症患者的生存期延长，很大程度上取决于癌症的早期发现和及时有效的治疗。癌症被诊断的时间越早，被治愈的概率越大。早期发现在于识别癌症的早期症状和体征，通过更加恰当、精确的方法来确诊；早期发现的另一内容在于对表面健康的人进行无临床症状或亚临床症状的筛查，以达到早期诊断和治疗的目的。癌症早期诊断的目标是在癌症仍局限于原发部位，或者在癌前病变阶段即能够及时检测。WHO 提出 40%的癌症可以通过早期检测和及时治疗得到治愈。

自 20 世纪起，许多国家选择了相对适宜开展早期检测的癌种进行筛查和研究。癌症筛查的短期效果是提高患者的早期诊断比例。中期效果是提高目标癌症患者的 5 年生存率。覆盖率较高的癌症筛查项目，长期效果应该是有效降低目标癌症的病死率，如结直肠癌。有效的早期检测可以降低晚期患者的比例，如果治疗有效，患者病死率可以降低。而癌前病变的发现与治疗，可能避免发展成癌，可以使癌症的发病率下降，进而病死率也可以随之下降。

目前癌症的筛查手段包括：对个体的家族史、生活方式及临床相关病史的调查，对血液、尿液、粪便等进行实验室检测，采用超声、X 射线或 CT 等影像学技术、相关基因检查及内镜检查等。筛查产生的假阳性结果会给患者带来不必要的恐慌和手术。好的筛查方法应该具备安全、精确，并被良好设计的临床随机试验所证实。只有在筛查方法被有效的科学证据证实时，才能成为标准化筛查方法而在人群中推广应用。

目前的证据表明,筛查可降低乳腺癌、宫颈癌、结直肠癌和肺癌的病死率。而对其他癌症的筛查还处在实验性或小范围应用的阶段,需要有更为严谨的设计、更为长期的观察来证实其效果。随着观察时间的延长,更多的筛查干预试验结果更加真实有效,从而为评价筛查提供更为真实可靠的证据,也为选择何种干预手段提供科学依据。

将影像技术与计算机融合而形成的新诊断技术,也为确定和查找癌症及其他病灶的精确位置提供依据。一些研究结果可能会改变目前的癌症诊断技术。未来的癌症筛查技术会让人更加舒适,更加能够接受。相关诊断设备如超声、CT 和核磁共振技术与计算机的应用,使过去无法发现的多种肿瘤在早期得到确诊。已有研究表明数字化乳腺 X 线摄影系统可以观察到更为细小的钙化点,对无症状及临床门诊为阴性的微小乳腺癌的检出率明显增高。低剂量螺旋 CT 是检出早期肺癌的有效影像方法,其检出肺内小结节的能力是普通 X 线胸片的 10 倍。这一检测方法成本的下降,有助于大规模用于人群筛查。

对喉、食管、胃及大肠等部位的筛查通常需要内镜检查。新型内镜系统如胶囊内镜、双气囊小肠镜、超声内镜、放大内镜等,内镜设计在不断优化,分辨率和清晰度不断提高,内镜探查深度增加,内镜观察内容更加全面。通过纤维接触组织进行光学活检的组织分光镜检查或荧光内镜检查,可以在短时间内进行组织学活检并提供即时报告。内镜检查与内镜下治疗同时结合,也使癌症的早期检测和治疗一体化变成可能。

新型的筛查技术和方法会推动癌症早期病变的发现和精确诊断。未来的癌症筛查将更多寻求循证医学的证据,对筛查的近期与远期效果、安全性、便捷性、成本与效益进行科学验证,达到优胜劣汰。筛查研究结果将进一步细化高危人群,对不同危险等级的个体采取不同的筛查策略。个体化的筛查方法是未来的发展趋势,以确保最大限度地提高筛查效果,降低筛查风险。

（三）治疗有手段

1 人乳头瘤病毒治疗性疫苗

人乳头瘤病毒（HPV）是宫颈癌的主要致病因子，也是研制宫颈癌防治性疫苗的理想靶点。虽然针对HPV感染的宫颈癌预防性疫苗已在国外成功上市，但预防性疫苗对已感染的相关病变没有治疗作用。治疗型疫苗仍在研发中，近20年来的研究主要针对病毒癌蛋白的HPV治疗性疫苗，已经完成或正在进行的治疗性疫苗的临床试验已超过40个，共计2000名患者。受试者对疫苗有很好的耐受性。宫颈癌患者接种疫苗后，在部分受试者中检测到相应的免疫反应。虽然目前没有研究证实疫苗组和安慰组之间存在显著的统计学差异，但是疫苗对某些轻度上皮内病变如宫颈上皮内瘤变（CIN）、外阴上皮内瘤变（VIN）和肛周上皮内瘤变（AIN）有一定的治疗效果。

2 乙肝病毒治疗性疫苗

乙肝病毒（HBV）的分子生物学及免疫学研究始于20世纪80年代。在过去20多年里，人类为预防和控制HBV做了大量的努力和工作，为降低肝癌发病奠定了基础。加之对HBV造成持续性感染的机制研究也较透彻，乙肝治疗性疫苗是多种抗持续性感染的治疗性疫苗中研发最快的一种。

目前，已有6种治疗性疫苗进入临床研究，但疗效仅在25%～30%，与常规

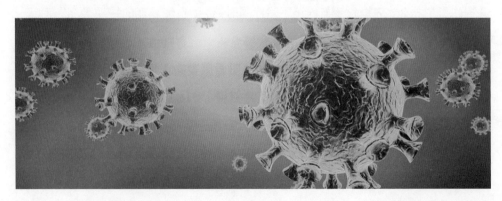

干扰素的疗效相当。此外，治疗性疫苗属于主动免疫，需要治疗对象有基本正常的固有免疫应答，如果机体的固有免疫已有缺陷，则很难对治疗性疫苗有所应答。治疗性疫苗的使用会导致转氨酶短暂的升高，反映肝脏内出现细胞毒性T淋巴细胞（CTL）反应，对患者有一定的肝损伤，因此不能用于肝功能较差或已有肝纤维化的患者。目前，治疗性疫苗对慢性乙型肝炎治疗的有效性极其有限。

因乙肝病毒有天然模型和转基因鼠模型，对选择适当的治疗性疫苗免疫原和检测体液及细胞免疫应答均有较好的参比标准，且乙肝治疗性疫苗有明确的疗效判断标准，如肝脏转氨酶的正常化等，各种治疗性疫苗效果的判断比较客观。治疗性乙肝疫苗一般均出现后续应答，疗效比较持久，停止治疗后出现反跳的概率较低。这些都是HBV治疗性疫苗的优势。

3 幽门螺杆菌治疗性疫苗

1982年，马歇尔和沃伦首先从慢性胃炎患者的胃黏膜中分离出幽门螺杆菌（Hp）。1994年，国际癌症研究机构（IARC）将Hp定为一类致癌物，大多数科学家认同Hp感染能引起人类胃癌和癌前病变，Hp是胃癌发生的启动因子之一。而对于Hp治疗性疫苗的研究实际上早在20世纪80年代就已开始，用灭活或裂解的幽门螺杆菌作为疫苗免疫宿主而获得了免疫效果。

虽然研究已证实利用疫苗免疫的方法可治疗Hp感染，但是迄今为止绝大多数研究基于动物实验，进入临床研究的疫苗有限。在应用疫苗治疗胃癌时，由于肿瘤患者产生主动免疫的能力较弱，人类距离研发出有效治疗幽门螺杆菌感染和胃癌的疫苗尚有很长的路要走。目前研究较为成功的抗Hp的治疗性疫苗主要包括蛋白疫苗、DNA疫苗、微生物载体疫苗、Hp疫苗等。这些对治疗Hp感染、减轻Hp感染导致的胃炎都具有作用，可引发人体免疫保护反应或降低Hp载量。目前能够引起较好的人体免疫反应且不良反应相对较小的是Hp三联疫苗。由第三军医大学研制的Hp疫苗在国内已经完成了III期临床试验，通过了国家食品药品监督管理局的审评，但其对胃癌的防治效果尚需相当长时间的观察和评价。明确 Hp 相关胃癌的病因学和病原学机制、保障疫苗的安全性、增强疫苗的免疫原性及确定更有效的免疫途径将是未来的研究方向，只有解决了这些问题，才能促进有效的 Hp 治疗性疫苗的早日出现。

4 宫颈癌基因治疗技术

随着分子生物学和基因组学的发展，宫颈癌的基因治疗已在多方面取得了突破性进展。基因治疗是指外源正常基因导入靶细胞，以纠正或补偿因基因缺陷和异常引起的疾病，以达到治疗的目的。目前已有针对子宫颈癌基因的治疗、针对子宫颈抑癌基因的治疗、基因治疗联合放疗的治疗、基因治疗联合化疗的治疗，这些新兴的肿瘤生物治疗使人们在传统治疗之外又看到了新的曙光，但是大多数基因治疗方案目前仍处于初期的临床试验阶段，甚至是处于实验研究的起步阶段，在这些技术应用之前仍然需要大量的工作。

5 全基因组扫描在乳腺癌防治研究中的应用

随着蛋白质谱、DNA 表达芯片与激光捕获显微切割技术平台的建立，乳腺癌的异质性与演化、转移的靶向机制将获得深入进展。探索肿瘤的发生、发展过程中产生的特异性蛋白，使肿瘤的靶向治疗成为可能，与之相关的基因组学、蛋白质组学及生物芯片技术研究已经成为国际研究热点。

芳香化酶抑制剂是治疗乳腺癌的辅助药物，通常是在进行手术前用来抑制肿瘤细胞，但并不是对所有患者都有效。埃利斯等人通过分析采用芳香化酶抑制剂治疗的晚期乳腺癌患者的全基因组 DNA 序列，发现了与患者是否对芳香化酶抑制剂具有反应相关联的突变。这些突变亦可作为乳腺癌的临床特征，其中包括肿瘤细胞的生长与扩散。因此，有助于确定需要进行降低雌性激素治疗的适合人群，以减少不必要的治疗，并深入解析乳腺癌为何能快速增殖并扩散。这是首次利用癌症基因组研究成果，分析未知癌症突变，用以找到与治疗疗效和其他临床特征相关的突变。

链接 临床试验

　　临床试验指任何人体（患者或健康志愿者）进行药物的系统性研究，以证实或揭示试验药物的作用、不良反应和 / 或试验药物的吸收、分布、代谢和排泄，目的是确定试验药物的疗效与安全性。临床试验一般分为 I、II、III 和 IV 期临床试验。

　　I 期临床试验包括初步的临床药理学、人体安全性评价试验及药代动力学试验，为制订给药方案提供依据。

　　II 期临床试验是药物治疗作用的初步评价阶段，其目的是初步评价药物对目标适应证患者的治疗作用和安全性，也包括为 I 期临床试验研究设计和给药剂量方案的确定提供依据。

　　III 期临床试验是药物治疗作用的确证阶段，其目的是进一步验证药物对目标适应证患者的治疗作用和安全性，评价利益与风险关系，最终为药物注册申请的审查提供充分的依据。

　　IV 期临床试验为新药上市后由申请人进行的应用研究阶段，其目的是考察在广泛使用条件下的药物的疗效和不良反应，评价在普通或特殊人群中使用的利益与风险关系，以及改进给药剂量等。

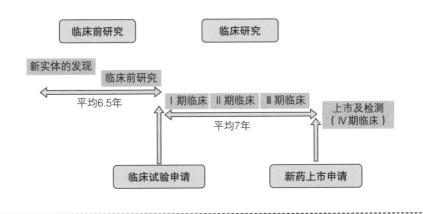

（四）生存有质量

展望 2049 年，在中国政府的大力支持下，针对携带乳腺癌易感位点高遗传危险人群，将有组织地定期开展乳腺普查，利用遗传分子标记、表观遗传和血清标志物联合筛查，筛选出癌前期患者，给予化学干预和表观遗传干预，逆转肿瘤的发生。同时，将使早期癌症检出率增加，明显降低了病死率，并提高生活质量。

四、传染病能够从容应对

"十二五"期间，我国将在传染病重大专项中，积极构建治疗传染病的防御平台、防御网络，从而能够从容地应对甲型流感这样的疾病。同时，努力提高和改进艾滋病、结核病、乙型肝炎这类传染疾病的治疗效果。传统传染病发病率降低，新发传染病快速发现、及时诊断和有效应对，传染病防治的相关政策与实践不断落实，我国完全有能力实现积极从容地应对传染病。

（一）传统传染病发病率降低

中华人民共和国成立之前，传染病曾给人民带来了巨大灾难。鼠疫、霍乱、天花、疟疾、血吸虫病等疾病的广泛流行，使中国民不聊生。中华人民共和国成立后，在"预防为主，防治结合"方针的指引下，传染病防治工作取得了巨大成就。1961 年随着我国最后一例天花患者的痊愈，天花在中国境内被消灭；伴随科技的进步和医疗卫生水平的不断提高，脊髓灰质炎、流行性乙型脑炎、麻疹、白喉、新生儿破伤风等发病率大幅下降，病死率显著降低，其中脊髓灰质炎已接近消灭。

1 经典传统传染病

(1) 脊髓灰质炎 1988年中国政府响应第41届世界卫生大会关于2000年在全球消灭脊髓灰质炎的决议，确定了我国消灭脊髓灰质炎的目标和策略。2000年西太平洋区宣布无脊髓灰质炎(无脊灰)状态，证实从1994年起我国已无由本土脊髓灰质炎野病毒引起的脊髓灰质炎病例，达到了无脊髓灰质炎的目标，标志着我国进入无脊灰阶段。

(2) 流行性乙型脑炎 历史上，我国是流行性乙型脑炎发病最多的国家，在该病疫苗使用前，发病率一直处于较高水平。20世纪50—70年代曾先后发生了3次流行性乙型脑炎流行，后2次流行病例分别高达15万和17万，发病率高达20/10万，病死率高达25%。1951年，我国将流行性乙型脑炎纳入为法定乙类传染病，每年有数千例流行性乙型脑炎病例被报告。20世纪70年代流行性乙型脑炎灭活疫苗在我国广泛使用，1989年流行性乙型脑炎减毒活疫苗获得新药证书并投入大规模使用，此后全国流行性乙型脑炎报告率呈明显下降趋势，病例逐年减少，控制了全国性的大流行，但时有局部流行。1998年以后流行性乙型脑炎发病率维持在1/10万以下。2004年流行性乙型脑炎监测工作被纳入全国传染病报告信息管理系统，实行网络直报制度。2007年，流行性乙型脑炎疫苗被纳入国家扩大免疫规划，在6岁以下儿童中进行接种，我国流行性乙型脑炎发病率与死亡率控制在历史较低水平。

(3) 麻疹 随着麻疹减毒活疫苗的推广应用，我国麻疹发病显著减少，1987年后，全国麻疹年发病率控制在10/10万左右，1995—2004年麻疹发病率降到5/10万左右。但2005年麻疹发病大幅回升，报告发病率达9.5/10万，2006年和2007年发病率有所下降，但仍处于较高水平。2008年报告发病率小幅回升后，自2009年起麻疹报告发病率逐年降低，均控制在5/10万以下，如图2-20所示。2005年，WHO西太平洋区提出2012年消除麻疹的目标，2006年，原卫生部下发了《2006—2012年全国消除麻疹行动计划》，加强了麻疹监测和控制措施。

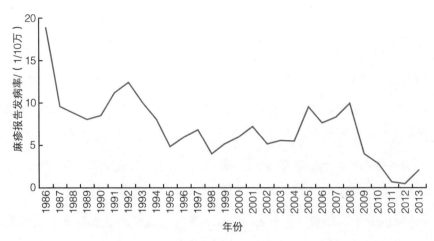

图 2-20　1986—2013 年中国麻疹报告发病率

2 肠道传染病

肠道传染病是由细菌、病毒、寄生虫等多种病原生物引起的以腹泻为主要症状的一组常见病，具有发病率高、波及范围广等特点。

随着生活水平的提高和人们卫生习惯的改善，以及卫生厕所普及率与粪便无害化处理率的升高，从 20 世纪 90 年代开始，全国各地肠道传染病的发病率呈波动性下降趋势。进入 21 世纪，甲、乙类肠道传染病病种为霍乱、甲型肝炎、戊型肝炎、未分型肝炎、细菌性和阿米巴性痢疾、伤寒和副伤寒，总体发病率明显下降。自 2008 年以来，手足口病列入法定丙类传染病，肠道传染病发病率出现上升趋势。目前，肠道传染病仍然是各类传染病中发病率高、影响面广、危害普遍的病种。重点加强农村、学校的肠道传染病防控工作，切实落实综合性防控措施，减少肠道传染病危害。

3 呼吸道传染病

呼吸道传染病中被纳入全国法定甲、乙类传染病的有肺结核、麻疹、百日咳、甲型 H1N1 流感、猩红热、SARS、白喉、流行性脑脊髓膜炎、新型冠状病毒肺炎。近年来呼吸道传染病发病数位于法定传染病发病构成的前列，如图 2-21 所示，不仅威胁人类健康，也对社会和经济产生较大影响，成为当前传染病防治工作的重点之一。近年来，随着疫苗的不断研发、推广和使用，呼吸道传染病得到有效控制，报告发病人数呈波浪式下降。麻疹报告发病率逐年降低，白喉、SARS 近 10 年来均无病例报道，百日咳也得到了良好的控制。2015 年报告呼吸道传染病发病率、病死率分别为 72.04/10 万、0.18/10 万，分别占全国甲、乙类传染病报告发病率和病死率的 31.41%、14.79%。

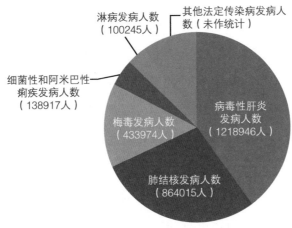

图 2-21 2015 年我国法定传染病发病构成前 5 位

4 自然疫源及虫媒传染病

自然疫源及虫媒传染病被纳入全国法定甲、乙类传染病的有鼠疫、流行性出血热（出血热）、狂犬病、钩端螺旋体病（钩体病）、布鲁菌病（布病）、炭疽、流行性乙型脑炎（乙脑）、血吸虫病、疟疾、人禽流感、登革热共 11 种传染病。半个世纪以来，随着自然和社会因素的不断变化，我国自然疫源及虫媒传染病的发病情况发生了明显的改变。20 世纪 50—80 年代以虫媒传染病多发，20 世纪 80 年代虫媒传染病被纳入计划免疫范畴后得到了有效的控制。20 世纪 90 年代以来动物源传染病发病上升。进入 21 世纪，随着城市化进程的推进，自然疫源及虫媒传染病得到有效控制。虽然近 10 年来由于野外活动增加，导致报告发病率有小幅上升趋势，但报告发病率均控制在 10/10 万以下。

5　血源及性传播传染病

血源及性传播传染病包括艾滋病（AIDS）、乙型肝炎、丙型肝炎、淋病、梅毒，给个人、家庭和社会带来了很大危害。中华人民共和国成立前，梅毒和淋病严重流行。中华人民共和国成立后政府采取了一系列有效的防治措施，1964年基本消灭了性病。20世纪80年代初，淋病和梅毒在我国再次流行，并逐年加重。2006年，梅毒、淋病是全国法定传染病报告的发病例数顺位的第4和第5位，为发生率最高的两种性病，成为严重的公共卫生问题。近10年来，乙肝和淋病的报告发病率逐年降低，全国艾滋病疫情依然呈低流行态势，人类免疫缺陷病毒（HIV）感染者和AIDS患者数量继续增加，但新发感染人数保持在较低水平。2014年全国乙肝血清流行病学调查显示，我国5岁以下儿童乙肝表面抗原携带率降至0.32%，比2006年的携带率降低了67%。在政府领导、各部门通力合作、全社会共同参与的防治工作机制下，中国艾滋病防治的各项策略和措施得到较好的贯彻和落实，并已初见成效。

（二）新发传染病快速发现、及时诊断和有效应对

2003年WHO提出，新发传染病是指由新种或新型病原微生物引起的传染病，以及近年来导致地区性或国际性公共卫生问题的传染病。自20世纪70年代以来，全球已发现40多种新发传染病。这些疾病具有发生的不确定性、传播范围广、速度快和社会影响大等特点，已成为全球公共卫生的重点和热点问题。

1　新发传染病发病现况及趋势

新发传染病的分布具有地域差异。目前我国陆续发现了10多种新发传染病，已造成暴发或流行的包括艾滋病、SARS、人禽流感、甲型H1N1流感、肠出血性大肠杆菌O157∶H7感染、O139群霍乱和肾综合征出血热等。1997年中国香港禽流感暴发、2003年SARS暴发、2009年甲型H1N1流感暴发、2020年新型冠

状病毒肺炎暴发等突发公共卫生事件都对我国产生了重大影响。

2 从容应对新发传染病，进一步发挥科技创新的支撑作用

随着研究的不断深入，各种新技术、新方法不断运用于传染病的防控。科技创新在我国传染病防治进程中，无疑起到了重要的支撑作用。近年在艾滋病、结核病及病毒性肝炎等重大传染病防治中取得了显著成绩，缩小了与发达国家之间的差距。此外，依靠先进的科学技术，应对突发不明原因疫情的能力也大大提升，特别是甲型H1N1流感防控被WHO赞誉为国际典范，成为国际传染病防控领域的一支重要战略力量。我国传染病种类和发病人数较多，防控形势依然严峻，拟解决这些问题，则需要进一步发挥科技创新的支撑作用。

(1) 我国丙肝病毒基因工程疫苗研发取得突破 中国科学院上海巴斯德研究所在丙型肝炎病毒（HCV）疫苗研究中取得了突破性进展。该所团队与美国普林斯顿大学教授亚历山大·普洛斯合作，确定了sE2疫苗在人源化小鼠模型中能够有效预防HCV感染，具有良好的免疫保护效果。该项目所研发的sE2亚单位疫苗在诱导广谱中和抗体方面均优于目前处于临床试验阶段的HCV候选疫苗，而且该疫苗成分简单、产量高，因此具有很好的产业化前景。

(2) 我国成功研制寨卡病毒诊断试剂 中国疾病预防控制中心（CDC）成功研制出寨卡病毒核酸荧光定量PCR实验室诊断试剂。该试剂特异性可达100%，检测灵敏度较高，可直接用于我国输入性寨卡病毒病的诊断，目前已分发给全国省级和计划单列市疾控部门及我国重要口岸检疫部门。寨卡病毒检测试剂的成功研制保证了我国能够及时开展寨卡病毒病的诊断与监测，为我国积极应对寨卡病毒病疫情提供有力的技术支撑。

(3) 我国首个埃博拉疫苗获批进入临床试验 军事医学科学院生物工程研究所联合天津康希诺生物技术有限公司自主研发的重组埃博拉疫苗，获得军队特需药品临床批件，并于2016年成功开展人体试验。该疫苗是继美国和加拿大之后全球

第三个进入临床试验的埃博拉疫苗，也是世界首个2014基因突变型埃博拉疫苗。同时，也重点加强了急性和烈性传染病疫苗研发技术储备，并取得了基因工程炭疽疫苗、新型流感疫苗等一系列相关成果。

(4) 新技术使艾滋病"窗口期"缩至11天，输血染艾风险减少50%　新型核酸检测技术能一次对艾滋病、乙型肝炎、丙型肝炎3种病原体同时检测，且直接检测病毒成分，不需要等待人体免疫系统产生抗体的过程，从而将艾滋病"窗口期"从原方法的22天缩短到现在的11天，使输血患者因使用"窗口期"血液感染艾滋病病毒的风险减少50%。

(5) 新发突发传染病现场应急防控系列机动装备研发技术平台　新发突发传染病现场应急防控系统系列机动装备平台由一套现场侦检机动平台、一套现场应急处置帐篷式防控系统和一套现场防控携运装具构成。3套平台相互衔接，既可根据不同任务需求模块化灵活组配，也可以单独使用，满足不同疾控机构传染病现场防控需求。该成果拥有自主知识产权，填补了我国传染病现场防控装备的空白，为我国新发突发传染病的现场应急处置提供了技术支撑。

(三) 传染病防治的相关政策与实践

1 传染病网络直报制度

自2004年起，我国实行法定传染病网络直报制度。这一制度的实施，有利于相关部门及时掌握传染病疫情、了解传染病发病动向、监测传染病变化趋势，从而快速应对传染病传播及防控。同时，每月向社会公开传染病发病情况，使人们及时知晓传染病现况，有利于消除社会恐慌。

2 重大传染病科技专项

艾滋病和病毒性肝炎等重大传染病防治专项（简称"传染病防治专项"）

"十二五"期间重点实施的内容和目标分别是：针对提高人口健康水平和保持社会和谐稳定的重大需求，重点围绕艾滋病、病毒性肝炎、结核病等重大传染病，突破检测诊断、监测预警、疫苗研发和临床救治等关键技术，研制 150 种诊断试剂，其中 20 种以上获得注册证书；10 个以上新疫苗进入临床试验。到 2015 年，重大传染病的应急和综合防控能力显著提升，有效降低艾滋病、病毒性肝炎、结核病的新发感染率和病死率。

3 "四免一关怀"政策

"四免一关怀"政策的落实使中国艾滋病防治工作在检测发现感染者、抗病毒治疗、预防母婴传播及高危人群干预等方面的工作取得了显著进展。截至 2013 年

链接 "四免一关怀"政策

2004 年国家出台了"四免一关怀"政策，"四免"指的是：

- 对农村居民和城镇未参加基本医疗保险等保障制度的经济困难人员中的艾滋病患者免费提供抗病毒药物；

- 在全国范围内为自愿接受艾滋病咨询检测的人员免费提供咨询和初筛检测；

- 为感染艾滋病病毒的孕妇提供免费母婴阻断药物及婴儿检测试剂；

- 对艾滋病患者的孤儿免收上学费用。

"一关怀"指的是：

- 将生活困难的艾滋病患者纳入政府救助范围，按照国家有关规定给予必要的生活救济。积极扶持有生产能力的艾滋病患者。避免对艾滋病感染者和患者的歧视。

年底全国累计治疗 282529 人，累计为 5000 万名孕产妇提供了 HIV 抗体检测。"四免一关怀"是当前和今后一个时期我国艾滋病防治最有力的政策措施。

五、健康期望寿命得到提高

所谓健康期望寿命，即一个人在完全健康状态下生存的平均年数。对健康期望寿命影响最大的是残疾、慢性病等。相比急性传染病，慢性病"防治权"更多掌握在居民自己手里。积极倡导"自我健康管理""同伴健康教育"等国内外预防医学研究成果并引导社区、单位；积极老龄化的推进，社会保障体系的建立健全等措施保障了居民健康期望寿命的提高。

（一）疾病导致早死

国内外的有关研究均显示，慢性病已成为严重危害公民健康的重大公共卫生问题，而且与人类自身的不良生活行为方式密切相关。因此，开展行为干预技术来干预人类的不良行为，也成为防控慢性病的关键。

WHO 认为吸烟、酗酒和摄入过量脂肪、盐、糖等不健康的生活习惯导致疾病蔓延，而这些疾病是全球人口的头号死因。2012 年，心血管疾病、糖尿病、肺病和多种癌症等慢性非传染性疾病在全球夺去 3800 万人的生命，其中 1600 万人不到 70 岁，而中国就有 860 万人。在每年这 1600 万因为慢性非传染性疾病而过早离世的人当中，大多数人(82%)都生活在贫穷和中等收入国家，但是只需做出很少的投入，他们大都能得到挽救。如果全世界在今后 10 年每年仅投资 112 亿美元（即每人 1～3 美元）用于宣传更为健康的生活习惯，无数生命就可以得到挽救。WHO 发现，每年过早离世的人当中约有 600 万人是因为吸烟，330 万人与酗酒有关，320 万人是缺乏体育活动，170 万人因为摄入盐分过多。近一半人的死亡可以通过少吸烟等方法来预防。自20世纪80年代以来，加强公众健康的努力已大幅地延长了许多中国人的寿命。但是随着中国经济的增长，中国人已经遇到了与富裕的美国人面临的同样的健康问题。在中国因非传染性疾病死亡的人中，死于心脏病的比例比美国要高，但是两国的癌症病死率相差不大。如果不控制可预防性疾病的医疗和经济成本，中国的繁荣将受到削弱。

有研究结果显示，若能早期控制危险因素，80%的心脏病、脑卒中、2型糖尿病和40%的肿瘤是可以预防的。而健康的生活行为方式是不用花多少钱就可以减少70%的过早死亡，高超的医疗技术只能减少10%的过早死亡。诸如法国的"两控（控制血脂、胆固醇）教育计划"的开展，使高血压的控制率已经达到了50%。美国的"两降（降血压、降胆固醇）运动"使其2004年冠心病病死率下降了59%，脑卒中病死率下降了64%。中日友好医院在对糖尿病前期人群进行改变生活行为方式长达20年的干预研究中发现，生活行为方式改变可使糖尿病发生率下降43%，发病年龄平均推迟3.6年。

人类行为与健康和疾病的关系越来越受到国内外医学家的重视。近年来，疾病谱的变化、人类死因分析等结果均提示，生活行为方式对人类健康、疾病的发生和发展，甚至寿命的长短，都有着至关重要的作用。因此，加强不良生活行为方式的干预对我国目前慢性病和行为相关疾病的预防和治疗将起到重要作用。

（二）疾病导致伤残

采用2006年第二次全国残疾人抽样调查数据分析我国18岁以上成年人慢性病致残状况。研究结果表明，慢性病已成为我国成年人首位致残原因，56%的成年残疾由慢性病导致。2006年全国18岁以上人口中，各类残疾有9426.79万人次，各种慢性病致残有5267.07万人次，占所有致残原因的56%。在慢性病导致的残疾人中，听力残疾、视力残疾和肢体残疾分别占29%、26%和23%，三者合计占78%。老年性耳聋、白内障、脑血管病、骨关节病、视网膜病变、精神分裂症、阿尔茨海默病等是我国成年人口的主要致残慢性病。阿尔茨海默病、脑血管疾病等导致的残疾较为严重，而骨关节病导致的残疾相对较轻。运动和认知功能障碍是脑血管病患者发病后最常见的功能障碍。数据显示，2006年由脑血管病导致的成年肢体残疾有598.29万人，占20.7%。在脑血管病导致的成年肢体残疾中，极重度残疾79.31万人，占13.3%；重度残疾176.37万人，占29.5%；两者合计255.68万人，占42.8%。数据还显示，随着年龄的增长，在脑血管病导致的肢体残疾中，重度和极重度残疾比例显著上升，18~44岁组该比例为30.7%，45~59岁组为36.4%，60~79岁组为43.2%，80岁以上组达到了55.4%。由该病导致的成年肢体残疾3/4发生在老年人口中，与该病导致的成年言语残疾发生在老年人口的比例大致相同。随着人口老龄化的进一步加剧，慢性病导致的残疾负担将进一步增加，将对我国医疗保障体系和社会保障体系构成越来越严峻的挑战。

（三）积极老龄化的推进

我国自20世纪70年代末80年代初逐步步入老龄化社会，到2000年60岁以上人口占总人口的比例已达到10.2%，意味着我国已进入老龄化社会。2010年第六次人口普查显示60岁以上人口占13.26%，比第五次人口普查上升2.93%，其中65岁以上人口达1.19亿。目前，我国老年人口数量的增幅年均近1000万人。据预测，2030年我国60岁以上人口数量将由目前的1.3亿增加到3.1亿，占总人口的比例提高到20.42%；到2050年60岁以上老年人口数量及占总人口的比例将分别达4.68亿、27.71%。

由于我国人口基数庞大，老龄人口增速过猛，绝对量居世界之首，而且老龄化进程又是在国家经济社会发展相对滞后的情况下开始的，使国家养老保障的负担沉重、老年人医疗卫生支出的消费压力，以及为老年人服务的社会机构需求等问题，成为我国经济发展和社会体制改革面临的巨大困难和挑战。老年病预防、诊断、治疗技术的开发，以及老年人健康管理体系的建立完善，将节约大量的医疗资源，减轻社会和家庭的经济负担，并能更有效地进行老年人的健康管理，造福人类。我国尚处于发展中阶段，"未富先老"使老年病的预防和治疗成为医学工作者不可回避的问题。

中华医学会老年医学委员会根据中国国情，提出了中国老年人健康十项标准：①躯干无明显畸形、驼背等不良体形，骨关节活动基本正常；②神经系统无偏瘫、老年性痴呆及其他神经系统疾病，神经系统检查基本正常；③心脏基本正常，无高血压、冠心病、心绞痛、冠状动脉供血不足、陈旧性心肌梗死及其他器质性心脏病；④无慢性肺部疾病，无明显肺功能不全；⑤无肝肾疾病、内分泌代谢疾病、恶性肿瘤及影响生理功能的严重器质性疾病；⑥有一定的视听功能；⑦无精神障碍，性格健全，情绪稳定；⑧能恰当地对待家庭和社会人际关系；⑨能适应环境，具有一定的社会交际能力；⑩具有一定的学习、记忆能力。然而我国首次"全国城乡失能老年人状况研究"显示，2010年年末，全国城乡部分失能和完全失能老年人约3300万人；实际上我国60岁以上老年人的余寿中有2/3的时间处于"带病生存"状态。

老年病指人在老年期所患的与衰老有关并具有其自身特点的疾病，除了包括阿尔茨海默病、帕金森症等神经退行性病变和常见的心脑血管病、白内障、高血压、骨质疏松症、慢性支气管炎等，还包括习惯性便秘、胆结石、肾硬化、糖尿病等在老年人身上也多有发生的疾病，老年病的特点可以概括为17个字"一人多病、症状不典型、并发症多、发展迅速"。以阿尔茨海默病为例介绍一下目前主要的诊断和治疗方法。

阿尔茨海默病是最常见的致老年痴呆的原因，是发生在老年期及老年前期的一种原发性进行性脑病，主要的病理特征是大脑皮层萎缩及 $\beta-$ 淀粉样蛋白沉积、神经原纤维缠结、大量记忆性神经元数目减少，以及老年斑的形成。临床表现为认知和记忆功能不断恶化，日常生活能力进行性减退，并有各种神经精神症状和行为障碍。发病多在老年期，男性多在60岁之后发病，女性多在55岁以后，且男患者多于女患者。因其在中老年人群中发病率逐年增高，WHO已将阿尔茨海默病列为全球范围内重点研究攻克的课题之一。除常规体征检查、痴呆量表筛查等方法，目前在诊断方面主要采用的技术有脑电图（EEG）、脑CT、磁共振成像（MRI）、单光子发射断层扫描（SPECT）、正电子发射断层扫描（PET）等。

从目前国内外科技发展来看，阿尔茨海默病还不能根治，经过治疗护理可有不同程度的好转，抑制其发展。所以应用提高代谢、改善脑功能的药物，以延缓阿尔茨海默病的进展，促进部分正常的脑组织维持正常工作及脑功能，减少痴呆的临床症状及并发症的研究成为热点。

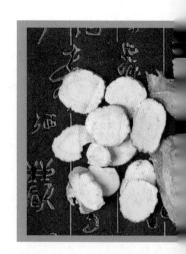

中医药以其独特的诊治思路与方法引起了世界同行的广泛关注。中医证候可为早期识别老年痴呆提供线索，在防治方面具有潜在的优势和应用前景。中医治疗阿尔茨海默病是以补气益气、补肾健脑为主。中药首乌、熟地、菟丝子、枸杞、杜仲、黑芝麻等，有益肾固精的作用；人参、龙眼肉、柏子仁、大枣、黄芪、黄精等有充盈气血、养心益气、增进心智的作用。一些中成药在抗痴呆方面的作用也引起了专家的关注。研究后证实六味地黄丸、补中益气汤、归脾汤、天王补心丹四种传统补肾中药，具有抗衰老及抗氧化作用，对老年痴呆、神经衰弱及健忘均有疗效。英国研究者发现，补充叶酸和维生素 B_{12} 可能有助于阻止和延缓老年痴呆病情恶化。美国报道了一种治疗老年痴呆的新药，是从姜黄咖喱粉香料中提取的化合物姜黄素。动物实验证明，该药品具有强大的抗氧化和抗炎症作用，与布洛芬联用有望用于预防和治疗阿尔茨海默病。目前，国内已有企业利用姜黄素为主要原料开发出了老年痴呆防治产品"开可敏"。

除药物外，针灸也常应用于治疗，特别是运用电针，许多研究认为其具有一定的疗效。有报道多针透刺治疗阿尔茨海默病效果显著。另外，注意老人饮食和情绪等方面问题对老年痴呆的预防和辅助治疗有重要意义。因阿尔茨海默病的发病与心肝脾肺肾的功能失调相关，故可通过适当的食物如富含纤维素和卵磷脂的食物来调理滋补，以达到安神健脑的目的。保持一个好的心态，鼓励老年人多参加社会活动，多动手动脑，稳定情绪，减少不良刺激等都有助于缓解病情。

可见，老年病的防治是集预防和治疗为一体的，治疗的目的不仅仅是治愈疾病，

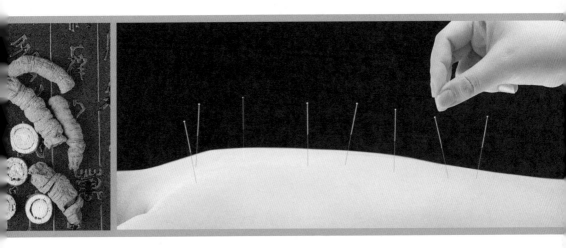

还包括对各器官功能的保护和医学的康复，更多地注重老年病防治过程中的人文关怀和人道主义。据此，目前提出一系列适宜现代社会生活的老年病防治技术策略。

总的来说，老龄人口是个特殊的群体，他们有着不同于其他人口群体的特殊需求，主要包括上述的健康需求、精神需求、生活照料需求和经济保障需求等。实现健康老龄化的最终目的就是要满足老年人的这些需求，达到"老有所养，老有所医，老有所为，老有所学，老有所乐"的总体要求。政府和社会应当努力做到：①发展老年医学，加强对生理性衰老的研究，提高机体的抗病能力和抗衰老能力；大力发展老年病防治技术，加强对老年人常见病、多发病的预防和治疗，把老年人余寿中的带病期压缩到最低限度；②营造老年人身体锻炼的良好环境，鼓励老年人积极锻炼身体，保持体力不衰、适当用脑，保持记忆不衰；③引导老年人改善饮食结构，帮助老年人确立科学的生活方式和生活习惯，抵制不健康的生活方式和不良习惯等；④满足老龄人口的健康需求，会使老年人获得幸福、愉快的感觉，对前景充满信心，老年人在现实生活中常常处于弱势群体或边缘群体的尴尬角色，满足老年人口的精神需求，培养老年人积极、乐观、向上的健康心理和健康情怀的途径；⑤发展社区照顾、机构养老或完善子女赡养制度，解决老年人中需要生活照料的问题，满足生活照料需求和经济保障需求。

（四）社会保障体系发展

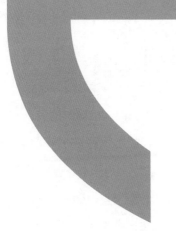

改革开放以来，特别是中国共产党十四届三中全会以来，党中央、国务院陆续做出一系列重大决策，积极推进基本医疗保险制度改革。

1 历程

1994年在江苏省镇江市、江西省九江市开展职工医疗保险改革试点；1998年年底开始在全国推行城镇职工基本医疗保险制度改革，实现由公费劳保医疗的单位福利制度向社会保险制度的转轨；2003年，开展新型农村合作医疗制度试点，2008年在全国范围推开；2003年、2005年分别建立农村和城市医疗救助制度，对低保等困难群众进行救助；2007年，开展城镇居民基本医疗保险试点，把学生、儿童、老人等城镇非从业人员纳入保障范围，2009年城镇居民医保制度在全国全面推开。

经过多年的改革和探索，中国特色"三纵三横"的医疗保障体系框架已基本形成。"三纵"即城镇职工基本医疗保险、城镇居民基本医疗保险和新型农村合作医疗，分别覆盖城镇就业人员、城镇未就业居民和农村居民，是基本医疗保障体系的主体部分。"三横"即主体层、保底层和补充层。3项基本医疗保险制度构成了主体层；城乡医疗救助和社会慈善捐助等制度对困难群众参保和个人负担给予帮助，构成保底层；对群众更高的、多样化的医疗需求，通过补充医疗保险和商业健康保险来满足。

中共十七大确定了2020年覆盖城乡居民的

社会保障体系基本建立的目标。按照中共中央的要求，近期医疗保障工作的基本思路是：坚持"广覆盖、保基本、多层次、可持续"的基本方针，加快建立和完善以基本医疗保障为主体，其他多种形式补充医疗和商业健康保险，覆盖城乡居民的多层次医疗保障体系，逐步实现人人享有基本医疗保障。当前的重点是加快完善城镇职工医保、城镇居民医保、新农合和城乡医疗救助 4 项制度，从重点保大病起步，逐步向门诊小病延伸，不断提高保障标准，并做好制度之间的衔接。

2 成果

(1) 扩大覆盖面，尽快实现全民医保的目标　主要措施：一是全面解决历史遗留问题。在将关闭破产国有企业退休人员全部纳入城镇职工医保的基础上，2010 年统筹解决其他关闭破产企业退休人员和困难企业职工参保问题。二是推进大学生参保。将新入学大学生全部纳入城镇居民医保，与已经参加商业保险的大学生做好衔接，保障其基本医疗。三是加大推进灵活就业人员、农民工等参保力度，落实选择参保政策，提高参保率。四是新农合参合率继续保持较高水平。同时，按照全民医保的目标，探索建立引导各类人员长期参保的机制，减少有病参保、无病退保的"逆向选择"。

(2) 提高并均衡医疗保障待遇水平，保障人民群众基本医疗　主要措施：一是提高封顶线。2010 年所有统筹地区城镇职工医保、城镇居民医保和新农合统筹基金最高支付限额分别提高到当地职工年平均工资、居民可支配收入和全国农民人均纯收入的 6 倍以上，今后随着经济社会发展，继续提高。二是提高住院医疗费报销比例。2010 年城镇居民医保和新农合政策范围内住院费用报销比例达到 60% 以上，职工医保政策范围内住院费用报销比例也要有所提高。同时，考虑均衡职工医保、居民医保和新农合的待遇水平，不断缩小差距，促进社会公平。三是进一步降低大病、重病患者的个人负担。在规范相应的治疗指南和疾病治疗服务包的基础上，逐步探索解决白血病、先天性心脏病等儿童重大疾病患者个人和家庭负担过重的问题。四是拓宽保障范围。2010年城镇居民医保门诊统筹扩大到60%的统筹地区，新农合门诊统筹达到50%（力争达到60%）的统筹地区，争取用2～3年时间在全国全面推开，逐步解决人民群众常见病、多发病的医疗费用负担问题。五是加大医疗救助力度。在资助城乡所有低保对象、五保户参保的基础上，对其经医保报销后仍难以负担的医疗费用给予补助。逐步开展门诊救助，取消住院救助病种限制。探索开展重特大疾病救助办法。

(3) 加强医疗保险管理，提高基金使用效率　主要措施：一是从2010年开始编制包括医疗保险在内的社会保险预算，使基金管理更加科学、规范。基金结余较多的地区，通过编制"赤字预算"等办法，扩大覆盖面，提高待遇水平，限期释放过多的结余。二是提高医疗保险统筹层次，2011年基本实现市级统筹，增强基金共济能力。参保人数较少、共济能力差的省区，逐步探索实现省级统筹。三是加强医疗服务管理，推行定点医疗机构分级管理等制度，充分发挥医疗保险对医疗服务的监督和制约作用。四是改进支付方式，推行按人头付费、按病种付费、总额预付等，2010年选择部分临床路径明确的疾病进行试点，逐步在有条件的地区推广。

(4) 改进医疗保险服务，方便参保群众　主要措施：一是推行直接结算，减少个人垫付医药费用，着力解决参保人员"跑腿"和"垫支"问题。以"一卡通"为重点，完善医疗保险信息系统。2010年，80%的统筹地区实现医疗费用医保机构与医院直接结算，个人不垫付医药费用。二是以异地安置退休人员为重点，改进异地就医结算管理服务。通过提高统筹层次，减少异地就医人数；推进省内联网结算，尽快实现同省跨城市异地就医直接结算；探索建立区域经办机构协作机制，逐步解决参保人员跨省异地就医结算问题。三是做好基本医疗保障关系转移接续工作，做到手续简便、流程规范、数据共享，方便广大参保人员接续基本医疗保险关系和享受待遇。四是充分利用社会资源，探索委托具有资质的商业保险机构等提供医疗保障服务，最大限度方便参保人员。

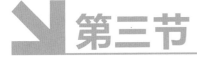

2049，疾病预防控制更为精准

　　近 20 年来，随着许多病原体基因组测序的完成，利用基因组学筛选疫苗显示了强大的优势。随着比较基因组学、蛋白质组学、抗原组学等的发展，病原体毒力相关蛋白、分泌性蛋白及膜表面结合蛋白基因可以被分离出来，从而能更加准确地分析候选抗原，极大地提高了疫苗抗原分析的效率和精准程度。以基因组学、蛋白质组学为基础的高通量疫苗抗原筛选技术将促进疫苗研究快速发展，是对疫苗研究的革命性贡献，疾病预防将进入一个新的时代。

一、疫苗从预防向治疗发展

　　近年来，预防性疫苗逐渐向具有治疗功能的方向发展。目前已有多种治疗性疫苗产品上市或者进入后期临床试验阶段。

（一）预防性疫苗

　　疫苗分为预防性疫苗和治疗性疫苗。其中，预防性疫苗又分为常规疫苗（活疫苗、灭活疫苗及多联多价疫苗）、重组活疫苗、多肽疫苗及 DNA 疫苗。预防性疫苗是用免疫手段将预防传染病的抗原通过适宜途径种入人体，模拟一个轻度的自然感染环境或刺激机体产生免疫应答，诱发并促使机体处于免疫状态，产生自动免疫力，从而增强个体或群体对抗相应疾病的能力，最终达到预防疾病的目的。治疗性疫苗是指在已感染病原微生物或已患有某些疾病的机体中，通过诱导和提高特异性的免疫应答反应，打破机体的免疫耐受，达到治疗或防止疾病恶化的天然、人工合成或用基因重组技术表达的产品或制品，是治疗研究领域的一项新突破，主要用于传染性疾病、肿瘤等领域。预防性疫苗与治疗性疫苗的不同之处在于：第一，治疗性疫苗的使用对象为已患病者，并且他们往往存在不同程度的免疫缺陷或免疫耐受，而预防性疫苗的使用对象为未患病者；第二，预防性疫苗的目的是产生保护性抗体，即激发机体免疫应答。

（二）预防性疫苗的发展现状

1 常规疫苗

我国积极响应 WHO 的扩大国家免疫规划（NIP），2007 年将脑膜炎球菌多糖疫苗、麻疹—风疹联合减毒活疫苗、麻疹—流行性腮腺炎—风疹联合减毒活疫苗、流行性乙型脑炎疫苗、甲型肝炎疫苗纳入计划免疫，对儿童实行常规免疫接种。通过中国扩大国家免疫规划疫苗接种率调查分析显示，儿童卡介苗（BCG）、口服脊髓灰质炎疫苗（OPV）、白喉—破伤风—百日咳疫苗（DTP）、麻疹疫苗（MCV）、乙型肝炎疫苗（HepB）五苗的基础免疫（初种）接种率均超过 99%，但存在地区间、人群间及城乡间的基础免疫接种率差异，其中中部、东部地区差异较小且低于西部地区。因此，需要加强预防接种服务管理和健康教育，促进和巩固保障机制建设，努力提高和保持接种率水平，缩小和消除接种率的地区差别。

2 重组疫苗

重组疫苗是指通过遗传学重组机制来生产的疫苗。随着遗传学研究的飞速发展，重组疫苗的制备技术在近 20 年得到了迅猛发展：① DNA 重组疫苗，最典型的有乙型肝炎疫苗。该疫苗对乙型肝炎表面抗原 HBsAg 进行克隆扩增，应用重组 DNA 技术从酵母菌生产疫苗。②通过消除和修饰病原微生物上已知的致病性基因来制备疫苗，基于该方法研制的针对轮状病毒的第一代重组疫苗已在美国和芬兰进行临床试验。③通过在一个非致病性微生物如病毒体内插入病原微生物的某个基因，然后被修饰的病毒作为一个携带者或载体来表达该外来基因，从而诱导免疫反应，这一技术正被应用于艾滋病病毒（HIV）疫苗的研制。

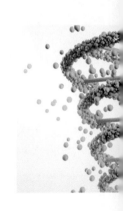

3 多肽疫苗

有效的免疫接种意味着有免疫原性和保护性的特异抗原决定簇的参与。20 世纪 80 年代初，勒纳提出了发展合成多肽疫苗的方法：第一，确定天然抗原（如病毒或其亚单位）的氨基酸序列，并寻找抗原决定簇肽段；第二，合成抗原肽，并试验其诱导产生抗体的能力，选出具有免疫性和保护性的特异性抗原肽制备疫苗。多肽抗原作为完整病毒的一部分，不具备传染疾病的危险性，并可以大量合成生产，已成为未来疫苗发展的重要途径之一。这一技术在制备危险性很大的传染病疫苗上尤为重要。合成多肽疫苗作为疫苗研究的一个方向目前仍处于发展阶段，例如疟疾等的合成多肽疫苗目前已经进入 I、II 期临床阶段，并在非洲的一些国家开始试用。此外，由于传染性疾病较多，人们往往需要接种多种疫苗来预防这些疾病，因此联合合成多肽疫苗可能会成为未来合成多肽疫苗的一个重要发展方向。

4 DNA 疫苗

DNA 疫苗是将编码特异性抗原多肽或蛋白的基因构建在含有调控元件的表达性 DNA 质粒中，可直接导入机体并在机体内表达目的抗原多肽或蛋白，诱导机体产生针对目的蛋白的免疫应答以达到预防和治疗的目的。目前已研制出了针对多种病原体及肿瘤抗原的 DNA 疫苗，其中大多数处于动物试验阶段，有些已进入人体临床试验。例如，针对预防 HIV 感染的就有 14 种 DNA 候选疫苗进入临床试验。但是，DNA疫苗的免疫反应往往通过增加接种剂量及接种次数来实现，因此还需要其他疫苗如以病毒为载体疫苗或蛋白疫苗进行加强免疫。DNA疫苗具有有效剂量大、生产工艺简单、成本低及免疫效果好的优势。目前对 DNA 疫苗的免疫原理还不十分明确，采用各种新技术提高其免疫反应后，其不良反应是否也随着增加还需进一步研究。

（三）预防性疫苗的发展趋势

随着现代组学基础研究和高新应用技术的发展，预防性疫苗逐渐向兼备治疗作用和精准化方向发展，并有望在未来 30 年中发展成为覆盖疾病预防、诊断及治疗全过程的多功能型疫苗。

1 预防性疫苗向兼备治疗功能的方向发展

近年来，预防性疫苗逐渐向兼具治疗功能的方向发展。其中，蛋白类疫苗被广泛研究应用于肿瘤、慢性传染病等治疗中，其通过表达天然或人工设计的蛋白或者多肽片段为抗原，诱导免疫系统杀灭携带的目标抗原的细胞或外来致病微生物。此类疫苗具有制备简单、易于设计、成本低廉等特点。治疗性疫苗相比于目前的化学药物或其他生物药物具有特异性高、不良反应小、效果持久、无耐药性等优势，这也使治疗性疫苗成为继单抗之后基于人体免疫系统开发的又一类革命性新药物，如图 2-22 所示。

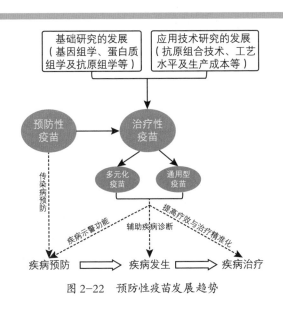

图 2-22　预防性疫苗发展趋势

目前，已有多种治疗性疫苗产品上市或者进入后期临床试验阶段。根据近 15 年来对美国和欧洲进入临床试验阶段的治疗性疫苗进行归类，治疗性疫苗的产品覆盖了各类疾病，包括肿瘤、成瘾、过敏反应、糖尿病、感染性疾病、阿尔茨海默病、HIV、丙肝、高血压等。其中重点研究方向集中在肿瘤治疗方面，在总共 300 多种治疗性疫苗中，肿瘤方面的达到 68%，占 3/4。目前被各国药品监督机构批准上市可用于临床治疗的肿瘤治疗性疫苗有 7 种，其中只有普列威（Provenge）被美国食品和药物管理局（FDA）批准在美国上市，欧洲药品管理局（EMA）尚未批准治疗性疫苗上市。除此之外，HBV、HIV 等病毒传染类疾病、自身免疫性疾病等慢性疾病方面的治疗性疫苗也有部分处于临床阶段。总的来看，治疗性疫苗发展正处在成长初期，但发展速度很快，重点领域突出。随着生物技术的发展和疫苗产业的成熟，相信会研究生产治疗多种疾病并且安全有效的疫苗，这无疑会增加其在生物医药行业的份额，将给我国疫苗生物技术领域的发展带来难得的机遇。

治疗性疫苗有两个典型的发展趋势：

【1】向通用型疫苗发展　治疗性疫苗依据治疗对象主要可分为两种基本类型：一种是个体化疫苗，即通过从患者自身组织细胞中获得相关抗原制备而来的、具有患者针对性；另一种是通用型疫苗，由于这一类疫苗具有特定的糖类、蛋白质及一些容易被复制的结构，因此通常都适于大批量生产，其"现货供应"的特点也为患者的治疗提供了方便。在最初开发的治疗性疫苗中，个体化疫苗的治疗优势相对突出，疗效亦相对令人满意。但不可否认的是，个体化疫苗的市场劣势亦十分明显。随着人类在基因组学及其相关领域科学研究进程的突飞猛进，通用型疫苗有望大批量生产并且方便使用，相信其良好的疗效亦有望在未来赢得强大的商业利润。纵观现阶段处于Ⅲ期临床研究的治疗性疫苗，绝大多数属于通用型。因此，在治疗性疫苗的研发领域中，通用型疫苗正逐渐开始受到人类的重视和关注。

【2】向多元化疫苗发展　随着生物技术的发展和治疗性疫苗的研发不断成熟，人们发现单一表位抗原疫苗结合免疫细胞产生的免疫反应及其稳定性明显低于多个抗原表位疫苗。因此，通过多个优势抗原集中至载体并借此研发多抗原表位疫苗（例如将药物与抗原结合形成偶联复合物，注入患者体内，起到治疗效果），将可能提高疫苗的治疗效果，从而为患者带来福音。然而，尽管治疗性疫苗发展潜力巨大，但在其开发过程中也存在一些技术问题，例如见效慢、免疫抑制以及前期治疗手段对疫苗使用的影响等。此外，治疗疫苗的开发风险极高，即使治疗性疫苗已处于Ⅲ期临床试验阶段，它们在获得批准上市前亦同样面临着种种严峻的挑战和考验。即使最终顺利进入市场，其商业销售能否成功也仍然是个未知数。治疗性疫苗的发展之路仍是任重道远。尽管如此，相信未来 30 年的发展，治疗性疫苗的功能将进一步得到完善，并同时可能具有新的预防意义，如图 2-23 所示。

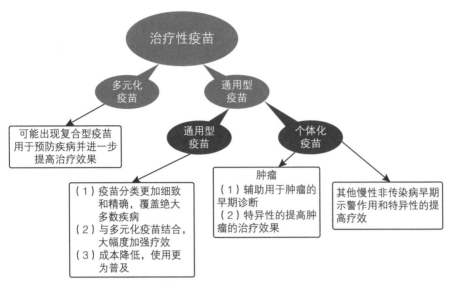

图 2-23 治疗性疫苗的发展

2 组学研究带动预防性疫苗向精准化发展

近 20 年来，随着许多病原体基因组测序的完成，利用基因组学筛选疫苗显示了强大的优势。随着比较基因组学、蛋白质组学、抗原组学等的发展，病原体毒力相关蛋白、分泌性蛋白及膜表面结合蛋白基因可以被分离出来，从而能更加准确地分析候选抗原，极大地提高了疫苗抗原分析的效率和精准程度。

传统的疫苗包括减毒活疫苗、全菌死疫苗、细菌多糖／脂多糖／蛋白质结合疫苗和蛋白质疫苗等。筛选抗原依赖微生物学和免疫学方法，找到单个的抗原分子，再通过生物化学和分子克隆方法纯化该蛋白，或构建重组 DNA 疫苗，免疫动物后观察所筛选抗原的免疫保护性。实验周期长达数年之久，并且不一定得到最满意的免疫保护效果。基因组学和蛋白质组学的研究为疫苗研究提供了新的技术手段，将极大地加快疫苗的研究步伐。现在已有 395 种细菌和 172 种病毒的基因组被测定，为疫苗研究提供了非常有用的信息。

目前，应用生物信息学、DNA 微阵列和蛋白质组学技术，互相补充，成功地进行了脑膜炎奈瑟菌（简称脑膜炎球菌）疫苗的筛选。研究者模拟结核分枝杆菌（简

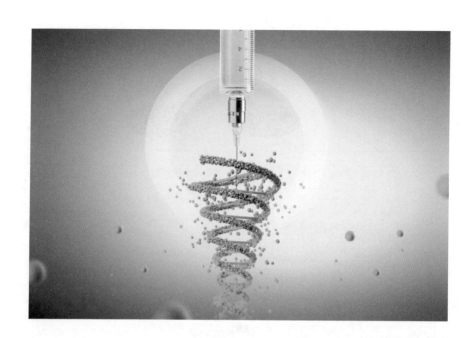

称结核杆菌）感染巨噬细胞后的自然环境，在低氧条件下得到了一些特异表达的蛋白质，这些蛋白质中可能存在非常有价值的保护性抗原，需进一步分析研究。在寄生虫疫苗研究中，蛋白质组学有更加重要的作用。由于寄生虫基因组大，一般由上万个基因构成，单纯依靠基因组学没有办法对其抗原进行分析。基于双向电泳、液相色谱和质谱测定的蛋白质组学可以很大程度上更为精确地指出可能的候选疫苗，减少候选疫苗的数目。以血吸虫病为例，血吸虫基因组含 280 Mb DNA 序列，编码 14000 ~ 20000 个基因。通过蛋白质组学的方法，人们成功地分离出尾蚴用来穿透皮肤的分泌蛋白、成虫腺分泌蛋白和位于壳表面的蛋白，这些蛋白作为候选的疫苗抗原用于进一步的研究。通过蛋白质组学的分析，使血吸虫疫苗候选基因从至少 14000 个下降到 100 ~ 200 个，使下一步抗原分析易于进行。

　　以基因组学、蛋白质组学为基础的高通量疫苗抗原筛选技术将促进疫苗研究快速发展，是对疫苗研究的革命性贡献，疫苗研究将进入一个新的时代。抗原组学不仅为疫苗的发展奠定了基础，也为鉴定新型抗微生物化合物（如单克隆抗体、抗生素、小分子药物）以干扰病原体的感染，提供了新的途径。此外，一些突发的新致病微生物的流行会对公共卫生和安全产生很大的威胁，如 2003 年 SARS 的发病与流行。如何在尽可能短的时间内研制成功疫苗对控制传染病的流行和蔓延，以及维护社会的稳定具有重要的意义。未来的工作还需要进一步发展新的方法来加快疫苗的研究，缩短研制周期，以使疫苗更好地为社会服务。总之，利用基因组学和蛋白质组学进行疫苗抗原筛选是疫苗研究的革命，相信经过 30 年的发展将能极大地推动疫苗的研究和开发，如图 2-24 所示。

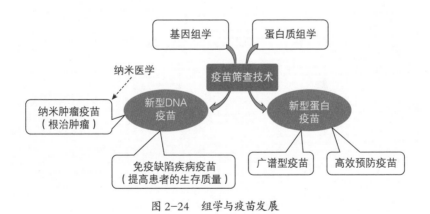

图 2-24　组学与疫苗发展

（四）展望

预防性疫苗的发展前景广阔，但是还面临着诸多问题：第一，对于许多疾病来说依然具有较低的免疫率，或者很多疾病还没有可用的预防性疫苗。第二，对于一些重大疾病的治疗只能起到辅助治疗，例如肿瘤治疗性疫苗目前只有 4 种上市，个体化程度极高，这限制了其使用范围和疗效。第三，一些重大疾病的预防性疫苗似乎仅仅强调治疗作用，而难以兼顾真正意义上的预防作用，因此预防性疫苗未来可能仅仅在某些疾病上才具有预防意义（例如传染病等）。随着基础研究的发展，诸如肿瘤等疾病的发病机制不断得到阐明，疫苗对于重大疾病的预防功能将可能得到加强。例如肿瘤，由于早期发现对于肿瘤等重大疾病的治疗非常关键，是否能够发展具有预示作用的预防性疫苗（即指示型疫苗）是可能的，这种疫苗与治疗性疫苗配合使用，将可能提高疗效，并在延长患者的生存上具有显著意义。第四，新兴的预防性疫苗制备过程复杂，技术操作要求高，费用较高，推广程度低。总之，技术平台对开发新的预防性疫苗具有决定性影响。技术平台的基础是基因组学、反向疫苗学、高通量 DNA 测序、蛋白质组学及代谢组学的集合体，这可能加速新型、优质以及低成本型靶点疫苗的开发及应用。这种技术平台的持续发展和完善将能提升主要传染病预防型疫苗的未来，并且还能为开发重大或者新兴疾病（例如过敏症、自身免疫紊乱和癌症）的基础治疗疫苗奠定基础。

二、组学技术得到更多的转化应用

组学是精准医疗的基础，最终将转化为多维海量数据。在数据计算、传输、存储技术的不断拓展和支持下，组学技术的诞生和未来发展，其本质和核心就是人类全生命周期的"数据化"。其发展有利于促进生殖健康、疾病风险精准预防和预测与精准治疗的实现。

(一)组学技术发展背景

当前,人类基因组计划的成功,使越来越多传统的、基于假设的研究设计方式正逐渐被"零假设"的组学研究所取代。组学研究利用其不断提升的通量、不断降低的成本、不断扩展的研究领域及不断融合的数据资源,日渐成为医学研究不可或缺的组成部分,将对现有的医学模式产生颠覆性的影响。未来的组学研究将省去人们对于科学假设的苦思冥想,而逐渐成为一种常规化、程序化、智能化的科学活动。过去,用机器制造机器标志着工业化时代的到来。未来的 2049 年,用知识来创造知识将加速人工智能时代的来临。医学领域的组学研究也必然借着这个东风,为人类的健康作出更加卓越的贡献。

2049 年是我国人民实现"两个一百年"奋斗目标的重要时间节点。探讨 2049 年的组学研究对预防医学的影响,必然要建立在当时技术、环境、文化的社会形态基础之上。依照现在的科技发展速度,让我们畅想一下当时的世界将变成什么模样。2049 年,离现在还有近 30 年,过去的 30 多年间,计算机、互联网、移动通信等技术已经使人类深刻体会到了技术变革的迅猛态势远超过人类的预期。而未来的科技将以更快的速度颠覆人们的生活方式。

从技术层面,智能化将随着大数据、云计算、互联网、物联网、虚拟现实等基础设施不断完善而渐渐融入我们所生活的世界的方方面面。更加微型的芯片处理器、更加智能的传感器、

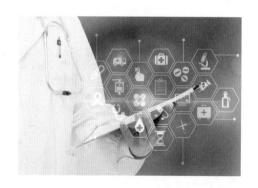
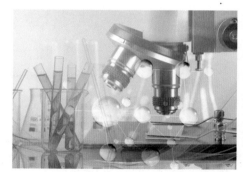

更加高效清洁的能源将使我们的衣食住行都实现智能化。可穿戴设备的概念将不复存在，因为这些智能配件已经以一种不可被察觉的形式融合到我们的衣服、鞋子、眼镜、手表之中，并且与移动智能终端实时数据交互，把人的生理指标、身体活动等数据实时上传至云端数据中心。

人始终是生活在一定的环境中，环境与人的健康密切相关。WHO已经将空气污染列为一类致癌因素，而室内、汽车内的空气污染也越来越为人们所重视。然而，现有的研究方式和手段还无法对人们生活环境中的各种环境因素进行精确定量评估，暴露组学也仅仅针对内暴露水平的测定，也不能完全反映外暴露的情况。这一切，到了2049年的时候，都将发生革命性的变化。智能家居、智能汽车、智能穿戴

将会全方位的记录我们对于有害环境因素的动态暴露情况。每个人的能量摄入，不需要从膳食营养调查表进行调查。个人所有在食物上的支出，全部有数据可查，而相应的食物营养素含量将被精确地进行评估。或许，我们将不再需要自己做饭，只需对着虚拟的屏幕进行选择，就可以由机器人完成剩下的所有繁杂工作。当然我们这顿饭的所有营养素摄入将以数据的形式被完整保存。智能设备确保我们可以获得清洁的饮水、洁净的空气、安全的食物。到那个时候，各种类型的机器人将为我们提供更加无微不至的服务。

社会环境也将发生巨大变化。从人文环境层面，人们将更多的时间用于满足精神需求，我们的世界将更加高尚、更加有内涵、更加自由。耗费在等待、物质和信息的传输、人际交流上的

时间将更加高效。未来的世界是分享经济的世界，人们通过分享自己的资源而实现自己的价值追求。利他主义将逐步被人们所接受。价值的体现形式也将发生转移。价值将不在于复制品本身，而在于对用户价值的满足。比如手机不要钱但流量要钱，价值不在于创造了实物价值，而在于创造了"沟通"这个用户价值。医生获得收入不直接来自诊疗活动，而在于保持生命个体的健康状态。

得益于社会各个领域技术的不断发展，生物医学领域的技术也将获得前所未有的进步。先进的工程设计促使各种高通量检测平台朝着准确、高效、廉价、便捷的方向衍化发展。因此，建立在高通量检测技术之上的组学研究也将达到前所未有的高度。基因组学、蛋白质组学、代谢组学、转录组学、表观组学、脂类组学、免疫组学、糖组学和 RNA 组学等组学技术将使人类对自身机体的认识更加清晰，这些多维组学数据将借助海量数据处理技术和虚拟现实技术使科学家能够从分子水平将人体进行模拟重建。任何与人类疾病和健康状况有关的细微分子事件都将被动态识别和监测。

组学是精准医疗的基础，精准医疗包括精准预防、精准诊断和精准治疗。组学最终将转化为多维海量数据。因此，需要数据计算、传输、存储技术的不断拓展和支持。组学技术的诞生和未来发展，其本质和核心就是人体的"数据化"。这个人体不是一个人，而是不同国家、种族、年龄的人群；不是一个时间点，而是全部生命周期。相比传统医疗方式，多组学将为人类疾病防治提供更详尽的数据。2049 年的医学实

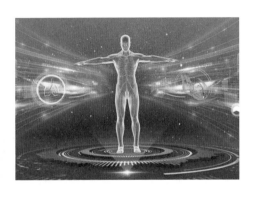

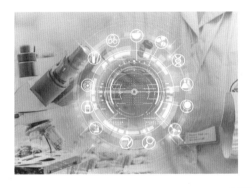

践和现今医学实践相比，就是多组学为医学实践提供了更加详尽的数据，这是二者最显著的不同。未来组学的发展将对人体的每一个分子事件都有数据化的形式保留其明细，医生可以清楚地掌握每一个分子事件是否在正常的调控体系范围内。依托互联网这个平台，医患之间可以超越时间和空间的局限，每一个个体的健康相关暴露、行为和机体的分子事件都将汇总形成一个关于个体健康相关行为的数据闭环，通过这个闭环中源源不断产生的新鲜数据，医务工作者可以更好地洞察个体健康状况，并预测其健康需求的变化，医疗卫生机构和个体之间产生很强的黏性。

当前的医疗实体还没有办法做到这一点，虽然也建立了电子化的医疗档案，但掌握的信息都极为有限，数据的粒度、宽度和广度、深度都非常有限。传统医疗和组学时代的医疗模式最本质的区别在于获得并分析和存储了足够的数据，这正是多组学的核心和本质，即"数据化"。组学只是一个工具。人类将利用越来越普及的电子健康记录和高通量检测手段建构一个和人的机体相对应的数据虚拟人体。这个虚拟的数字人体会随着组学在时间、空间两个维度不断衍生、扩展、精细化，形成一个和真实人体相对应的镜像和映射，因为这个数据人体可以随时被重构、被分析，人类因此可以更好地了解人体疾病或健康状况。

我们可以充满自信的推测，随着数据化的不断深入和扩大，整个人体的生命过程都将以数据的形式存在，数据就是静态的人体，人体是动态的数据。人类的生命活动和机体分子事件都将以数据的形式存在。当人体的过去和未来都用数据重建、分析和结构的时候，我们就像有了一个水晶球，可以更好地在迷雾中看清健康问题、发现不健康的早期事件、把握机体健康的未来。个人对这些数据不只是拥有，更多的是一种共享，将来的社会是共享经济社会，我们个人的组学数据将为其他处于医疗正当目的的人免费获取便利，最终也将使每一个人从中获取，从而造福他人。

（二）组学技术促进生殖健康

生殖健康是人类繁衍生息、发展进步的生理基础，拥有完好的生育能力、自由的生育决定权，孕育健康的后代是人类生殖健康的核心内涵。在 1994 年国际人口与发展会议上通过的生殖健康定义：生殖健康是指与生殖系统及其功能和过程所涉一切事宜，包括身体、精神和社会等方面的健康状态，而不仅仅指没有疾病或虚弱。目前，人类生殖健康面临很多挑战。如生育力降低、不孕不育、出生缺陷、新生儿疾病等。而越来越多的证据表明，生殖健康相关事件不只影响近期健康结局，而且可能会对远期成年后的健康状况产生影响。

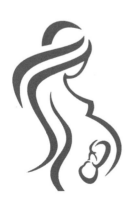

目前，人类生育能力特别是男性生育能力正呈现出持续降低的态势，研究人员已经认识到这一问题的严重性。环境污染、不健康的生活行为方式，以及先天遗传因素等是目前较为明确的主要原因。将环境基因组学、表观组学的数据和环境污染源解析数据进行全面整合和系统分析，可以准确地鉴定出导致男女双方生育力损害的环境因素以及作用的分子机制，进而指导制定合理可行的策略和措施，消除危害男性和女性生育能力的环境有害因素，对其作用途径也可以进行有效阻断。目前，对生活行为方式还缺乏准确的评估方式，越来越普及的智能家电和个体可穿戴设备不仅能提供非常有价值的个体环境暴露动态资料和生活行为模式及轨迹，基于多组学数据，健康咨询顾问或者智能健康管理系统还可以对个体的生活行为方式进行准确评估，如果存在对健康不利的因素，将会马上进行提醒。此外，那些能够和环境暴露存在交互作用的基因组序列改变和表观遗传修饰改变将被全面识别，那些具有先天遗传缺陷者会获得准确的健康咨询服务，可能是从医生或者基于大数据的虚拟医生那里获得，从而有效地避免不利的暴露因素，确保自己的生殖健康不受到损害。

生育一个健康的孩子是每一对育龄夫妇的共同愿望。合适的怀孕时机对于是否能孕育一个健康的宝宝有重要影响。因此，在决定生育之前进行专业的孕前健康咨询是非常有必要的。现有的技术手段还十分有限，仍然有很大提升空间。随着组学研究的不断深入，将会发展出更便捷、高效、准确的孕前健康咨询和筛查方案。可能只需要向医生提供一些无创的生物样本进行多组学分析，再结合夫妻双方完备的个人健康档案即可对是否具备孕育下一代的条件进行准确评估，最大限度地提升怀孕成功率，降低不良妊娠结局和出生缺陷的发生风险。

成功怀孕只是孕育健康下一代的第一步，即使已经做了非常充分的孕前准备，我们仍然无法百分之百的保证怀上的宝宝是完全健康的。出生缺陷始终是准爸妈最担心的事情。出生缺陷是婴儿出生前发生的身体结构、功能或者代谢异常，有些异常出生时就能发现，有的则要在出生后一段时间甚至数年后才逐步显现。尽管现在已经有很多高科技的出生缺陷筛查技术在临床广泛应用，但是灵敏度和特异度都不能让人满意，特别是一些罕见缺陷，较难发现。据我国国家卫生健康委员会数据显示，我国出生缺陷发病率在 5.6%。每年新增出生缺陷数约 90 万例。出生缺陷是导致儿童残疾的重要原因和因素。目前，我国采取三级预防策略，多项措施综合

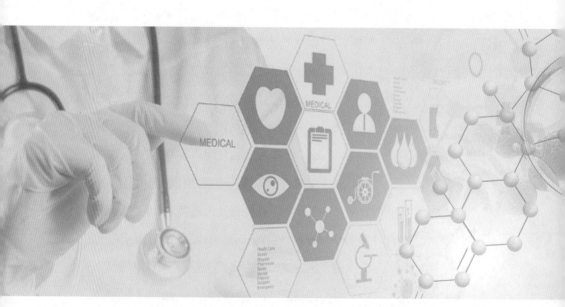

预防出生缺陷。组学研究的发展，必将会在现有三级预防策略基础上实现更加精准地预防和控制出生缺陷。首先，环境基因组学、暴露组学可以识别更多的致出生缺陷环境因素。其次，采取更加有效的一级预防，消除缺陷因素。最后，表观组学、代谢组学、基因组学等技术的不断完善，发展出更好的生物标志或分子标志体系，可以使医生在妊娠更早期的时候就识别缺陷的胚胎并提出最恰当的干预方案或终止妊娠的建议，这就可以实现更好的二级预防。当然，一旦有缺陷的婴儿出生，基于多组学技术建立的数据库，可以为患儿提供更加精准的治疗策略，从而实现更加有效的第三级预防。

生育行为自主权是人类社会进步文明的重要标志。到了 2049 年，我们的生育权利和生育意愿将得到更好的实现。计划生育是提高人口素质，维持合理人口结构的重要措施，为我国的经济社会发展做出了极其重要的作用。计划生育依赖安全、有效和便捷的计划生育方法。长久以来，不能有效避孕而导致的意外妊娠严重威胁人类生殖健康。避孕药自 1960 年开始使用以来，在生殖健康领域做出了巨大的成就。但目前的避孕药主要是通过降低雌激素或孕激素来实现避孕的，其是否存在远期对健康的不利影响也始终存在争议。不断有证据表明口服避孕药可能会导致血

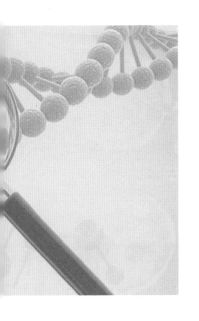

栓性疾病的危险性增加、凝血系统的改变，以及其他的不良反应如，恶心、乳房胀痛、呕吐等，特别是妇科肿瘤的风险。目前，口服避孕药正逐渐朝着降低孕激素水平的方向发展。组学研究的成果也将促使研究者研发出更加安全、有效的新型避孕药。由于组学研究使研究人员对人类配子的形成和调控机制将更加明确，未来将会研发出直接针对配子功能的干预药物，在基因、蛋白水平上实现对于配子的精准分子操作，从而实现阻断其生育功能的目的。这样的策略可以从根本上杜绝激素类的口服避孕药物对人类长远不利健康影响的可

能性。已有研究报道，美国科学家正在研制一种全新的"基因避孕药"，试图利用"核糖核酸（RNA）的干扰机制"，对妇女仅在排卵时产生的一种特定的基因进行干扰，从而实现对精子与卵子结合机制的阻断，最终实现避孕的目的。因此，我们可以预见在不久的将来，多组学研究一定会发展出更加安全可靠的避孕药物，从而更好地实现计划生育。

近年来，辅助生殖技术发展迅速，已经帮助数百万不孕不育的夫妇实现了孕育子代的愿望。不孕不育人群是一个特殊群体，他们有的是由外源性暴露或疾病激发的因素导致，有的是父母源性遗传或表遗传因素导致。不同的致病因素是确定辅助生殖治疗策略的重要依据。通过组学技术，我们可以更加准确地判定其不孕不育的原因，从而给予最有效的治疗。现在的全球辅助生殖平均水平为40%，也就是说仍然有大量不孕不育夫妇不能如愿生育自己的孩子。组学技术的发展将使这一数据达到前所未有的高度，使更多不孕不育的夫妇因此而受益。辅助生殖技术的核心在于获取夫妇双方最高质量的配子，使之成功受精并从中筛选出最理想的受精卵。这其中涉及多个筛选环节，目前主要是依靠医生的经验，通过肉眼观察进行选择。而组学技术也可以在这些环节中进行应用。目前已经取得突破性进展的第三代试管婴儿技术，就是基因组学技术在胚胎植入前进行遗传学诊断，从而发现那些传统方法无法发现的隐性、罕见的遗传性疾病。另外，也已经有研究者运用转录组学技术通过对男方精子进行检测，来指导医生为男性不育患者提供最有效的助孕治疗。相信随着组学技术的不断发展，未来的辅助生殖技术将更加安全、便捷、高效，越来越接近自然妊娠的过程。

（三）疾病风险精准预防和预测

疾病是人类永远不能逃脱的宿命。但不同个体间对疾病发生的潜在风险却存在显著差异。造成这种差异的原因，既有遗传基础，也有环境暴露。疾病的发生并非一蹴而就，而是一个循序渐进的过程。在疾病发生的潜伏期或潜隐期甚至是疾病发生之前如果能够对个体进行有效的疾病风险预测，则可以大大提高疾病的早期预警能力和预防水平，实现疾病的一级和二级预防。要实现这个目的，首先需要对疾病自然史和调控机制进行全面认识，同时还应该具有可以被准确检测的生物标志。近年来随着免疫学和分子生物学技术的发展，生物标志物已经被广泛应用于疾病风险的预测和易感性评估。但是，目前广泛应用的这些标志物存在灵敏度和特异度不够理想的方面，往往在具体应用中只能提供较为粗线条的预测和评估，准确性不尽如人意。例如，当前的疾病易感性研究发现大量遗传变异位点与多种疾病的遗传易感性有关，但是其单个位点的效应非常小，仅能解释约 20% 的疾病遗传效应。即使是将多个遗传变异位点的效应进行加权整合，最终的综合效应仍然难以给出令人满意的疾病遗传风险预测结果。此外，一些经典的肿瘤标志物，如血清癌胚抗原（CEA）、甲胎蛋白（AFP）尽管广泛应用，但是特异度很有限，筛查阳性者往往只有少数真正患病，并且需要结合影像学、病理学等手段才能进行进一步的确诊。

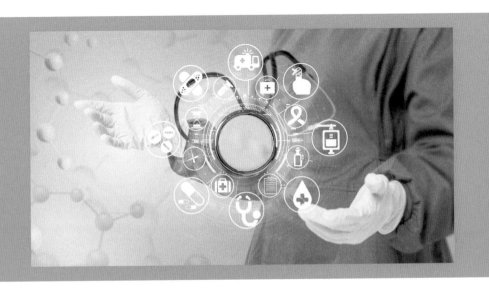

而在未来，基因组、表观组、蛋白组、代谢组等多组学数据，以及智能家居、智能可穿戴设备的后台数据将为医务工作者提供一个更加完善的疾病预警筛查体系。这个体系不仅仅是一个生物标志物单独使用或几个生物标志物联合使用，也不是单一事件点的横断面分析，而是由个体多组学数据形成的系统性、连续性海量监测数据，机体任何疾病相关的细微的分子事件都将会被捕捉，并且基于全人群的数据体现进行模拟运算和评估，给出非常准确的健康状况评估结果，再结合各种生物传感器、智能家居、可穿戴设备告知每一个人的各种疾病的发生风险及其动态变化趋势，以及相应的基于群体或个体的应对措施。这些信息都可以通过智能移动终端和疾控中心、医疗中心的专家和虚拟医生实时进行交互。基于全人群的海量健康数据所构建的风险预警模型，可以实现对个体的疾病风险进行准确评估，进而为每个人提供相应的健康咨询服务。这一天并不遥远，阿尔法狗（AlphaGo）战胜围棋九段李世石的例子就证明了，未来基于大数据的智能医生的医疗水平将达到甚至超过一名普通医生。

对传染病而言，除了宿主因素和环境因素，病原体的特征从根本上决定着传染病的流行情况。组学研究在病原体领域的成果将使人类具有前所未有的能力来消除传染病的威胁。到了 2049 年，绝大多数与人类疾病相关的病原体的基因组、表观组、转录组、蛋白组等都已被全面解析。疾控中心的病原体大数据将对这些病原体的流行水平、病原体基因进化情况进行实时监测，掌握病原体的基因组演化情况。与此同时，病原体的致病能力和人群的易感水平也在多组学数据中心进行不断地模拟推演。一旦人群对特定传染病的易感性水平或者病原体的致病能力超过警戒水平，疾控中心将会自动确定需要进行免疫接种保护措施的高危人群，并由专门的团队提供免费、便捷的免疫接种服务。当然，接种的疫苗和现在的相比可能也有明显不同，灭活疫苗和减毒活疫苗可能早已被淘汰，基于基因组、蛋白组等新技术手段和基因工程技术生产的新型疫苗将普及，疫苗的有效性和安全性将达到前所未有的高度。

（四）组学技术与精准治疗

精准医疗是将个人基因、环境和生活行为方式等因素全面考虑在内的疾病预防与处置的方法。2015 年 1 月 20 日，美国总统奥巴马在国情咨文中提出"精准医学计划"，希望精准医学可以引领一个

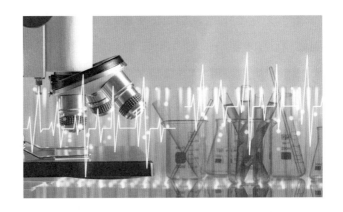

医学新时代。精准医疗建立在这样一个理论基础之上。不同个体之间，存在着普遍异质性，这种异质性体现在机体各个层面，以及不同个体的生活行为方式、所处环境。疾病的发生是一个缓慢的过程，受到上述诸多因素的共同影响。这其中，遗传因素决定个体对疾病的易感基础，而环境因素则通过表遗传等可能机制间接地与遗传因素相互作用，最终共同引起疾病。

疾病的精准治疗必须建立在疾病的精准诊断基础之上。传统的诊断主要基于症状体征的表现、实验室检查、影像学检查、手术探查等技术手段。多组学技术将为疾病的准确诊断获得前所未有的便利。每一种疾病由于其发生部位、机制和机体反应的差异，在分子水平的表现也可有差异。组学技术将帮助我们从微观的角度发现那些疾病特异的分子诊断标志，从而实现通过最简单的外周血、尿、口腔黏膜细胞等无创或微创的生物样本的检测

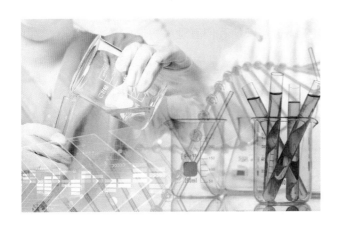

就能实现对疾病的准确诊断。然而，这只做到了精准诊断的"准"，"精"则体现在对于疾病类型的不断细分。以肿瘤为例，以前我们根据发病部位进行分类，分为不同部位的肿瘤，如肺癌和胃癌等；我们还可以根据组织病理学类型分成不同亚型，如鳞癌和腺癌；基因组学的发展使医生可以根据肿瘤组织中突变谱的差异将其分为不同分子亚型，如乳腺癌中的 HER2 阳性和 HER2 阴性。基因组再结合表观组和转录组的数据进行聚类分析，又可以将肿瘤不断细分。不同的肿瘤亚型之间，在治疗方案和药物的敏感性有很大不同，其预后疗效也会存在很大差异。因此，基于多组学数据，将疾病不断细分为各种亚型，针对每种亚型进行治疗是精准治疗的核心之一。

多组学技术还有一个重要的应用就是鉴定出各种治疗靶点。过去我们对疾病的治疗就向对目标投下没有制导的普通炸弹，为了击中目标我们必须投下数倍于实际需要的炸弹数量，这样既导致大量的浪费，也会伤及无辜。靶向治疗药物就像精确制导炸弹和导弹，可以自动地寻找追踪目标，从而实现成本效益的最大化，成功避免无效的甚至有害的副作用。以肿瘤为例，得益于肿瘤基因组的快速发展，目前已经有一些靶向治疗药物在肿瘤治疗中成功应用。表皮生长因子受体（EGFR）酪氨酸激酶抑制剂，如吉非替尼（易瑞沙）、埃罗替尼等；抗 EGFR 的单抗，如西妥昔单抗以及 HER-2 的单抗，如赫赛汀等。这些药物已经在肺癌、乳腺癌等肿瘤的靶向治疗中广泛应用。这些都使我们有理由相信，靶向治疗具有无限光明的前景。实现靶向治疗的前提就是需要更多地发现靶向药物作用靶点及其分子生物学基础。组学研究是发现这些靶点，阐明其分子机制的最高效手段。通过多组学研究，可以系统地鉴定出与特定疾病有关的各个层面的分子事件，每一个具体的与疾病有关的分子事件都有可能是这种疾病的特异性治疗靶点。而且，对发现的众多靶点，既可以单独应用药物，也可以联合用药以提高疗效。当然，耐药仍然将是靶向药物的最大挑战。但是，我们有理由相信，多组学的深入发展与融合，将有助于我们对疾病耐药的生物学机制的阐明，从而有效地控制耐药的发生。因此，多组学的发展将使我们研发出的各种药物都能够精确地作用于每位患者需要发挥功能的器官、细胞或者分子水平的机体内环境。未来的药物不会像现在这样看似放之四海而皆准，每一位患者都有机会根据自己的生理、心理状况和所处环境的差异获得私人定制的药物，这样的药物可以为患者带来最大限度的治疗效果。

疾病的治疗是疾病患病过程的逆转，因此也是需要多组学数据再结合，患者个体因素和环境因素都是必须要考虑的因素。所以，治疗疾病不是简单地服用药物，而是通过个体机体状态的调整，外环境的营造，药物与食物相结合，全方位的转变。组学数据将从个体的多个层次分析，发现其中的异常情况，实现疾病的分子诊疗。

除了药物治疗，对于一些不可逆转的疾病，一旦组织或器官的功能完全丧失，无法挽回，我们仍然有办法。我们可以通过生物 3D 打印、基因工程和组织再生等技术，对失能的组织或器官进行复制，从而为机体换上新的组织器官。当然，再好的人工器官都不可能达到原来的功能，只能发挥其部分功能，并且使用寿命也是有限的。而且人不能无限制地更换器官，这样也限制了人类长生不老的奢望。当然，即使我们仍然将不得不面对死亡，但是具体情形将与现在截然不同。我们不需要承受晚期所要面对的巨大痛苦，由于组学技术的存在，将会有药物由于可以对机体的生理、心理状态进行准确的监测并施加有效干预，因此可以帮助那些到生命尽头的人避免不必要的痛苦，让他能够安详地使自己的生理机体一点点地走向停滞，精神一点点地升华，这一生所有的悲欢离合都已经像数据导出一样永远的以数据的形式保存在这个世界上，或许以后还将为他人所用。我们每一个人的记忆都将作为人类历史的一部分。

三、大数据技术应用提升疾病预警和预测能力

数据技术在快速变革，公共卫生行业像如梦初醒一般涌入大数据的热潮。具备了预测和开创新价值的能力让大数据真正"活"起来。基于大数据，我们可以提高传染病预测预警能力、提高慢性病个体风险预测和预防、进行疾病个体化和精准治疗，加强对数据的重视，注重数据的收集和整理工作，在原有的产出基础上，发现数据更高的附加值，真正实现大数据技术的应用，提升疾病预警和预测能力。

（一）基于大数据，提高传染病预测预警能力

全球气候变化、生态环境失衡和生物链破坏若不能得到有效控制，在 2049 年，新发、突发传染病将会继续增多。由于贸易全球化和人员频繁大规模流动，烈性传染病跨国传播的风险显著增加，给人类健康、国民经济和社会稳定造成巨大的潜在威胁。防范烈性传染病不仅是一个生物医学问题，还是一个更为广泛的社会和公共卫生问题。为有效应对这类传染病，加强风险评估和监测预警、提高应急反应能力、加强健康教育和宣传、加强国际交流与合作显得尤为重要。2013—2016 年，人类当代史上最为严重的埃博拉出血热疫情给全人类带来了惨痛的教训，这提醒我们需要提升对传染病，尤其是烈性传染病的疾病预警和预测能力。而在大数据时代，不断累积、实时更新的时间、空间、人群间疫情数据能够为我们提供及时有效的信息，帮助公共卫生从业人员和政府机构进行干预和决策。

让我们来憧憬未来基于大数据进行传染病预警的画面。一旦疫情开始出现，始发地部分医院的电子病历系统会在短期内迅速增加具有同一临床特征的患者。经过初步比对后，发现此类患者的数量较以往明显增加。尽管这仍然可能是一个偶然事件，但在超过一定的阈值后，医院的电子病历系统会将相关信息传送到国家传染病预警中心，提示某地区可能存在疫情信号，有待监测和确认。经预警中心授权，疑

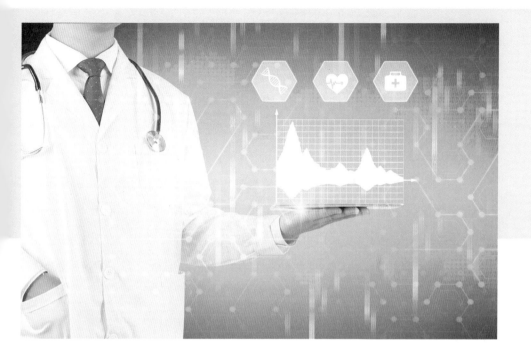

似病例将会被北斗全球定位导航系统进行地理位置定位和追踪。这部分人群及其近距离接触人群将会被追溯个人行动轨迹（例如手机 App 在某个旅游点、饭店等购票、订餐或签到的信息）、近期医疗记录。随后，传染病预警平台会启动预案，根据监测数据得到的信息，根据既往建立的传染病传播模型，建立统计学传染病时空传播模型，模拟短期疫情的传播趋势。当然，此时获得的信息比较局限或者存在偏倚，模型的预测准确性仍然不高。预警平台会实时比对预测结果和实际结果，不断更新数据，动态调整模型。

随着感染人群的进一步增加，普通居民会比较关注该传染病典型的临床特征，比如虹膜充血。网络上关于"虹膜充血"的搜索量会急剧增加，排在首位。搜索引擎将对接国家预警中心的传染病预警平台，将相关信息提交预警平台。各种媒体的新闻报道提示死亡病例也存在"虹膜充血"特征。预警平台进一步确认传染病的该临床特征，并锁定所有医院电子病历系统中存在"虹膜充血"的人群。

预警平台通过 24 ～ 48 小时时间、空间、人群间预测结果和实际结果的比对，当吻合度超过 90% 时，立即发出传染病预警警报。经人工确认后，政府各级公共卫生机构立即进入干预控制阶段。

预警平台中已经记录了所有疑似病例及其近距离接触人群的信息，并将其标记为"高危人群"。当地的疾病控制中心会通过视频电话联系高危人群，告知到指定医疗机构接受诊断、治疗并隔离观察。

这仅仅是利用大数据监测、预警传染病的一个猜想画面。当然，到 2049 年，计算机硬件设施、电脑信息技术、统计预警模型、疾病诊断治疗必然会取得突破性的进步，各数据节点间的信息互通也应大大超过当今的程度，达到一个我们目前无法想象的水平。无论怎样，大数据必然会对传染病的高效、准确、及时预警带来希望。

（二）基于大数据，提高慢性病个体风险预测和预防

到 2049 年，个人基因组、表观基因组、代谢组和基因表达等检测费用将大幅降低。民众可以付费在商业公司进行检测，并存储在网络云盘上。用户提供个人识别信息，即可以在线使用个人组学数据。届时，可穿戴设备和智能健康设备已经是普及的大众必需品。这些设备持续采集用户的人体健康数据：心率、体重、血脂、血糖、运动量、睡眠量等，甚至能收集个体在污染区域的暴露时间，并与相关环保部门匹配暴露量，然后实时传送到服务器上进行数据分析。结合年龄、性别、饮食、家族史等量表数据，基于大规模的人群信息，可以建立统计学模型，预测每个人的不同慢性病的患病风险。如果数据足够精准且全面，则可以形成相对准确的慢性病个体化预测模型。在未来，当你长期缺乏锻炼，食用过量的肉制品时，穿戴的电子设备可能会在某一时间提醒你存在罹患某种慢性病（高血压、高血脂）的风险。同时，结合你的个人实际情况，给出相应的预测策略。比如，根据你的作息时间，设定闹钟，提示你在合适的时间增加 1 个小时的运动量；在你就餐时间发出温馨提示，建议你降低摄入脂肪类食物。

案例 2-1

网络上曾经出现过一段顾客购买比萨时，与客服人员的对话。

某比萨店的电话铃响了，客服人员拿起电话。

客服：XXX 比萨店。您好，请问有什么需要我为您服务？

顾客：你好，我想要一份……

客服：先生，请先把您的会员卡号告诉我。

顾客：16846146×××。

客服：陈先生，您好！您家电话是 2646××××，您的手机号码是 1391234××××。请问您想用哪一个电话付费？

顾客：你怎么知道我的电话号码？

客服：陈先生，因为我们的客户管理系统联机到国家大数据中心。

顾客：我想要一个海鲜比萨……

客服：陈先生，我们家的海鲜比萨是特色！但是我能否建议，海鲜比萨可能不适合您。

顾客：为什么？

客服：根据您的医疗记录，您的血压和胆固醇都偏高。

顾客：那你们有什么可以推荐的？

客服：您可以试试我们的低脂健康比萨。

顾客：你怎么知道我会喜欢吃这种？

客服：您上星期一在中央图书馆借了一本《低脂健康食谱》。

顾客：好。那我要一个家庭特大号比萨，要付多少钱？

客服：99 元。这个足够您一家六口吃了。但您母亲应该少吃，她上个月刚刚做了心脏搭桥手术，还处在恢复期。

顾客：那可以刷卡吗？

客服：陈先生，对不起。请您付现款，因为您的信用卡已经超过额度了。

顾客：算了，你们直接把比萨送我家吧，家里有现金。你们多久会送到？

客服：大约30分钟。如果您不想等，可以自己骑车来。

顾客：为什么？

客服：根据我们北斗全球定位系统。您名下车号为SB-748的摩托车，正停在汉中路XX商场右侧。

顾客当即晕倒。

这是一段令人忍俊不禁的对话，很有可能就发生在2049年。当然，这段对话的言下之意是：在大数据时代，个人信息可能会透明化、公开化，导致大数据信息产生令人不可小觑的威力。

到2049年，在尊重和保护个人隐私的同时，很多个人信息无疑会被记录并上传到网络。一些个人信息如能被授权使用，有助于医疗保健部门提高服务的精确程度。基于不同来源的数据，定制的软件可以评估个人健康指数，并实时反馈给用户。甚至今后，你会习惯在购买食物、饮料时会利用大数据软件进行评估，是否适合你本人。

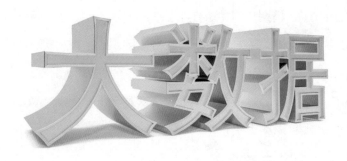

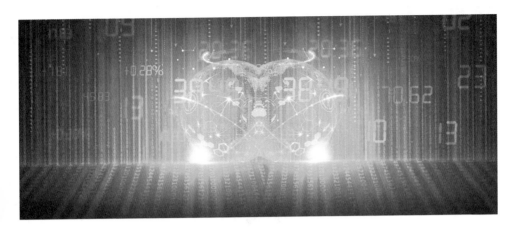

（三）基于大数据，进行疾病个体化和精准治疗

每一个人都具有自己独特的基因，即个体差异。不同的遗传背景，不仅导致患病风险存在差异。同样，每一位肿瘤患者所携带的肿瘤基因也不完全一致，即使是同样分型分期的肿瘤，其治疗策略也不尽完全相同。目前肿瘤靶向治疗即是精准治疗的一个体现。在综合考虑患者各项特征的基础上，通过检测肿瘤患者的基因分型，结合患者体内各项生物学标志物的水平，可以针对患者自身特征制订最佳治疗方案，突破传统治疗的局限性，实施"精准"治疗。

精准治疗利用个体的遗传学信息指导其诊断和治疗，其中的关键是遗传学信息、诊断、治疗三者的结合。这使疾病的诊治更具有针对性、靶向性和特异性。尤其在肿瘤治疗领域，癌症作为目前较难攻克的疾病之一，困扰着很多肿瘤患者，给社会带来了重大的经济负担和精神压力。每个肿瘤患者的家庭背后都有无尽的辛酸与痛苦，因此亟须研究出更好的治疗方法及手段，提高广大癌症患者的生存质量及生活水平。遗传学信息主要包含了以下遗传学变异：单个碱基的突变，如 EGFR 基因突变；额外的基因拷贝（基因扩增），如乳腺癌 HER2 基因扩增；大段缺失，DNA 的缺失可能导致那些阻止或控制癌症发展的基因缺失；基因重组，如大家非常熟悉的 ALK 融合基因；基因突变引起的表观遗传学改变，如现在常提到的甲基化、微小 RNA 等。

以上5方面基本上涵盖了目前癌症分子诊断和精准治疗的分子生物学基础。通过检测遗传学方面的变异，就能够预测肿瘤发生、转移的风险，靶向治疗敏感性，以及化疗药物的耐药性等。以肺癌靶向治疗为例，EGFR基因的异常活化能促进癌细胞的增殖、迁移和分化，并能抑制癌细胞的凋亡。以EGFR作为分子靶标，医学界陆续开发了吉非替尼、厄洛替尼等EGFR酪氨酸激酶抑制剂（EGFR TKI）。临床研究显示：酪氨酸激酶抑制剂类（TKI）靶向药物对EGFR基因突变的NSCLC患者有效率显著优于化疗，已经成为非小细胞肺癌临床治疗的重要手段。

靶向治疗使更多患者能够在第一时间接受有效治疗，避免患者通过以身试药的方式选择有效方案，也避免了不适用药物带来的严重毒副作用，显著降低严重药物毒副作用发生率，提升患者的生存期和生活质量，大幅提高治疗效果，缓解疾病发展、延长生命。同时，这不仅增加了患者的治疗信心和配合度，还有效降低了治疗费用，减轻广大肿瘤患者的经济负担。

众所周知，肺癌是复杂性疾病，并非单个基因起作用。如果能识别出更有效的靶向治疗基因，完全控制肿瘤的进展，患者无限期延长无进展的生存时间，即达到治愈肿瘤的目的。

2014年，美国麻省理工学院华人科学家张峰在《自然》发表重要研究成果：他们对基因编辑系统CRISPR/Cas9进行了改进，使科学家可以在活细胞中有效启动任何基因。据悉，已经有科学家能够做到任意开启、关闭多个基因。目前的技术已经达到较高的水平。我们完全可以进行一次天马行空的幻想：2049年，疾病治疗的手段和效果将变得更加不可思议。届时，针对难以彻底治愈的肿瘤或其他慢性疾病，科学家已经基本摸清了致病机理。针对致病通路中的关键基因，科学家可以关闭"坏"基因，开启"好"基因，中断疾病发生、进展的进程。此外，患者也可以选择使用"坏"基因抑制剂、"好"基因活化剂抑制"坏"基因的作用，促进"好"基因的作用，使疾病难以持续和进展。开启或促进"好"的基因，还能够强化人体免疫系统，通过免疫疗法自主性地清除肿瘤细胞，而不破坏正常细胞。

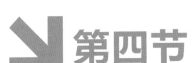

第四节

2049，还健康以幸福、公平

改革开放 40 年来，我国经济社会快速发展，人们的生活及健康水平也随之不断提高。但在时代进步的同时，人们的身心健康也不断受到各种因素和疾病的侵扰，各种慢性病成为威胁国人健康的致命因素，人口老龄化与疾病年轻化更成为对我国卫生事业的严峻挑战。为此，中共十八届五中全会顺应人民群众的新期待，提出推进健康中国建设战略。健康中国建设战略由此成为我国"十三五"乃至更长时期卫生健康事业改革发展的重要战略目标和历史使命。健康国家建设是时代的新要求，也是许多国家人民梦寐以求的新目标。但与西方发达国家不同，我国是以马克思主义为指导思想的社会主义国家。因此，推进健康中国建设，必须确立马克思主义的健康观，以不断提高人民的幸福感和生命质量、促进社会和谐与人的全面发展为根本价值指向。如果说到 2021 年中国共产党成立 100 周年时，预防医学要服务于全面建成小康社会战略、助力实现全民健康覆盖、基本实现人人健康的话，那么，到 2049 年中华人民共和国成立 100 周年时，预防医学就要助力实现"中国梦"的伟大进程，力争实现全面卫生保健，使健康促进人民幸福感与生命质量的全面提高，使健康公平促进社会更加和谐，基本实现健康促进人的全面发展的远大目标。

一、健康促进幸福感的全面提升

随着我国社会经济的不断发展与进步，越来越多的人实现了从贫困到温饱、再从温饱到小康的跨越，并日渐重视和讲究生活质量，生活满意度不断提高，幸福感不断增强。尽管经济条件成为影响人们幸福指数的基础性因素，但幸福感的提升并不完全与物质生活的富裕程度成正比。当经济发展到一定程度后，健康对人们幸福感的影响作用会越来越大。

据此，中共十七大报告明确指出："健康是人全面发展的基础，关系千家万户幸福。"可见，人的健康与幸福感之间存在着一种正相关的关系。健康状况越好，幸福指数越高；健康状况越差，幸福指数越低。当人处于身患疾病的状态时，幸福指数就会骤然下降。对植物人来说，由于感受不到幸福，其幸福感指数甚至归为零，人虽然得以存活，但难以有任何的发展。

可以从健康、幸福感和生活质量之间的结构关系模型中看到，身体健康状况对生活质量有着直接的预测作用，如图 2-25 所示；另外，由于幸福感在自评健康状况和生活质量之间的中介作用，因而身体健康状况还能通过幸福感对生活质量进行间接预测。可见，良好的健康状况是人的一切实践活动和发展的基础，幸福感的提升不仅应该被视为生活质量的核心内容，也是人全面发展的重要基础。

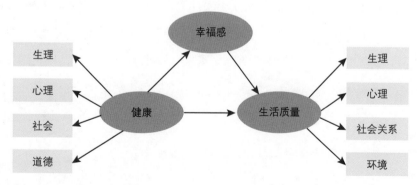

图 2-25　健康、幸福感和生活质量之间的结构关系模型

追求幸福是国家和个人的共同责任。古希腊哲学家亚里士多德将"幸福"理解为个人必须通过参与国家生活才能得到的自足感，他用国家生活来解释国民幸福的观点，至少告诉我们这样一个真理：每个国家的国民都以幸福作为共同生活的目标，但这一生活目标必须通过国民参与国家生活的方式才能得到实现；国民能否受到国家的良好保护，事关他们的幸福追求。同时，真理也告诉了我们，国家和个体在追求幸福的过程中所扮演的角色。当国家公正对待国民时，国民就可获得多种多样的可分配的社会资源，即幸福。苏格拉底甚至将这样的好国家称为幸福国家。

恩格斯指出，每个人都追求幸福是一种无须加以论证的颠扑不破的原则。由此，人民幸福也成为中国梦的一个重要目标。习近平总书记在号召实现中国梦时就指出，中国梦有三个维度，即"国家富强、民族振兴、人民幸福"。这意味着中国梦既是当代中华民族的强国之梦和民族振兴之梦，也是每个中国人的幸福之梦。他强调指出，中国梦归根到底是人民的梦，必须紧紧依靠人民来实现，必须不断为人民造福。由上可见，中国梦肯定了个人幸福的重要性，而对每一个中国人来说，则必须遵循客观规律，充分发挥个人的主观能动性，自觉成为幸福的主人，以实现人的社会价值，进而促进人的全面发展。

《全球幸福指数报告》通过GDP、人均寿命、慷慨指数、社会支持度、自由度和腐败程度六大元素来反映社会的整体幸福程度。报告提醒我们，经济发展水平固然重要，可身心健康水平是不可忽视的影响幸福的重要因素之一，并且真正的幸福依存于社会资本。因此，未来几十年，要实现健康促进人民幸福感的全面提升，必须以人的全面发展为导向和价值论基础，重塑预防医学的人学本体论担当，通过创新预防医学及健康教育等形式、内容与方法，积极营造人的幸福成长与健康发展所需要的自然与社会环境，着力培养并全面提高人的健康管理能力，促进人的健康观和幸福观的转型构建，努力实现人人健康，不断推进人的全面发展目标的实现。

二、健康公平促进社会和谐

中共十六届六中全会通过的《关于构建社会主义和谐社会的决定》指出:"社会公平正义是社会和谐的基本条件,制度是社会公平正义的根本保证",并要求注重"逐步实现公共服务均等化",以为实现社会主义社会和谐建设目标奠定重要基础。

提倡和谐社会,既是马克思主义关于未来社会的积极主张,也是社会进步的价值目标。社会进步的终极价值在于通过社会和谐,使人的全面发展从应然逐步走向实然,因此促进社会和谐也成为预防医学与公共卫生工作的应有之义。和谐社会建设目标的提出,表明人们极力追求健康的社会环境和健康的社会氛围,关注人与人的和谐、人与社会的和谐、人与自然的和谐。健康从个体而言主要是一种身心和谐的关系,从社会而言则体现为人与人、人与社会、人与自然环境之间的和谐,人与人、人与社会、人与自然环境之间的和谐是健康的基石。因此,健康的概念已突破了局限于医学的范畴,成为一种人类追求的时尚与和谐融洽的社会关系的代名词。一方面,只有生活在和谐社会中,人们才可不断促进和提高自己的健康理念及行为,进而不断促进和改善赖以生存的环境,使健康乡村、健康社区、健康城市、健康国家建设成为工作的一部分。另一方面,健康是公民的一项基本权利,健康公平成为衡量社会公平、社会和谐的重要指标,健康不公平则成为影响医患关系和谐的重要因素。

因此,健康与社会和谐之间是相互联系、相互依存的。面对近年来我国健康不公平问题日趋加重的趋势,政府在促进健康公平的进程中必须发挥主导作用。今后一段时期，在促进社会公平的道路上，制度建设是重中之重，社会保障发展理念应该洗眉刷目。著名的转型经济学家 G. 罗兰德在《转型与经济学》中指出，如果政府没有给穷人基本的生活与健康保障，即使贫富差距并不特别突出，穷人仍然会觉得这个社会不公平。社会保障制度是社会公平的维系机制、经济成果的共享机制、政治文明的促进机制、精神和谐的润滑机制。健全包括健康保障在内的社会保障制度，对缓解社会矛盾，促进健康公平与社会和谐有重大价值。

近些年来，国内外学者对马克思主义健康公平理论的研究越来越多，比如，胡琳琳、胡鞍钢指出，促进城乡公平的卫生发展要靠政府的"良治"。而改变二元结构，改善农民的"国民待遇"，是提高人民健康水平、缩小城乡健康差距的根本所在；英国马克思主义健康公平理论研究的重要代表、伦敦大学学院教授格拉汉·斯坎布勒主张，马克思主义健康公平理论研究不仅应解决卫生资源错配的阶级根源问题，而且应解决福利和健康保健体系的阶级基础问题。这些研究不仅有利于我国未来健康保障制度的创新、发展与完善，对推进健康中国建设更有着重要的指导意义。

在中国，城乡、区域及人群间健康差异和卫生服务可及性差异，已发展到非解决不可的地步。社会保障制度改革与发展的核心目标在于实现基本公共卫生服务均等化，社会卫生资源分配合理化。在卫生领域，公平和平等是截然不同的概念，WHO 和 SIDA 早在 1996 年发布的一份倡议书《健康与卫生服务的公平性》中就强调指出，公平性不同于平等，它意味着生存机会的分配以需要为导向，而不是取决于社会特权。如果卫生服务系统是公平的，不但能保证相同卫生保健需要的人群有相同的卫生服务，即横向公平性；又能保证对所处状态不同的每一个个体予以不同的处理，即纵向公平性。

在我国，2049 年要真正实现健康公平促进社会和谐，还需要破解很多的难题。据统计，我国尚有近 1 亿人口没有得到医疗服务，有 1 亿多人喝不上洁净的水，有 4 亿多农村人口尚未饮用自来水。发展经济学原理提示我们，和谐社会是靠和谐积累的。每一个人从身边做起，从家庭的和谐、单位的和谐、社区的和谐、城市的和谐，直到社会的和谐，不仅是和谐社会建设的基本路径，也是健康公平的重要体现和健康水平提高的必然要求。所以，未来中国迫切需要国家、社会及个人共同重视公共卫生工作，共同努力处理好经济与社会发展、临床医学与预防医学、集体利益与个人利益等多层次、多方面的利益关系，力争实现人与人、人与社会、人与自然环境之间的和谐，为健康公平的实现奠定牢固的基石。

三、健康促进人的全面发展

中共十八大报告指出："健康是促进人的全面发展的必然要求。"这一新的科学论断阐明了健康对人的全面发展不仅具有基础性作用，同时还是实现人的全面发展目标的一个至关重要的前提性条件，它除了重要性和客观性，还具有能动性。

在马克思主义关于人的全面发展学说的内涵问题上，马克思明确指出：任何人的职责、使命和任务就是全面地发展自己的一切能力。每个人都无可争辩地有权全面发展自己的才能。具体而言，人的全面发展主要包括个人的智力、体力、能力、需要，以及人的社会关系、人的自由个性的全面发展等方面。由此，我们不难看出，全面发展是每个人应有的权利与义务，国家和社会不仅应给予每个人以公平的生存环境，也必须给予每个人以均等的健康权和发展权。在健全文明的社会，每个人都具有发展提高自己的机会，进而实现自己的人生价值观。权利的平等对人类来说，是最大的公平。其中，健康权是最基础、最重要的。

当前，已有越来越多的国家将国民健康战略纳入国家发展战略，不少国家陆续立法实行全民健康覆盖，其中已完成目标的国家达 60 个左右，如澳大利亚、加拿大等。未来几十年，我国亟须推进经济发展方式转型升级，把卫生健康事业与健康服务业发展摆在更加重要的位置。我们党执政活动的最高理念标准是以人为本、执政为民，在医疗卫生领域，我国必须继续贯彻落实预防为主的卫生工作方针，依法推进基本公共卫生服务均等化，真正将健康融入所有政策，切实全面提高人民的健康水平，稳步推进人的全面发展目标的实现。

人的全面发展，实质是人的生命潜能的充分开发，是人的健康素养和素质潜能的自由、全面发展。为此，在未来几十年里，预防医学要真正助力人的全面发展目标的实现，其发展战略层面要确立并落实以下三个基本原则：第一，全面卫生保健原则。人的全面发展包括身心健康的发展、知识技能的发展、道德伦理的发展、审美素质的发展和价值实现的发展等。这无疑对未来预防医学发展提出了很高的要求和挑战。到2049年中华人民共和国成立100周年时，要实现全民健康覆盖向实现全面卫生保健的转型升级，使健康促进人民的幸福感与生命质量的全面提高，使健康促进人的全面发展目标实现。第二，全面协调发展原则。未来公共卫生事业的发展必须全面、协调的发展，不同区域、民族、人群之间不能有所偏废。为此，国家和政府应尽快落实推进公共卫生服务均等化，及时提醒人民群众和相关职能部门如何通过"加短助长"的策略来克服"短板效应"，实现公共卫生事业全面、协调的发展。第三，共享永续发展原则。在实现公共卫生事业全面、协调发展的同时，要力图贯彻好公平、共享原则。其中，不断缩小不同阶层的国民待遇差别，是实现共享发展的重要内容。而在代际关系上，还应处理好当代人和后代人利益需求的协调问题，实现可持续发展。共享永续发展原则，旨在实现全体中国人的共同发展，共享发展，全面提升人民群众的获得感，并注重永续发展。因为健康理念、健康水平以及人的全面发展都是一个没有尽头的发展过程，是一个逐步推进、不断实现的过程。健康水平与人的全面发展并不存在所谓的绝对尺度，它在不同的历史时期有不同的约束条件和不同的价值目标。从预防医学角度看，人的全面发展应紧紧围绕健康权的保护、健康需求的满足和健康自我价值的实现这三个环节予以展开和推进。

综上可见，健康与幸福、社会和谐、人的全面发展之间存在紧密的联系，我们从以上论述中可清晰地看到三要素之间的相互关联。一方面，幸福与社会和谐具有十分密切的关系。《中共中央关于构建社会主义和谐社会若干重大问题的决定》中就这样说道：社会和谐是中国特色社会主义的本质属性，是国家富强、民族振兴、人民幸福的根本保证。在和谐社会中，法制民主、国家安稳、社会公平公正、人民道德高尚、人与自然和谐相处，在这样的社会环境下，人们的幸福将得到有力保障，各种需求将得到满足，和谐便是幸福的一种强烈感觉。另一方面，如果个人幸福感提升，那么他就会在这个社会中发挥更大的创造力，贡献自己更多的价值，不仅能实现自我发展，还会将幸福之光播洒人间，进而使整个社会更加和谐美好，使人的健康水平不断提高，人的全面发展目标逐步实现。尽管人民幸福、社会和谐、人的全面发展三者之间彼此缠绕、相互依存，但健康对它们的关系起到不可忽视的牵头作用，如图2-26所示。从健康为它们带来的闭环效应中，我们看到今后十几年、几十年的工作重点，仍然是健康维护与健康促进。

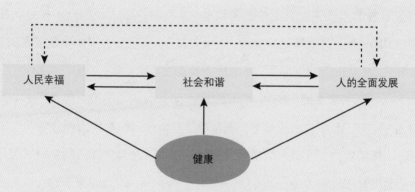

图 2-26　人民幸福、社会和谐、人的全面发展与健康间的关系模型

归纳起来，实现健康促进人的全面发展，就是要尊重健康权，满足健康需求，提升幸福感，维护健康公平，促进社会和谐，实现人人健康。因此，未来几十年，预防医学系统肩负着艰巨的历史任务，可谓"路漫漫其修远兮"。在推进经济、政治、社会、文化、生态文明及健康中国建设、实现中国梦的伟大历程中，提升国民健康素质是关键的一环。站在以人为本的高度审视预防医学的未来发展，它将在我国卫生健康事业与健康服务业创新发展的过程中，以及在促进人的全面发展方面取得新的成效。在追求实现人的全面发展的伟大历程中，人人都将"上下而求索"。

链接 **展望 2020 年、2030 年、2049 年主要健康目标汇总**

主要健康目标	2020 年	2030 年	2049 年
平均期望寿命（岁）	77.3	79.0	83
健康期望寿命（岁）		显著提高	78
孕产妇病死率（1/10 万）	18.0	12.0	8.0
婴儿病死率（‰）	7.5	5.0	3.5
5 岁以下儿童病死率（‰）	9.5	6.0	4.5
重大出生缺陷（%）			1%以下
居民健康素养水平（%）	20	30	50
经常参加体育锻炼人数（亿人）	4.35	5.3	7.5
重大慢性病过早病死率（%）（2015 年：19.1）	比 2015 年降低 10%	比 2015 年降低 30%	比 2015 年降低 50%
每千常住人口执业（助理）医师数（人）	2.5	3.0	3.5
个人卫生支出占卫生总费用的比重（%）	约 28	约 25	约 22

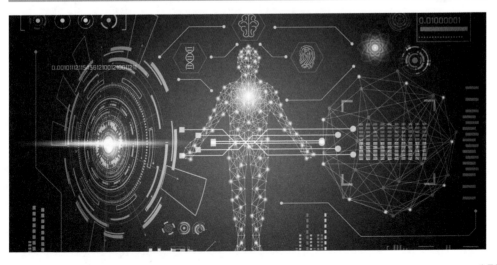

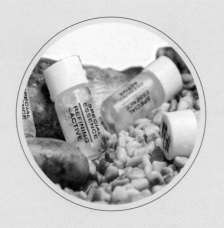

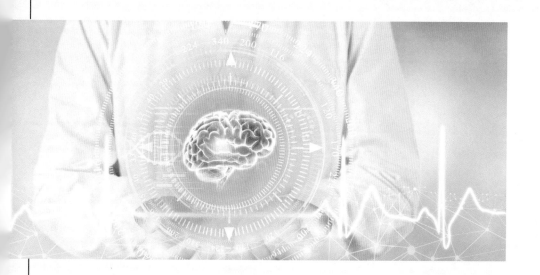

第三章
预防医学的关键技术

　　基于三级预防策略路径，关注影响健康的生物、生理因素（影响生命质量的下游因素）—生活方式与心理因素（影响生命质量的中游因素）—物质环境与社会决定因素（影响生命质量的上游因素），预测传染病和新发传染病的发展趋势，推论慢性非传染性疾病（包括精神障碍）的疾病负担变化和恶性肿瘤成为慢性病等变化态势，提出预防医学在提高生命质量方面已经形成和发展的关键技术，即健康信息采集技术、健康与疾病风险评估及预测技术、疾病预防控制和健康促进干预技术。

>>>

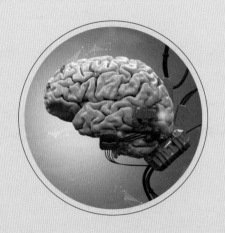

第一节

健康信息采集技术

健康信息采集技术是进行健康评价和提供针对性健康服务的基础。此类技术既包括常规医学检验检测技术、宏观健康相关信息采集技术、高通量（组学）分析技术，又包括相关的整合、分析和共享技术。健康信息采集技术被广泛应用于临床疾病诊断、健康体检和宏观健康信息收集与分析、应用领域。健康信息采集技术进入快速发展期。它的应用将全面促使医疗（包括个体化医疗）从循证医学走向精准医学阶段、使传染病和慢性严重非传染性疾病的高效防治更加高效，使许多遗传性或先天性疾病有望避免，并使包括卫生资源分配在内的管理、决策更加科学、合理。

健康信息采集技术应用最多的是临床疾病诊断领域。随着近年来中国经济和社会的快速发展、国民健康意识的不断增强，快速发展的健康体检和健康管理领域受到越来越多的关注，大量健康信息采集技术被应用。同时，在群体层面和国家层面，已经建立了对传染病信息采集和相应的网络信息直报系统、症状监测系统、突发公共卫生事件报告系统、死因报告系统、肿瘤死因报告系统、7岁以下儿童身体发育情况和免疫规划信息管理系统等，健康信息采集技术应用也已经成为公共卫生和公共决策领域的关键支持技术。以基因组分析为代表的新一代组学技术在中国的应用也迅速普及，包括从易感基因的筛选分析，到疫情应对中的病原体快速分析与溯源，不论是对耳聋基因的筛查、对国外出现重大传染病疫情在国内侦检、对重要耐药基因（如耐黏菌素基因MCR-1）的发现、评估和应对，都对相关疾病的联防联控提供了强有力的支持。

到 2049 年，健康信息采集技术将出现革命性变化，主要体现在以下几方面。

一、常规医学检验、检测技术出现了根本性变革

传统的常规医学检验、检测技术主要是指利用化学分析、干化学技术、X 线等放射技术、各种成像技术和显微镜技术等所形成的各类临床实验室检测技术（包括中心实验室的自动化与床旁检测技术），用于进行临床化学、影像学、微生物学、免疫学与输血医学等检测分析。通过常规医学检验、检测技术分析，可产生与人体最为相关的大量健康相关信息，在健康信息采集中始终处于重要地位。2049 年，人们将会见证此领域的巨大变化。

（一）微量、精准、即时性成为常规检测的特征

样品量的需求和检测敏感性此时已经不是常规检测的瓶颈。检测所用样品量降低到微克（微升）或更低的需求水平，且多数检测将不依赖对样品的提取，而是通过对在体成分所表现出的分子特征（如光谱特征等）实现精确检测。

体检和就医过程伴随的常规检测将普遍呈现即时性的特点，特别是在急救中再也不需要为等待检测结果而浪费宝贵的时间。常规检测的范围获得有效扩展，许多传统的特检项目（如多数病理检查所覆盖的内容）也成了可及时完成的替代性常规检测项目，肿瘤手术过程中对标本的即时性质判断（如基于质谱技术的、可以在数分钟内完成的肿瘤细胞特征分析），大大压缩了手术过程中的时间并降低手术风险。

这种精准即时检测不但表现为检测过程可瞬间完成，也表现为对检测信息的采集、分析处理和利用也同时进行。这种伴随常规检测获得的健康信息的处理能力

才真正使信息获得能力的进展体现出价值。具体实现这种分析能力的前提，是人类已经完成了对大量相关信息的处理经验和效果评价的积累，并实现了相关数据库信息的共享应用。

（二）常规检测中的智能互动模式

检测过程中，将不用担心出现过度检测现象或漏检的风险。因为检测过程中始终处于医生、被检对象和检测设备（系统）间的智能互动状态；患者不是被动检测，大夫也不再是先开出模式化的一堆化验单或检测申请单。检测将从与健康评估的所需关键点入手，在获得信息的同时，通过连续的交互智能分析，实现对信息采集指标的科学延伸，并根据需要适时做出信息采集需求的终点判断。

互动模式的关键是相关的智能决策系统，特别是具备自学习能力的检测设备（系统）以及个体化健康信息所形成的精细决策网络为互动模式提供支持。

（三）可获得连续动态检测信息

除个别比较稳定和持久性的健康信息外，多数健康信息随着健康状况（身体状况或病情）的变化瞬息万变，对包括脏器功能、体液组成（如电解质紊乱情况）、系统和整体健康指标实现真正的连续动态检查与检测。

无论是与心脏、肝脏等脏器损伤相关的酶学指标，还是治疗过程中药物浓度及细胞反应的动态变化，连续动态观察能力的实现对疾病救治和风险控制都非常重要，所采集的相关健康信息实现了对精准医疗措施的有效支撑。

（四）无创性检测技术全面替代有创检测

因为无创性检测技术全面替代了绝大多数有创检测，无须再在有创检查的准确性和无创检测的安全性之间找平衡，特别是在局灶性病变（如肿瘤、囊肿等）的诊断方面。

替代过程的实现，有赖于快速发展的无创性病变定位技术与无创体液检测的精准定性信息采集的有效结合，无放射性危害的计算机辅助立体成像技术得到了关键性突破，使微小病灶的漏检率大幅降低；对体液中存在的极微量但特异性强的生物标示物或标示物组合的分析能力，则使病变的定性判断明确可靠。

（五）心理健康相关信息采集更多采用客观指标

随着脑功能研究的突破及相关技术发展，心理健康相关信息采集的重心已经从问卷调查、量表测试转化为对直接反映心理状态的脑功能测试。这种测试不但可以对心理特征进行分析，更可适时反映心理状态的变化及其可能出现的关联健康风险；可为越来越多的心理问题疏导和心理疾病的防控提供重要线索。

二、宏观健康相关信息采集技术

宏观健康相关信息采集技术是指采集大尺度健康相关信息的相关技术，包括用于采集环境污染、气候变化（特别是极端天气和气候变化趋势）和与健康相关的其他外部环境变化的技术。如各种常规人工监测技术和近年来发展迅速的"3S"技术，即地理信息系统（geographic information system, GIS）、遥感技术（remote sensing, RS）和全球卫星定位技术（global positioning system, GPS）。其中，

"3S"技术的应用最具代表性的,是通过与无人机、航天技术(特别是中国北斗卫星组网成功所提供的相关技术支持)及计算机辅助技术相结合,弥补了许多常规人工监测手段的局限性。

健康问题将最终成为一个机体(个体和群体)与环境因素相互作用的问题,即便是一种传染病的发生、一种机体健康或疾病状态下的信息变化,都需要对来自周围环境的宏观健康信息和机体整体及微观健康信息进行采集和整合分析。

到2049年,宏观健康相关信息采集技术,将主要呈现以下几方面的特征。

(一)环境与健康一体化的健康信息采集模式

传统上"以人为本"的健康信息采集方式发生了根本性的变化,人们已经认识到并在实际中具体体现了人与环境统一的理念。

对健康信息的采集不但包含了机体相关健康信息,还包含了所生存的环境信息(如空气、土壤、水质、食品、环境动植物和环境温度、相对湿度等)及其动态变化的信息。健康信息采集的目的不再是单纯用于临床诊断和药物选择的需要,而是将人体作为环境中的一部分,为个体和群体如何在环境中协调、健康存在或协助其有效恢复到平衡状态提供支持和帮助。

(二)宏数据分析技术与相关信息采集深度融合

由于所采集的健康信息的量持续呈几何级数增加,相关分析已经从大数据分析进入宏数据分析状态。正是由于硬件运算能力的提升和逻辑运算算法的突破,相关健康信息采集的过程也是完成这些宏数据分析的过程。这种深度融合,真正使信息采集的意义充分体现出来。

宏数据分析能力在很大程度上决定了健康信息采集的有效性和价值体现,同时也决定了政府决策和市场运作,成为各国能力对比和竞争的热点与重点。

链接	大数据分析与宏数据分析

大数据分析是指对规模巨大的数据进行分析。大数据可以概括为4个V，即数据量（volume）大、速度（velocity）快、类型（variety）多和精确性（veracity）高。大数据作为时下最火热的词汇，随之而来的数据仓库、数据安全、数据分析、数据挖掘等也成为被关注的焦点。随着大数据时代的来临，大数据分析也应运而生，并成为21世纪各行业和领域不可回避的技术。

宏数据分析则是与大数据相比的更高数量级水平的数据，在2049年前将替代传统的大数据分析。

三、高通量（组学）分析技术

传统的高通量（组学）分析是指以全基因组扫描（包括基因组甲基化等基因组修饰分析）、转录组分析、蛋白质组和糖组分析、代谢组分析为代表的各种高通量分析技术。以基因组分析为例，可用于易感基因相关的疾病预测，可实现对包括单个基因和多个基因的组合分析；对肿瘤、心血管疾病、帕金森病等复杂的多基因相关病，通过多个基因的定位，也可实现疾病的预测。随着基因组分析的成本越来越低，针对各种先天性疾病、遗传性疾病、阿尔茨海默病、癌症、糖尿病、冠心病、高血压病等的易感基因所开发出的基因检测技术，已成为健康相关信息采集的强有力工具。而对蛋白质组和糖组分析，由于基于基质辅助激光解吸电离飞行质谱（简称飞行质谱，MALDI-TOF MS）等检测新技术的成熟，可依据不同疾病或病原体所具有的特征性肽（和小蛋白）谱或其他分子特征谱，实现对疾病生物标志物或病原体的快速识别和完整信息采集。

通过基因组、蛋白质组、转录组和代谢组等组学信息在不同层面反映出健康状况及各种潜在健康风险，用来预测疾病，是未来的一个发展方向。随着基因组测序技术越来越成熟，测序速度的提高及成本的飞快降低，个人全基因组测序越来越便捷并且成本降至1000美元以下。蛋白质组、代谢组等组学信息采集相关技术，如飞行质谱技术、核磁技术等也逐步进入各应用领域。组学信息采集技术所构建的健康信息，将成为在个体和群体层面最基本和最重要的信息。由于基因组等组学信息的稳定性特征，这些信息一旦采集，多可长期用于健康管理。

> 高通量（组学）分析作为一类可获得生物整体分子水平的健康信息收集手段，近年来的发展提速已经远远超出了人们的想象。

以基因组测序为例，第三代测序技术的发展，使人们不再担心重复序列对序列拼接造成的干扰和影响，同时实现了对基因组甲基化等关键信息的采集；单分子测序使对同一组织中的不同细胞的基因差异分析成为可能，在肿瘤相关生物信息采集中能够更准确地采集到肿瘤细胞（包裹肿瘤细胞异质性）的信息而避免了组织中非肿瘤细胞成分对结果的影响。人们也不再满足于对序列信息的了解——基因测序，而是开始探索基因组学。更重要的是对基因功能和调控信息的认识，快速发展的基因写作和基因编辑技术使人类逐步掌握对基因功能相关健康信息的采集能力。就像是诞生于1985年的一项基因扩增技术（PCR技术）给遗传工程学带来了革命性的改变一样，以CRISPR技术为代表的一类基因操作技术也从方方面面影响着生命科学的发展，特别是美国麻省理工学院（MIT）的生物工程师丹尼尔·安德森等用CRISPR

链接 **基因编辑**

基因编辑是指通过基因编辑技术，实现对一个或多个目的基因的敲除，或是把外源基因敲入指定位点，也可以利用转录因子在转录水平上对目的基因的表达水平进行调控，这项技术是研究基因功能并对基因的功能加以利用的有效手段，基础研究和临床治疗方面均具有良好前景。

目前有四类基因工程核酸酶用于基因编辑：meganucleases，zinc finger nucleases（ZFNs），transcription activator-like effector-based nucleases（TALEN）和 CRISPR-Cas 系统。

2011 年，被 Nature Methods 定为基因编辑年；CRISPR-Cas 系统被《科学》杂志选为 2015 年的十大重大科学突破之一。

技术在小鼠动物实验中成功地纠正了一种与人高酪胺酸血症相关的遗传突变，进一步向人们展示了获得基因功能及调控等相关健康信息对人类是多么重要。

相比现在的发展，2049 年的高通量（组学）分析将会达到如下水平。

（一）多组学组合动态分析技术

在健康信息采集中已经实现了对从基因组、转录组、蛋白组和代谢组的动态关联分析，实现了"全息生物学"的分析能力。这种健康信息收集能力的提升，使人类初步摆脱了头痛医头、脚痛医脚的治病模式，而是将患者作为一个"牵一发而动全身"的生命体看待。

多组学组合动态分析使所采集到的集体生物学信息在分子水平上得以连续呈现；如果将 21 世纪初期人们对只能对一个断面研究样品进行的基因组、蛋白质全息生物学是指全方位生动展示生物生命现象及生命过程的科学。全息意指对生命的观察没有遗漏、没有死角。

生命的复杂度远远超出了人们的想象，以至于几乎每一位生物学家和医学家都只能在一个很小的领域进行探索。尽管在各领域都会产生的健康相关信息，但是科学家要能够从这些海量的数据和信息中得出一个整体的概念（例如，生物是如何运作的）还有很长的路要走。全息生物学正在试图把生物各个层面的动态信息整合分析，得出对机体全面精准认识的一门未来科学。不过，现在还没有人知道这些方法能否最终让科学家理解生物运作的整体图景。

组、转录组和代谢组等组学研究信息看作一张张独立的反映健康状况的照片（而且是非彩色的低像素照片）的话，此时经常会根据这些片面的信息作出过度推论，如用转录组的数据去关联蛋白水平，而忽略了机体中真正这样的现象（正反馈调节的情形，只表现在类似血液凝固和补体激活的个别情况是很少的）；21世纪中叶的多组学分析，不但可以将不同的颜色（基因组、蛋白质组、转录组和代谢组等组学）的信息合并获得高像素的彩色照片，而且可以通过连续信息的收集获得一个完整故事片的素材；正是这种组合动态信息，能够在分子生物学水平客观反映机体的健康信息状况。

多组学组合动态分析技术所收集的信息不但包含机体的多组学信息，也包括对肠道、呼吸道、皮肤和所处环境微生物组的相关信息收集，维护和调节与机体生存相关的各类菌群的正常变得越来越重要，相关信息的收集成为健康管理的重要方面。

（二）基因编辑、调控设计与预测分析进入实际应用

技术的发展使人类对基因研究的关注重点逐步从对结构的认识转向对功能的认识。人类已经不再满足基因测序、基因写作和基因编辑，而是更关注基因操纵。

收集到的健康信息与机体相关基因操控信息，将成为人类主动调控机体机能状态，从病态或亚健康状态尽快恢复健康状态所不可缺少的部分。

> **链接　基因操纵**
>
> 基因操纵是一个未来性名词。它主要指所能实现的将生命体作为一个整体，对基因功能进行主动调控的过程。
>
> 基因操纵技术不但包括对基因的直接操控，也包括通过对功能基因调节相关的各种促进和抑制性因素的综合管理来实现对基因或基因组功能的管理。

四、健康信息采集整合分析、共享技术

随着海量健康信息的出现，对健康信息的整合分析技术使信息的充分、合理使用成为可能；这些技术主要包括依赖生物信息学、计算机技术和各种网络共享技术。基于大数据和互联网，使生物医学信息的搜集更为高效、广泛；特别是近年来出现的云计算技术为健康信息采集技术大数据时代的到来提供技术支持。各种新型信息搜集手段，包括搜索引擎和搜索算法的进步，也提高了信息的搜集效率。

健康管理进入信息时代，健康信息采集与分析成为其工作的前提和基础；健康信息采集技术几乎整合了当今所用关键技术领域的重要突破和重要进展，发展变化

日新月异，2049 年的采集整合分析、共享技术主要体现为高通量化、自动化和集成化。

(一)健康信息采集实现主动整合

健康信息采集已经成为一个完整的开放系统，无论是来自个体的健康信息，还是来自人群或环境的健康相关信息，均能实现主动整合分析，可及时将重要结果反馈到不同节点，并将结果通过系统开放性对接并输出到其他系统。

此时的个体健康信息的整合分析结果，若预测到个体出现或可能出现重要健康问题，则在对个体充分提醒的同时，会及时向附近救助单元发出准确的求助信号。

当人们进入一个特定的有重大健康风险环境［如当一个过敏症患者进入特定过敏原（如花粉等）环境］时，系统采集的环境健康信息与个体的过敏特征健康信息的整合处理将会作出及时的预警提示，避免严重过敏疾病的发生。

即便是最容易被普通人群认为与自己关系不大的药品销售记录信息，在整合处理后也会及时起到有效的健康提示作用。因为这类信息在特定区域的异常变化会直观地反映出当年相关症状人群的增加。

(二)集成化可穿戴设备普及应用

几十年来，可穿戴设备的小型集成化已经完成。人们已对为获得不同类型的健康信息采集而佩戴的手环、安装多种相关软件的手机和专用的医疗设备（如采集心脏异常心率和心电活动的 Holter 设备）等产品屡见不鲜了。

以 Holter 设备的进化为例，起初指动态心电图（DCG），于 1957 年由美国 Holter 首创，故又称 Holter 心电图。国外 1961 年由 Del Mar 最先推出 Holter 系统应用于临床。1978 年 4 月，中国引进 Holter 监测技术。Holter 心电分析系统的常见功能包括快速的系统干扰波的识别、标识正常和室性心电图、编辑和整理患者心

链接　可穿戴设备

可穿戴设备即直接穿在身上，或是整合到用户的衣服或配件的一种便携式设备。可穿戴设备不仅仅是一种硬件设备，更是通过软件支持以及数据交互、云端交互来实现强大的功能，可穿戴设备将会对我们的生活、感知带来很大的转变。

2012 年因谷歌眼镜的亮相，被称作"智能可穿戴设备元年"。

可穿戴设备多以具备部分计算功能、可连接手机及各类终端的便携式配件形式存在，主流的产品形态包括分别在上下肢和头部佩戴的表类、鞋袜类、眼镜、头盔、头带等，也可以为智能服装、书包、拐杖、配饰等各类非主流产品形态。

电图资料、S–T 段数据分析和测试结果储存（可回放 / 编辑）等。Holter 在过去几十年也是在国内各大医院都有相应的服务。但是，Holter 的心脏疾病提前预警等功能精准度较低。在原有的 Hloter 基础上结合云计算、大数据、移动互联网、健康穿戴设备、全新的心脏预测算法等最新技术，中国企业发明了世界上第一台具有自适应分析预警的心脏远程实时监护技术的健康穿戴设备 iHolter，受到国内外的高度认可与关注，在心脏功能监护领域有一个巨大的提升。iHolter 的费用更便宜、信息量更大。心脏骤停发生时，如果能在 4 分钟内进行急救，约半数患者可以获救，假如抢救时间超过 6 分钟，存活率仅 4%左右，一旦超过 10 分钟，存活率则更低。因此，iHolter 在心脏监护预测方面可提供医疗级别的心脏监护数据。而 2049 年随身携带的微型穿戴设备几乎可以实现对身体及周围健康信息的全面采集，以上提及的 iHolter 功能只是其中的一小部分，而且发生了巨大的功能进化。

通过可穿戴设备，每天的生理指标全部都可以监测，既可以实现个体化的健康信息采用，也可实现群体信息的综合收集。

（三）虚拟现实技术成为健康信息采集、共享和应用的支撑技术

虚拟现实技术（VR 技术）使关键健康信息采集者随时随地都能得到专业人员的"现场指导"。专家会"手把手"地指导没有任何经验但处于关键位置（地点）的人实现重要健康相关信息（特别是对群体非常重要的健康信息）的正确采集。

VR 技术也使人们对健康信息的应对更加及时合理，会有专业人员"立即出现在现场"指导完成非常专业的应对处置工作。

届时的 VR 技术已经不再依赖使用者是否携带足够昂贵的 VR 装备，而是像当今的监控摄像头一样分布在道路、社区的方方面面；一旦需要，通过特定的"唤醒"方式，随时随地都可实现。

链接 虚拟现实技术（VR 技术）

VR 技术是一种可以创建和体验虚拟世界的计算机仿真系统。它利用计算机生成一种模拟环境，是一种多源信息融合的交互式的三维动态视景和实体行为的系统仿真，使用户沉浸到该环境中。

VR 技术是多种技术的综合，包括实时三维计算机图形技术，广角（宽视野）立体显示技术，对观察者头、眼和手的跟踪技术，以及触觉／力觉反馈、立体声、网络传输、语音输入输出技术等。

VR 在医学方面的应用具有十分重要的现实意义。在虚拟环境中，可以建立虚拟的人体模型，借助于跟踪球、HMD、感觉手套，学生可以很容易了解人体内各器官结构，这比现有的采用教科书的方式要有效得多。

（四）信息共享及信息安全

海量信息可实现瞬间远距离传输，在全球信息共享规则框架内的信息应用为高效、大规模采集健康信息提供了充分的支持。

个人健康信息实现了唯一性的加密密钥，由于密钥采用了类似个体基因组特征信息之类的亿位级密码强度，远远超出了各类超算系统的分析破解能力，充分保障了信息共享中的安全问题。但关键技术的采用都有两面性，加密造成的密钥保护表现出新的问题，即密码管理问题更加突出，因为密钥的唯一性和终生不可更改性，一旦密钥泄露造成的损失将难以弥补。

五、健康信息采集技术对未来经济社会发展的影响

（一）健康采集技术的应用对经济、社会产生广泛而深远的影响

健康信息采集技术对未来的影响是巨大的，最主要表现为社会效益显著；健康信息采集技术与社会各个领域存在密切联系，可广泛用于社会形态和现状评价，了解各种资源分布及社会公平分析；可广泛用于公共决策，服务社会发展规划；可用于分析与调整产业发展，并促进实现全社会健康信息共享；所产生的社会效益不可估量。

技术发展带来的检测成本降低和应用领域的迅速放大，使未

来社会可用更少的经费支出获得更有效的健康采集信息，从而使采集信息费用与干预费用比不断下降，具有更好的直接费用效益比；市场的迅速放大，使健康信息采集技术相关产业成为发展最为迅速的朝阳产业之一。以体外诊断（IVD）试剂领域为例，在未来将保持每年15%～20%的增长率。2013年，中国IVD市场规模已经超过20亿元。由于被广泛采用，在医疗活动中用于健康信息采集的检查费用占医疗费用的比例也会不断增加（中国目前占11%左右，发达国家通常为20%～30%）。

2049年，由于先进的健康信息采集和应用，健康信息采集已经成为一个健康领域的龙头产业；同时，由于避免了大量错误决策和错误判断，通过规避相关经济损失而产生了巨大的经济效益。

（二）健康采集技术应用对个人安全信息保护和伦理问题造成冲击

健康采集技术所采集的信息不仅可以用于健康评估，也因涉及大量个人安全信息（个人隐私），对技术的使用中隐私的保护和伦理学问题已浮出水面。如何找到隐私保护和信息充分应用是必须面临的问题，一方面，这些信息被要求适度公开，以判断个体所面临的健康风险（如由于遗传因素造成的肿瘤高发风险、心血管病风险等）并用于医疗保险等；另一方面，这些信息在一定程度上具有个人隐私特征，甚至这些采集到的信息在生活中（如恋爱、婚姻等）是否需要公开，也涉及许多现实的隐私和伦理学问题。

（三）影响到人类对健康领域未来趋势的解读与布局

由于健康信息采集技术发展具有显著的加速发展趋势，且技术的积累是量变和质变（飞跃）的混合体，从已过去的半个世纪相关技术的发展看，在多个领域远远超出了预期。花费37亿美元，以及13年的时间，这是2003年彻底完成人类基因组计划（HGP）时所付出的时间和金钱；而今只需不到1000美元即可在1天时间内完成个人全基因组测序。对健康信息采集技术发展及应用应具有更多的超前意识。

同时也应该看到，技术发展是没有终点的。2049年的健康信息采集技术也只是达到了一个阶段性的发展水平。即便如此，对这种发展趋势进行科学预测，并及时采取正确的对策仍然非常重要。

如何处理健康需求的无限性和医疗资源的相对不足这对矛盾，是一个永恒的社会难题。而对海量健康信息的采集与分析，将使卫生资源的分配具有科学依据。对重要的和负担严重的疾病，可以获得更有效的资源保障；对那些重要但负担尚不确定的疾病（如严重传染病的暴发流行或灾难医学问题等）也能有科学的资源布局，真正从根本上打破"财神跟着瘟神走"的低效、被动应对局面。

健康信息采集技术的高速和全面发展，必将有效地推动医疗过程从循证医学走向精准医学、使传染病高效防治和预警预测成为可能、改变慢性严重非传染性疾病的防控局面，并使许多遗传性或先天性疾病有望得以避免，如图3-1所示。

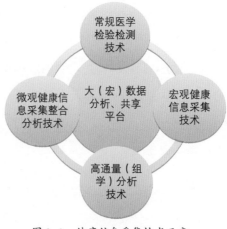

图 3-1 健康信息采集技术示意

第二节
健康与疾病风险评估及预测技术

健康与疾病风险评估是依据一定的规律，将健康和疾病与有关的因素或现象进行量化的过程，即根据被测对象的生理和遗传特征以及生活环境和生活习惯等，用数学模型来评估现在的健康状况并预测健康与疾病的未来趋势走向，相当于健康领域的一个"天气预报"。神经网络模型和智能计算机的深入应用对健康预测更加精确。健康与疾病风险评估作为预防医学领域一个新的核心技术，将广泛应用于健康预警、健康教育、疾病预防和医疗保险等医学相关的各个领域，最主要的内容包括一般健康风险评估、疾病风险评估与预测、环境健康风险评估。健康与疾病风险评估是通过所收集的大量的个人健康信息，分析建立生活方式、环境、遗传和医疗卫生服务等危险因素与健康状态之间的量化关系，预测个人在一定时间内发生某种特定疾病（生理疾病和心理疾病）或因为某种特定疾病导致死亡的可能性，即对个人的健康状况及未来患病或死亡危险性的量化评估。目前在进行健康风险评估时，已从对死亡和疾病的负向评估逐步扩大到以健康为中心的正向评估；从对生物学因素的评估扩大到对心理、行为因素和生活因素的综合评估。其目的是帮助人们综合认识健康危险因素，修正不健康的行为，筛选高危人群，进行人群分层管理等。

环境健康风险评估是研究人群在有危险因素的环境中发生疾病和死亡的概率，以及当改变不良行为、消除或降低危险因素时，可能延长的寿命，其目的是促进人们改变不良行为，减少环境危险因素，提高人群健康水平。

一、一般健康风险评估

一般健康风险评估（HRA）主要是对危险因素和可能发生疾病的评估。危险因素评估包括生活方式/行为危险因素评估（主要是对吸烟状况、身体活动、膳食状况的评估）、生理指标危险因素评估（主要是对血压、血脂、血糖、体重、身高、腰围等指标的评估），以及个体存在的危险因素数量和危险因素严重程度的评估，发现主要问题及可能发生的主要疾病，对危险因素进行分层管理，如高血压危险度分层管理、血脂异常危险度分层管理等。

（一）生活方式/行为危险因素评估

生活方式是一种特定的行为模式，这种行为模式受个体特征和社会关系所制约，是在一定的社会经济条件和环境等多种因素之间的相互作用下形成的。不良生活方式和行为如吸烟、膳食不合理及运动不足，是主要慢性病（心血管疾病、糖尿病、肿瘤、呼吸道疾病）的共同危险因素。生活方式/行为评估主要是通过对吸烟状况、身体活动、膳食状况的评估，帮助个体识别自身的不健康行为方式，充分认识到这些行为和风险对他们生命和健康造成的不良影响，并针对性地提出改善建议，促使个体修正不健康的行为。

（二）生理指标危险因素评估

高血压、高血脂、高血糖、肥胖等本身既是疾病状态，同时又是冠心病、脑卒中、肿瘤、糖尿病及慢性阻塞性肺疾病的危险因素。生理指标的危险因素评估就是通过检测个体血压、血脂、血糖、体重、身高、腰围等生理指标，明确个体或人群各项生理指标的情况，以及同时存在的其他潜在危险因素的数量，评估个体或人群的危险度，进行危险度分层管理，如高血压危险度分层管理、血脂异常危险度分层管理等。

二、疾病风险评估

目前，健康风险评估已逐步扩展到以疾病为基础的危险性评价。疾病风险评估就是指对特定疾病患病风险的评估。主要有 4 个步骤：第一，选择要预测的疾病（病种）；第二，不断发现并确定与该疾病发生有关的危险因素；第三，应用适当的预测方法建立疾病风险预测模型；第四，验证评估模型的正确性和准确性。国内外已经有诸多用于评价健康风险的研究成果。评估模型既包括冠心病、脑血管病、脑卒中和肺癌等特定疾病风险评估，也涵盖欧洲生命质量评价量表（Euro QOL）、Torrance 健康状态分类系统、疾病影响调查表（SIP）和 36 项健康调查表（SF-36）等健康功能评价。

例如冠心病风险评估，是将生活方式、临床检查等因素转化为可测量的指标，预测个体在一定时间内发生冠心病或死亡的危险，同时估计个体降低危险因素的潜在可能，并及时将信息反馈给个体的过程。该过程产生的是一个概率值，而不是医学诊断结论。作为人群高发、危害严重和具有较好干预控制效果的疾病，现代医学科学的发展为其风险评估提供了实现的可能和条件。流行病学的研究成果对发现和确定该病危险因素、建立有效的疾病预测模型起着至关重要的作用；计算机辅助手段和信息技术为复杂的人群风险评估提供高效便捷的手段。

传染病风险预警作为疾病风险评估的实例之一，是疾病监测和统计预测技术在医学领域的良好应用。传染病预警是在传染病暴发流行事件发生前或发生早期发出信号，以警示该事件可能发生或其发生的范围、程度等可能扩大。传染病预警系统包括5个基本要素，即预警目标设定、信息收集、信息分析、预警信息发布和响应行动。

三、环境健康风险评估

环境健康风险评估是研究人群在有危险因素的环境中发生疾病和死亡的概率，以及当改变不良行为、消除或降低危险因素时，可能延长的寿命，其目的是促进人们改变不良行为，减少危险因素，提高人群健康水平。其在综合分析人群流行病学调查、毒理学试验、环境监测和职业健康监护等研究资料基础上，对各类有毒有害因素损害人群健康的潜在能力进行定性和定量评估，以判断损害可能发生的概率和严重程度。环境健康风险评估可分为对有害因素的健康风险评估，以及对食品安全的风险评估。

（一）环境健康风险评估的历史

环境健康风险评估萌芽于20世纪60年代，主要采用毒物鉴定方法进行健康影响分析，以定性研究为主，尝试性的开展定量方法，进行低浓度暴露条件下的健康风险评估。环境健康风险评估兴起于20世纪70年代，是通过预测有害因素对机体造成损害效应的发生概率，评估接触到该因素的机体受到影响的风险水平。其中，1983年出版的《联邦政府的风险评价：管理程序》报告具有里程碑意义，确定了风险评价基本程序，即危害识别、剂量一反应关系、接触评定和风险特征，被欧洲、日本等地区和国家及国际组织普遍认可并采用。

美国国家环保局（EPA）于1986年发布了《致癌风险评估指南》《致畸风险评估指南》《化学混合物的健康风险评估指南》《发育毒物的健康风险评估指南》《暴露风险评估指南》和《超级基金场地健康评估手册》，1988年又颁布了《内吸毒物的健康评估指南》《男女生殖性能风险评估指南》等。WHO于1980年成立了化学物质安全国际项目（IPCS），综合各国的研究成果，并与美国EPA和经济合作发展组织（OECD）共同建立了人体健康风险和生态风险框架。至20世纪90年代，多个国家建立了工作场所职业危害风险评估模式，主要包括对危害因素的危害后果严重程度、暴露频度和危害发生概率进行评估，确定职业危害风险等级。虽然国外的风险评估模式对暴露情况进行了评估，但尚未对职业危害产生的健康效应进行研究。

食品安全风险评估是目前国际公认的食品安全管理手段。1995年，联合国粮农组织（FAO）和WHO召开了食品标准的制定采用风险评估结果为主题的联合专家委员会，这是风险评估应用在食品安全领域的标志性事件。其理念是食品安全的风险是客观存在，但通过风险评估、风险管理与风险交流这三个步骤对食品进行风险分析是可以降低风险发生概率的。风险评估指的是对各种可能对人体产生已知或潜在不良健康影响危害（化学的、物理的、生物的）概率的科学评估；风险管理是以风险评估为依据制定和实施食品安全法律与政策，旨在预防与控制食品安全风险；风险交流贯穿于整个风险评估与风险管理的过程中，是风险评估者、风险管理者、科学工作者、生产加工流通销售人员与消费者及社会团体对食品安全信息的沟通，沟通的结果将反馈给风险评估与风险管理机构。完善的食品安全监管体系将有利于保障食品安全。日本与欧美等发达国家都已建立起以风险分析为理念的、"从农田到餐桌"的食品安全监管体系。

《中华人民共和国食品安全法》于2009年将食品安全风险评估确立为一项

法律制度。该法律规定，国家建立食品安全风险评估制度，成立食品安全风险评估专家委员会开展食品安全风险评估工作。我国食品安全风险监测制度，是对食源性疾病、食品污染及食品中的有害因素进行监测。国家建立食品安全风险评估制度，是对食品、食品添加剂中生物性、化学性和物理性危害进行风险评估。

（二）环境健康风险评估的方法和步骤

环境健康风险评估过程包括三要素和四步骤：三要素分别为有毒有害因素毒性、有毒有害因素环境浓度和人体暴露参数；四步骤分别为危害识别、剂量—反应关系评价、暴露评价和风险特征表述，其中除危害识别为定性评价，其余 3 个阶段为定量评价阶段，如图 3-2 所示。图 3-3 描述了健康风险评估、健康效应与健康风险管理的关系。

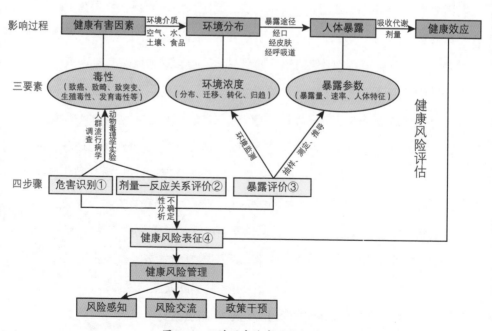

图 3-2　环境因素健康风险评估

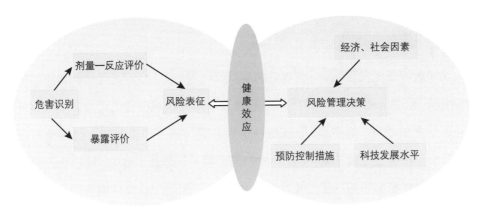

图 3-3 健康风险评估、健康效应与健康风险管理关系框架

四、健康与疾病风险评估、预测的发展

(一)高度优化的健康管理信息网络平台的建立

1 人群健康和保健信息网络平台的建立

人群健康和保健信息网络平台将为健康风险评估和全生命周期健康管理提供必要的数据基础。该信息网络平台包含系列数据共享平台,比如公共服务平台(疾病预防控制信息系统、社区卫生服务信息系统、医疗服务信息系统)和健康档案平台的有机整合。形成生命全周期的健康信息网络系统,对不同生命时期的疾病预测和预防有重要意义。

2 环境危险因素监测网络平台的建立

高质量、多功能、集成化、自动化、系统化和智能化的环境危险因素及职业危险因素监测平台的建立,将为建立精准的疾病风险评估模型建立基础数据库。

3 遗传信息网络平台的建立

现代医学研究发现除了外伤以外的疾病都与遗传有关，只是遗传因素所起的作用大小不一，并且受环境因素的影响。即使是单基因疾病也会受环境影响导致外显率和表现度的不同。如肿瘤、心脑血管疾病及遗传病等严重影响人类健康的疾病基因型都是在出生时就决定了的，而发病与否都与环境因素有关。通过流行病学研究找出这些疾病的易感基因型并进行预测、预防，即通过改变环境因素和生活方式并进行针对性的预防治疗，就有可能在发病前实现预防的目的。通过环境基因组学的研究，在阐明了环境因素与遗传基因对人体疾病的作用关系后，基因信息的预测价值将大大增加，个人基因组测序也将势不可挡。

随着基因组测序技术越来越成熟，测序速度的提高及成本的飞快下降，个体遗传信息的获取将简单易行，因此人群遗传信息平台的建立也将成为可能，从而为疾病预测和个体化治疗带来前所未有的便利。

（二）不同地区、不同民族、不同人群前瞻性风险预测模型的建立

当今医学已进入一个崭新的时代，即以预警（prediction）、预防（prevention）和个性化（personalization）为核心的"3P"医学时代。它代表着医学发展的终极目标和最高阶段。国外将个性化健康服务（PHC）定义为综合考虑人类个体的基因构成和表达等遗传相关因素，以及性别、年龄、种族和生活方式等环境相关因素，从而产生一系列为个人"量身打造"的健康服务方式。其内涵是综合评估遗传和环境因素作用，在适当的时间将适当的干预措施给予适当的人群。

通过上述信息平台所得的长期跟踪资料，可全面评估环境因素、生物遗传因素、行为生活方式因素、心理因素、卫生服务等因素对各种疾病的影响，建立健康指标体系、预警指标体系，并建立针对不同地区、不同民族、不同人群各种疾病的精确风险

评估模型,通过对群体的危险度评估,可了解群体的健康状况,为确定优先干预的危险因素提供参考,从而有针对性地采取干预措施,抓住"可教育时机",在提升行为改变动机的基础上教授行为改变技巧,同时创造支持性环境,达到健康促进的目的;对于传染病按照"预警—响应"模式,进行预警发布,并采取相应的响应行动。通过对个体目前的发病危险、可以减少的发病危险和一般人群发病危险的比较,使个体能够及时识别目前存在的危险因素,进行个体化治疗,改变不良的生活方式,增进健康。

(三)环境健康风险评估的发展

基于不断完善的风险评估技术,职业健康风险评估重点将从定性研究转向定量研究,以系统、全面识别工作场所存在的职业危害因素,判断暴露等级并排序,考虑所有可能的接触途径和接触风险,从而对不同风险等级的职业人群分别进行相应的干预。

国内目前开展的环境健康风险评估工作涉及卫生、环保、安全监督、农业等部门,在各相关监管部门掌握的数据相对分散,尚未建立综合信息平台的情况下,需要从国家层面综合协调各相关部门,将原有监测内容重点放在健康危害因素对人群健康的影响,而不仅仅是因素本身;对各类健康影响的监测终点要"以危害为准"而不"以疾病为准",不只局限在某种疾病的发生率或某种因素的污染状况;将健康危害因素监测目的放在"发现对人体有害的近远期危害"而不是"检测是否超过现有标准",要从"是否超标"转变为"是否有害";将监测的层级放在某些化学污染物长期低剂量作用或特定因素在整个生命周期内的剂量变化和暴露总和;监测技术和手段注重微观与宏观结合,单学科监测与多学科研究综合,加强人群流行病学资料和人群基础健康资料的收集与积累,建立涵盖大气、水、食品、电力辐射、职业危害等因素为一体的综合信息监测平台。

近年来,虽然医学研究方法和技术在不断更新,但我国环境风险评估方法尚处于对国外先进方法和技术的跟踪引进阶段，并未形成独立的健康风险评估技术体系，需要投入更大力度充实和完善现有体系和模式，积极探索符合中国实际、科学便捷的健康风险评估技术。目前急需运用基础医学和临床医学最新研究成果，提高疾病监测、监护能力和水平，加强疾病预防控制实践和理论探索，不断积累健康风险评估所需的健康基础资料和疾病信息，广泛开展现场调查、危害溯源、病因探索等人群流行病学研究和人体健康效应监测研究，逐步夯实风险评估和风险管理基础。

工业化、城市化、现代化快速推进的同时，土壤、水、空气等污染对全人群健康的影响日益受到关注和重视。生产环境即职业环境风险评估重点关注职业人群，生活环境风险评估主要涉及普通人群即全人群。在职业健康风险评估技术发展上，目前国内尚未建立职业健康风险评估体系，仅在2002年后开展了工作场所职业卫生风险评估的技术研究工作，现阶段主要对急性职业中毒风险评估进行了研究，但局限于工作场所环境浓度的初步研究，尚未对职业暴露的风险和健康效应进行研究。目前，国内工作现场危害评估方法及标准多以风险评估为基础，如职业性接触毒物危害程度分级评估方法、生产性粉尘作业危害程度分级评估方法等。

今后几十年，随着精准医学的进步，互联网、物联网技术的普及与发展，便携式、小型可穿戴健康监测设备的开发与完善，以及涵盖大气、水、食品、电力辐射、职业危害等因素为一体的综合信息监测平台的建立，健康与疾病风险评估、环境健康风险评估技术的科学性、准确性必将大大提高，以健康与疾病风险评估与预测为特点的健康管理服务将成为健康服务的重要组成部分，将为提高国民的健康水平、加强疾病的早期预防提供有力的技术支持，如图3-4所示。

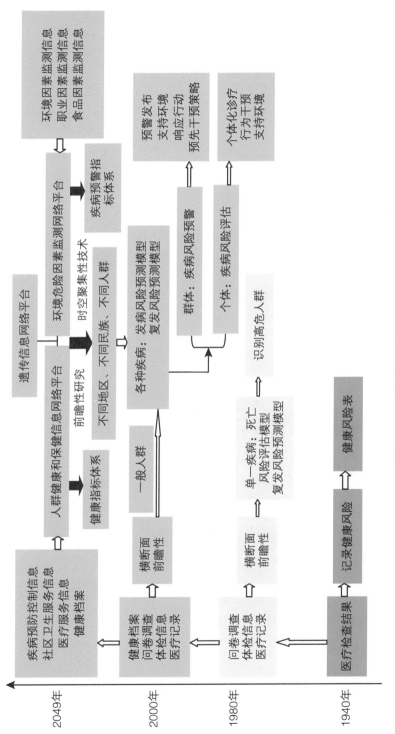

图 3-4 人群健康风险评估发展历程

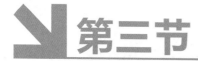
第三节
健康与疾病防控干预技术

随着预防医学的发展和科学研究的深入，研究者发现越来越多的疾病是可以预防和得到控制的。艾滋病正从"谈艾色变"变成可控疾病。心脑血管病等慢性疾病也是可防可控的。有效预防和干预措施在这些疾病的发生发展中起到了关键作用。生物医学工程、干细胞和再生医学等新兴技术的发展也将为疾病的防控干预拓宽了渠道。

一、生物医学工程技术

生物医学工程（BME）是一门新兴的交叉学科，它综合工程学、物理学、生物学和医学的理论和方法，在各层次上研究人体系统的状态变化，并运用工程技术手段去控制这类变化，其目的是解决医学中的有关问题，保障人类健康，为疾病的预防、诊断、治疗和康复服务。它有一个分支是关于生物信息、化学生物学等方面的，主要攻读生物、计算机信息技术和仪器分析化学等。微流控芯片技术的发展，为医疗诊断和药物筛选，以及个性化、转化医学提供了生物医学工程新的技术前景，化学生物学、计算生物学和微流控技术生物芯片是系统生物技术，从而将与系统生物工程走向统一的未来。

生物医学工程研究领域主要包括医学影像技术、生物医用材料与人工器官、生物医学信号检测与传感器、生物医学信号处理、物理因子在治疗中的应用及其生物效应、生物力学等。现就目前应用于生物医学工程领域的主要相关技术进行介绍。

(一)医学影像技术

影像科学是现代科学技术领域中的一个重要分支,包含图像的形成、获取、传输、存储、处理、分析与识别等。在医学影像研究领域中包含两个相对独立的研究方向:医学成像系统和医学图像处理。前者是指图像形成的过程,包括对成像机理、成像设备、成像系统分析等问题的研究。后者是指对已经获得的图像做进一步的处理,其目的或许是使原来不够清晰的图像复原;或者是突出图像中的某些特征信息;或者是对图像做模式分类等。医学影像是 20 世纪生物医学工程领域中发展迅速的学科之一。

从生物医学工程学科发展的角度看,由于医学影像能提供器官、组织、细胞甚至分子水平的图像,因此它是生物医学工程各分支学科研究中不可或缺的重要手段。

从临床诊断的角度看,由于医学影像以非常直观的形式向人们展示人体内部的结构形态与脏器功能,已成为临床诊断中重要的手段之一。影像设备的装备情况实际上已成为现代化医院的一个重要标志。

从科技产业发展的角度看,由于强劲需求的推动,医学影像产业规模也在整个生物医学工程产业中占有很大的比重,并已经达到了十分可观的水平。

医学影像技术及设备的发展历史一般可追溯到 1895 年伦琴发现 X 射线,人们很快地将 X 射线应用于医学成像中并获得成功。在这之后的几十年中,X 射线摄影技术有了不小的发展,包括使用影像增强管、旋转阳极 X 射线管及采用运动断层摄影等。但是,由于这种常规的 X 射线成像技术是将人体三维结构投影到一个二维平面上来显示，因此产生了图像重叠、读片困难等问题。此外，投影 X 射线成像对软组织的分辨能力较差，使它在临床中的应用也受到一定的限制。

为了获得脏器的清晰图像，人们又设计了一些特殊的 X 线成像装置。其中的 X 射线数字减影装置（DSA）就是一个例子。DSA 在临床中已成功地用于血管网络的功能检查。

如何从根本上克服在投影 X 线成像中出现的影像重叠问题，一直是医学界迫切希望解决的问题。X 射线计算机断层摄影（X–CT）成功地解决了这一问题。实现 X–CT 的理论基础是从投影重建图像的数学原理。虽然奥地利数学家拉东早在 1917 年就证明了从投影重建图像的原理，但他的论文一直未被世人所重视。当代图像重建理论杰出的贡献者之一是美国物理学家科马克。他自 20 世纪 50 年代开始发表了一系列的论文，不仅证明了在医学领域中从 X 射线投影数据重建图像的可能性，而且提出了相应的实现方法并完成了仿真与实验研究。真正设计出一个装置来实现人体断面成像的是在 1972 年。在那一年的英国放射学年会上，一位名叫汉斯菲尔德的工程师公布了计算机断层摄影的结果。这项研究成果可以说是在 X 射线发现后的 70 ~ 80 年中放射医学领域里最重要的突破性进展，它也是 20 世纪科学技术的重大成就之一。由于汉斯菲尔德与科马克在放射医学中的划时代贡献，1979 年的诺贝尔生理学或医学奖破例授给了这两位没有专门医学资历的科学家。自从 X–CT 问世以来，它的技术又有了很大的发展，设备装置也不断地更新换代。较新的 X–CT 装置不仅减少了扫描与数据处理的时间，减少了照射剂量，同时还改善了图像的分辨率。

超声成像设备的发展得益于在第二次世界大战中雷达与声呐技术的发展。在 20 世纪 50 年代，简单的 A 型超声诊断仪开始用于临床。到了 20 世纪 70 年代，能提供断面动态图像的 B 型仪器问世，这是超声诊断设备发展史上的一大进步。20 世纪 80 年代初问世的超声彩色血流图（CFM）是目前临床上使用的高档超声诊断仪。它的特点是把血流信息叠加到二维 B 型图像上。由于在一张图像上既能看到脏器的解剖形态，又能看到动态血流，在心血管疾病的诊断中发挥了很大的作用。

超声成像的突出优点是对人体无损、无创、无电离辐射，同时它又能提供人体断面实时的动态图像。从体外经皮检查到腔内探查，乃至血管内的成像，超声检查几乎可涉及全身每一个部位。目前，超声成像设备大概是医院中仅次于投影 X 射线机使用最频繁的成像设备。

放射性核素成像是把某种放射性同位素标记在药物上，然后引入患者体内，当它被人体组织吸收后，人体自身便成了辐射源。放射性同位素在衰变的过程中，将向体外放射 γ 射线。人们可以用核子探测器在体外定量地观察这些放射性同位素在体内的分布情况。从所得的放射性核素图像中，不仅可以看到器官的形态，更主要的是可以从中了解到人体脏器新陈代谢的情况。这是其他成像系统所不容易做到的。因此，尽管放射性核素图像的分辨率比较低（约为 1cm），但它仍是临床诊断中的重要工具。早期的放射性核素成像装置是同位素扫描仪，成像速度非常低。目前临床上用得比较多的是 γ 照相机，可用来快速地拍摄体内脏器的图片，并从一系列连续的图像中了解器官新陈代谢的功能。

（二）生物医学材料及人工器官

生物医学材料是生物医学工程学的重要内容之一。就学科研究的内容而言，涉及化学、物理学、高分子化学、高分子物理学、无机材料学、金属材料学、生物化学、生物物理学、生理学、解剖学、病理学、基础与临床医学、药物学、药剂学等学科。为了达到满意的临床效果，还涉及许多新的工程学和管理学的问题。生物医学材料在医学上的应用为医学、药学、生物学等学科的发展提供了丰富的物质基础，反过来这些学科的进步也不断地推动生物医学材料的进一步发展。生物医学材料学正是多门学科的共同协作、互相借鉴、互相渗透、突破旧有学科的狭小范围而开创的一门新学科。这门学科作为材料科学的一个重要分支，它对探索人类生命的奥秘、促进人类的文明发展，对保障人类的健康与长寿，必将做出重大的贡

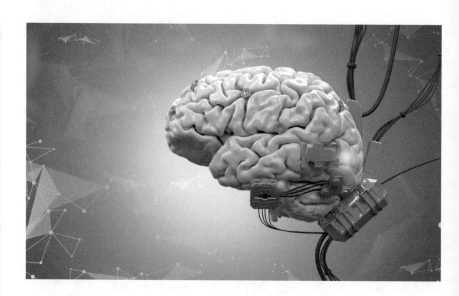

献。更可喜的是随着生物医学材料的发展将诞生一系列崭新的高科技产品，一个新兴的产业——生物医学材料与制品业正在形成和发展之中，它在整个国民经济中的作用和地位必将随着时间的推移，受到世人的瞩目和重视。

就材料和组织间的相互作用而论，生物医学材料科学的发展，已历经了生物惰性材料和与组织相互作用的生物材料阶段。进入20世纪90年代，高技术的进展及临床需求推动了新型生物医学材料的设计、合成与制造。分子生物学的进展有力地促进了植入体科学的发展，使生物医学材料的研究进入了一个崭新的阶段，即将生物技术应用于材料，利用生物学原理去设计和制造具有生物结构和功能的材料。这种新型材料含有活体细胞、细胞组成和细胞产物，以及模拟细胞生物功能，能充分调动人体自身修复和完善的功能。材料科学与生命科学真正融为一体，生物材料科学提供框架，生物技术提供功能。生物医学材料科学在材料和宿主界面的研究中，加入了新的成员——活体细胞，已从无生命的材料发展进入有生命活性的材料发展，从而使人类有可能在将来完全复制整个的人体器官。生物医学工程主要分为以下3类。

1 有机高分子材料

据美国马萨诸塞州的洛威尔大学统计分析，年消耗价值达 31 亿美元的医用高分子制品中，90% 以上的医用塑料消耗于制造体外医疗用品。其中消耗树脂分别为：低密度聚乙烯 22%、聚氯乙烯 20%、聚苯乙烯 20%、高密度聚乙烯 12%、聚丙烯 10%、热固性聚酯 4%、聚氨酯 2%、丙烯酸酯类 2%、尼龙 2%、环氧树脂 1%。其他树脂包括聚缩醛类、纤维素类、热塑性聚酯类、聚碳酸酯类、聚砜类、聚苯撑氧类、有机硅类、天然橡胶、尿醛树脂类等占 5%。其中，用于高附加值的植入体内及与血液接触的材料，主要的品种还是聚氨酯和硅橡胶；增塑改性的聚氯乙烯制作的一次性用品在临床已得到广泛的应用。其他材料虽也能单独制成医用装置，但多数情况是与其他材料配合制成医用装置。

2 医用金属与合金材料

医用金属与合金是一种发展较早的生物医学材料。它们作为医用材料的应用可以追溯到几百年前。早在 16 世纪就有人把金用于治疗上颚开裂，但是直到 1890 年才成功地利用贵金属银对患者的膝盖骨进行了缝合，1896 年汉斯曼用镀镍钢螺钉进行骨折治疗之后，才开始金属材料在整形外科领域中的研究。医用金属材料真正得到发展和临床应用是 20 世纪 30 年代以后。1936 年，钴铬合金首先用在口腔科，随后又在骨科应用成功，同期又相继开发出性能优良的不锈钢并成功用于临床。20 世纪 50 年代末钛及合金用作内固定材料临床应用成功，20 世纪 70 年代 Ni-Ti 形状记忆合金进入医用材料行列，由于钛及其合金的良好综合力学性能、耐腐蚀性能及优异的生物相容性而受到特别的重视，成为医用金属材料领域最活跃的一支新军。此外，先后应用于临床的金属材料还有稀有金属钽、铌、锆、稀土永磁合金及金属基医用复合材料。

3 天然生物材料及表面活性修饰材料

天然生物材料是人类最早使用的医用生物材料。由于 20 世纪 50 年代中后期，大量合成高分子材料在医学中的应用，天然生物材料逐步退居次要位置。天然生物材料固有的一些特点，如功能性强、生物相容性好、生物可降解性、可吸收性、体内使用安全性等不可替代的优点，使人们一直没有放弃对它的研究。近年来，生物材料的生物相容性问题越来越受到人们的关注，天然生物材料的特点受到研究者的重视，特别是杂化生物材料的开发，生物材料表面修饰技术成为生物材料研究热门课题之后，天然生物材料的研究又进入到一个新的发展阶段。

多年来，人类向疾病斗争积累了丰富的经验，但至今很多问题仍未解决。如果人体中个别器官发生了不可逆的病理改变，而其他器官又基本正常时，若能用一个好的器官予以替换，则能挽救生命。因此，近年有器官移植的进展。移植器官的来源存在着相当大的困难，免疫问题也还没得到完全解决，从而影响及时抢救患者。人工器官（部分代替或辅助器官功能的装置）则不受来源的限制，无组织配型问题，随时可备利用。除个别人工器官（如人工肾）发展较早，20 世纪 50 年代，由于合成高分子材料、电子、机械等学科的发展，人工器官的研制进展开始加快。迄今国外已研究了代替或辅助人体各系统的多种人工器官。如运动系统：人工关节、脊骨、肌腱、功能假肢；血液循环系统：人工心脏及辅助循环装置、人工心脏瓣膜、血管、血液等；呼吸系统：人工肺、气管、喉、鼻；消化系统：人工食管、胆管、肠管、肝；感觉系统：人工视觉、听觉（耳蜗）、晶体、角膜、听骨；生殖系统：人工子宫、输卵管、睾丸、阴茎假体；泌尿系统：人工肾、膀胱、输尿管、尿道；内分泌系统：人工胰、人工胰岛细胞；神经刺激装置：心脏起搏器、膈刺激器；其他：人工皮肤、硬脑膜、大脑导水管、乳房等。目前，除了大脑，对人体各系统器官都在进行人工器官的研究，不同程度地在临床上试用或应用。

(三)生物传感器

生物传感器是指可对溶液或气相中与生命活动相关的物质进行分析和检测的一类化学传感器。与目前所使用的大多数谱学分析仪器和生化分析仪器不同,生物传感器的一个显著的特征就是利用具有分子识别功能的生物物质(如蛋白质和核酸等)。这些固定化的生物物质能够与待测分子进行特异性的相互作用,再通过适当的换能元件把这些相互作用转换成为可检测的信号,这就是生物传感器的基本工作原理。

根据生物敏感物质相互作用的类型,生物传感器可分成两种基本类型:亲和型生物传感器和代谢型生物传感器。前者为基于生物大分子与被测物质的特异性亲和结合作用,如抗原/抗体、互补的 DNA 单链等,使换能元件上固定化基质的物理特性(如电磁特性、热学特性或光学特性,以及质量和厚度等)发生变化,由换能元件输出信号。后者是基于固定化的生物大分子(如酶等)识别底物分子后,将它们转化成可被换能元件响应或检测的化学产物。

在生物传感器中固定化的生物活性物质与物理换能元件在空间上保持密切接触,使其具有选择性和灵敏度高、体积小、使用方便等特点。生物传感器中采用的生物活性物质有酶、抗原/抗体、核酸,以及含有这些物质的细胞或组织。这些生物敏感单元对被检测的对象具有很强的特异性和很高的灵敏度,能够从含有众多的化学和生物分子的复杂环境中与特定的分子发生作用,鉴别出含量很低的某一特定分子。在普通的化学和生化分析中通常包括对被检测物的分离和检测技术两部分,为此需要把多种不同的分离与检测设备进行组合。生物传感器通过分子识别取代化学分离,把分离和检测过程合二为一,大大简化了分析和检测的过程,有效地降低了成本,提高了检测的速度。

生物传感器的基本技术包括生物活性分子材料及其固定化技术、新型换能器件,以及近年来发展起来的生物芯片等。

1 生物活性分子材料

生物传感器中常用天然生物活性分子材料，有酶、抗体／抗原、核酸（DNA 和 RNA）、激素、受体、细胞和组织等。天然生物大分子结构的稳定性是影响生物传感器性能的关键性因素之一。天然酶要求低温保存，常温或高温会使其活性下降，甚至丧失活力。为了提高这些天然生物大分子的稳定性以及固定化以后的活性，人们通过对它们的分子结构进行改性，以获得约定的生物活性物质。例如人们发现一些嗜热菌不仅能耐高温，而且对某些苛刻的化学试剂也较稳定。从这些嗜热菌中提取特定的耐热酶，或者运用基因工程的方法对天然酶分子部分氨基酸进行替换，其耐热性和酶活性均可得到较大的改善。

2 生物活性分子的固定化技术

生物传感器中常用的固定化技术有物理吸附法（通过范德瓦尔斯力或静电力将生物活性材料固定到物理换能器表面或多孔介质材料中）、高分子包埋法（将生物分子直接与高分子溶液混合，或与高分子单体混合通过引发聚合，形成生物活性薄膜。这里高分子材料的选择应为水溶性的，如高分子电解质、生物高分子及导电高分子）、共价结合法（生物活性物质通过共价键结合与物理传感器表面相结合，这种结合可以是直接把生物分子固定于表面，也可以通过桥分子进行连接）。近年来一些新的固定化技术发展迅速。例如，利用 LB 膜技术、分子自组装技术或脂质体技术等形成与生物膜极为相似的多层生物脂质层，将活性蛋白质分子组装到这些脂质层中。这些生物活性膜具有很好的生物亲合性；可给酶催化反应提供适宜的催化环境；脂质分子层对小分子可以自由传输，而底物等较大分子的扩散则受到限制，这样有利于改善传感器的响应性能，又可拓宽传感器的测量范围；另外，脂质分子层的生物相容性对于植入式生物传感器是至关重要的。

3 物理换能器件

随着微电子技术和光电子技术的发展，在生物传感器中换能器件和技术的发展十分迅速，其种类不断增加，性能不断提高，以适应其在生物传感器中的应用要求。换能器件的种类按照其物理机理的不同可分为几种：电化学电极（如电流型电极、电位型电极等）、半导体器件（如场效应器件、光可寻址电位传感器等）、光器件（如光纤、光波导、表面激元共振、共振镜、干涉全反射等）、声器件（如晶体振荡器和声表面波器件等）及热能元件（如热敏电阻等）。

4 生物芯片技术

生物芯片技术主要指通过平面微细加工技术在固体芯片表面构建的微流体分析单元和系统，实际上是一种微型化多参量芯片式生物传感器，可实现对细胞、蛋白质、核酸，以及其他生物组分准确、快速、大信息量的检测。生物芯片的主要优点包括：①采用平面微细加工技术，可实现批量生产。通过提高集成度，降低单个芯片的成本。②可组装大量的（$10^4 \sim 10^6$ 种）生物分子探针，获取信息量大，效率高，特别适合基因组信息的检测。③结合微机械技术（MEMS），可把生物样品的预处理，基因物质的提取、扩增，以及杂交后的信息检测集成于一个芯片上，组成芯片实验室，制备成微型、全自动化、无污染、可用于微量试样检测的高度集成的智能化生物芯片。基因芯片又称 DNA 微探针阵列，是最重要的一种生物芯片，芯片上集成了成千上万种密集排列的基因探针，能够在较短的时间内分析大量的基因，使人们可准确高效地读取遗传密码。基因芯片的重要性可以与 20 世纪 50 年代把单个晶体管组装成集成电路芯片相比，对 21 世纪生命科学和医学的发展将产生十分重要的影响。

（四）遗传病基因修复

人类的疾病，除了急性外伤等特殊情况，几乎都和基因的变异或突变有不同程度的关系。现在已经知道的遗传性疾病已有5000种以上。其他的后天性疾病，如心脏病、癌症、糖尿病、关节炎、神经系统疾病及传染病等均在不同程度和基因的异常相关联。因此，采用基因治疗纠正异常的基因来防治疾病是很有研究价值的，在逻辑学上也是很合理的。基因治疗是将人正常基因或有治疗作用的基因通过一定方式导入人体靶细胞以纠正基因的缺陷或者发挥治疗作用，从而达到治疗疾病目的的生物医学高技术。它针对的是疾病的根源——异常的基因本身。目前，基因治疗研究已经广泛应用于遗传病、肿瘤和病毒性疾病，并且取得了一定的成功，成为生命科学领域里的一个研究热点。

1990年，美国用腺苷酸脱氨酶（ADA）基因治疗了一位因ADA基因缺陷导致严重联合免疫缺陷病（SCID）的4岁女孩，致使世界各国都掀起了基因治疗的研究热潮。经过20多年的发展，基因治疗已取得初步的临床疗效，例如，2000年，法国巴黎内克尔儿童医院利用基因治疗使11名有免疫缺陷的婴儿恢复了正常的免疫功能，尽管后来有一名儿童患了白血病，但这仍是近些年来基因治疗取得的最大成功。21世纪初，全球每年用于基因治疗上的总投资在10亿美元左右，主要集中在美国，其次是欧洲。截至2001年年底，全世界已批准了近600个基因治疗临床试验方案，癌症居首位，共378个方案，占总数的63%；其次是单基因疾病、心血管病、传染性疾病（主要是HIV）、基因标记和其他疾病。美国从 1995 年前后陆续成立了 10 家基因治疗公司，1999 年约有 30 家基因治疗的专业公司，到 2000 年达到近 100 家。一旦基因治疗产品被商业化推出，将带动一批基因治疗药物上市，基因治疗将迅速形成巨大的产业。

不负众望，细胞与基因治疗凭借极具潜力的前景吸引各路资本入局，发达国家和制药巨头纷纷加大基因治疗研发投入。2015 年年底，美国白宫发布《美国创新新战略》，明确把包括基因治疗在内的精准医疗作为未来发展战略，未来 10 年将投入 48 亿美元重点资助。2016 年 6 月，法国政府宣布投资 6.7 亿欧元启动基因组和个体化医疗项目，项目为期 10 年，将重点开展基因组学、个体化医学、基因治疗等研究。跨国的制药巨头对基因治疗领域也投入了大量资金。根据国际再生医学联盟的统计，2018 年全球细胞与基因治疗融资数额达到 97 亿美元，较 2017 年翻倍，2016—2018 年的年均复合增长率高达 88%。2018 年全球细胞与基因治疗的临床试验项目达到 724 个，同比增加 27%。其中处于 II 期临床的最多，达 398 个；I 期临床次之，发生 278 个；III 期临床发生 48 个。根据 Coherent Market Insights 的估测，全球细胞与基因治疗市场将从 2017 年的 60 亿美元增长至 2026 年的 350 亿美元，年均复合增长率达 22%。全球各国经济发展、人口老龄化、科技进步、医疗开支上升、鼓励医药创新等新政策，有望驱动全球细胞与基因治疗市场的规模持续增长。

许多人赞同体细胞疗法，但毫不犹豫地怀疑允许种系基因疗法可能会带来对未来不可预见的影响。也有人认为，经过适当的调控和保障，种系基因疗法是一种迄今取得的进展逻辑的延伸，是道德上可以接受的程序。

基因治疗主要包括以下五方面的内容。

（1）基因诊疗　指查出致病基因或与疾病密切相关的基因，可通过基因产物的检测来实现。所用方法有基因探针、限制酶酶谱分析、基因体外扩增（PCR，即聚合酶链反应）等多种技术。

（2）靶细胞选择　转基因治疗中的靶细胞选用应该是在体内能保持相当长的寿命或者具有分裂能力的细胞，这样才能使被转入的基因能有效地、长期地发挥"治疗"作用。因此，干细胞、前体细胞都是理想的转基因治疗靶细胞。以目前的观点看，骨髓细胞是唯一满足以上标准的靶细胞，而骨髓的抽取，体外培养、再植入等所涉及的技术都已成熟；另外，骨髓细胞还构成了许多组织细胞（如单核巨噬细胞）的前体。因此，不仅一些涉及血液系统的疾病如严重联合免疫缺陷病（SCID）、珠蛋白生成障碍性贫血、镰状细胞贫血、CGD 等的基因治疗都以骨髓细胞作为靶细胞，而且一些非血液系统疾病如苯丙酮尿症、溶酶体储积病等也以此作为靶细胞。除了骨髓，肝细胞、神经细胞、内皮细胞、肌细胞也可作为靶细胞来研究或实施转基因治疗。

（3）载体选择　目前用于转基因的载体有许多，最常用的有质粒、病毒载体。在选择载体时，需要考虑的是载体对机体的毒性、载体所携带的转录启动子启动转录的效率、载体对靶细胞的转染效率等。为了能够携带一些较大的基因（如 DNA 基因），近年来也探索了一些用较大的质粒（如人工酵母染色体，YAC）来实现大片段基因的转染。

（4）目的基因的表达　目的基因的表达是基因治疗的关键之一。为此，可运用基因扩增等方法适当提高外源基因在细胞中的拷贝数。在重组病毒上连接启动子或增强子等基因表达的控制信号，使整合在宿主基因组中的新基因高效表达，产生所需的某种蛋白质。

（5）种系基因治疗　种系基因治疗不仅在技术上更困难，而且提出了更多的道德挑战。种系基因治疗的主要方法：治疗前对严重的基因缺陷的母亲进行了胚胎植入（需要在体外授精技术的使用）；直接治疗病患成人的生殖细胞（精子或卵子细胞）的遗传缺陷，使缺陷基因不会被传递到他们的后代。这种方法需要专业的技术，删除有缺陷的基因，插入正常基因。

但是，转基因过程中需要注意一些事项，如：①必须考虑到被转基因在靶细胞中具有适当的表达效率。尽管在某些遗传病上，正常基因 2%~5% 的表达量就可能不会发病，但像珠蛋白生成障碍性贫血等疾病则需要较高的表达水平。②被转基因的表达必须受到严格的调控，做到这一点虽然很难，但在某些疾病上，过少的基因表达不能达到治疗目的，而过多的表达又会引起不良反应。因此，这就需要严格的体外试验和动物试验。③大片段基因的转染及不分裂细胞的转染都需要特别的考虑，否则难以达到预期效果。

（五）可穿戴设备

从 2013 年谷歌公司推出谷歌眼镜开始，人类开始进入可穿戴互联的时代。作为人机交互技术、传感技术、柔性材料技术、信息处理技术的集大成者，可穿戴设备将令互联网与人类的生活进行深度的融合，为人类的第五次科技革命画上圆满的句号。可以说，谁占领了可穿戴设备的市场，谁就可以在未来 10~15 年的前沿市场上所向披靡。

可穿戴设备由人体直接穿戴，决定了三个主要特点：可以获取人的相关数据、解决最直接的需求、小巧舒适适合佩戴。

(1)人的健康数据 一些可穿戴设备如隐形眼镜、手环等，与人极度贴合，可检测到人的心率、血糖等数据。这使可穿戴设备在医疗健康领域，特别是慢性病的监控方面，有着良好的应用前景。患者可以通过佩戴可穿戴设备来了解自己的健康状况，如果出现异常可尽早发现并采取措施，并可伴有报警功能通知家属和医院，从一定程度上能够起到减缓病情和避免意外死亡的效果。除了疾病诊疗方面，在日常健康护理方面，可穿戴设备作为一种辅助运动的工具也具有很大的优势。它检测到的人体状况数据可以帮助人们控制运动量，从而避免过量运动带来的不适。另外, 可穿戴设备, 通过人的各项数据对人的情绪进行感知, 从而向主人提供相关意见, 如过度工作可提醒其适当放松, 过度慵懒可提醒其做些感兴趣的事或进行锻炼等, 从而改善人类亚健康的状态。

【(2) 人的行为数据】 可穿戴设备每天被人使用, 因而能够得到人的行为数据。行为数据分成两类, 产品核心功能数据和额外行为数据。产品核心功能数据是指产品本身的价值就在于感测用户行为数据来帮助用户养成良好的习惯, 进行健康的生活。如智能牙刷可以感测人的刷牙习惯并提出改进建议, 运动手环可以反馈人的身体状态、步数或里程来帮助调节运动节奏等。挖掘设备可以探测到人体行为数据, 来帮助人们控制、规范个人行为, 促进健康生活, 是进行产品设计的一个切入点。在此方面, 可穿戴设备可广泛应用于早教领域, 但尚未有企业对此领域进行关注。

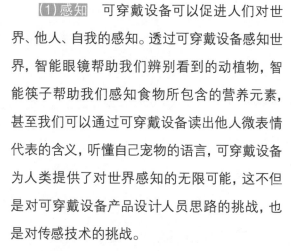

可穿戴设备被人随身佩戴, 在开发进一步功能之前, 首先需要解决的是人最直接的需求, 这些需求主要分成 3 类: 感知、管理、表达。

【(1) 感知】 可穿戴设备可以促进人们对世界、他人、自我的感知。透过可穿戴设备感知世界, 智能眼镜帮助我们辨别看到的动植物, 智能筷子帮助我们感知食物所包含的营养元素, 甚至我们可以通过可穿戴设备读出他人微表情代表的含义, 听懂自己宠物的语言, 可穿戴设备为人类提供了对世界感知的无限可能, 这不但是对可穿戴设备产品设计人员思路的挑战, 也是对传感技术的挑战。

【(2) 管理】 可穿戴设备帮助人们实现对其他电子设备的控制, 可以通过传感器实现对物品位置的记录, 可以让我们直观地看到自己规划好的行进路线, 可以对项目进度进行安排, 也可以实现对自己行为的控制。简单地说, 可穿戴设备不但能够实现对其他设备的控制, 还将原本由手机、计算机实现的功能搬到了人的身体上，从而让功能更加直观，让生活更加简单。

(3) 表达 可穿戴设备可随身携带，在交流的过程中，以投影、显示、三维成像、文件传输等方式实现更方便、更形象、更精确的表达。

(六)云计算在生物医学工程领域的应用

在网络和信息技术飞速发展的今天，在云平台上可将医院信息系统、医疗信息服务系统及医学图像存储传输系统通过网络连接起来，基于云计算平台的数字化医院完全有可能实现。如通过云计算改造现有的医疗系统，让每个人都能在学校、图书馆等公共场所连接到入网的医院，查询最新的医疗信息。云计算在医疗行业尤其是生物医学工程领域中的应用主要有以下四方面。

(1) 远程医疗诊断 远程医疗诊断是医疗发展的需求，对网络和存储系统有着很强的要求，还注重音频和视频信息的网上实时传送。但是这个系统一旦正式进入运作，必须保证 $7×24$ 小时不间断的正常开展，否则就无法保证远程诊断能够实现。基于云平台的远程医疗诊断，只要被赋予一定权限，不管在何地都可登录系统、咨询医生，把自己的病历和影像资料通过网络传送给医生，然后医生根据患者情况给出治疗方案，对疾病治疗有着重要意义。

(2) 医疗影像处理 医疗影像是现代医学诊断和检查的重要手段，二维、三维图像的使用，使医生可以直观得到患者身体内的各种信息，帮助诊断。而医学影像数据量比较大，而且边界提取、图像分割、图像融合等处理都需要专门的工具、专业的人才，耗费大量资源，如果在云计算平台上运作就可减少很多麻烦，并能保证速度和质量。

(3) 海量病历存储在云计算中 云后端有着足够大的存储空间，患者海量病历可存储在后端中央服务器，不仅解决了个别医院因为设备不足而导致的患者病历丢失的情况，而且病历可以全球存取，资源可由一个医院分享。

【4】DNA信息分析 以DNA组成的碱基为切入点，了解人类染色体的基因分布及核苷酸序列是基因组学的重大研究成就，但同时，也产生一个更为艰巨的任务，破译所有DNA的作用与机理，揭示生命活动的本质。但这项工作中的海量数据处理对工作人员是一个很大的挑战。如果将这些数据放在"云"上进行处理，利用云后端强大的服务器群，可以得到突破性的进展。

二、干细胞和再生医学技术

近年来，干细胞技术、克隆技术和细胞重编程技术等一系列技术和理论的突破，使人类有可能在体外培养各类干细胞，定向诱导分化为临床治疗所需要的各种组织细胞。干细胞可以作为"种子"细胞，结合三维打印（3D打印）技术用于组织工程化器官的构建，用于替换未来损伤或功能障碍的组织器官；与组织工程技术结合，开发新型智能化生物材料，更好地促进干细胞存活及修复作用发挥，更好地修复损伤组织器官；通过细胞因子及各种可能的新型药物，激活体内处于静止期或休眠状态的干细胞，使其活化、增殖、分化、迁移，从而修复或再生损伤或功能障碍的组织器官。以此为目的干细胞与再生医学研究涉及人体所有的组织和器官，因此，干细胞与再生医学技术涉及"三级预防"的各个环节，其与预防医学紧密结合可以

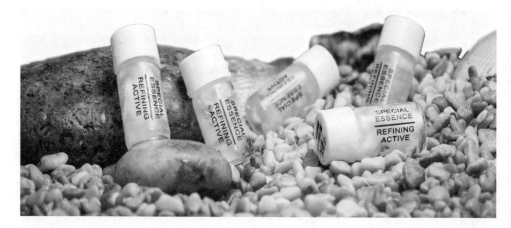

有效提升疾病预防和治疗效果，提高全民健康水平。干细胞与再生医学技术同预防医学相结合能最终实现疾病超前诊断、早期发现、主动预防、个性治疗，从而达到预防、延缓和逆转各种疾病相关的生理机能衰退和相关退化性疾病（慢性病）的目标。干细胞相关技术研究与应用将成为现代医学中一类全新的预防和治疗手段或新型"药物"，它标志着医学将走出组织/器官匮乏的困境和牺牲健康组织为代价的"拆东墙补西墙"模式，步入制造和再生组织器官的"再生医学"新时代，将有力推动 2049 年医学从"疾病医学"向"健康医学"变革。

干细胞与再生技术涉及胚胎干细胞技术、核移植技术与治疗性克隆、细胞重编程技术与诱导性多能干细胞（iPS）、成体干细胞技术、组织工程技术等多个领域。

（一）细胞和干细胞治疗

我国干细胞与再生医学领域发展迅速，经过 10 多年的发展，从干细胞与再生医学领域的整体科研水平看，我国已经跻身国际领先行列，取得了显著性的成果。在再生医学基础研究领域，我国已经进入国际一流阵地。作为再生医学基础的干细胞研究，我国与世界几乎同时启动，经过国家十几年的大力支持和发展，目前我国在国际干细胞研究的各热点领域均有布局，包括干细胞命运调控、成体干细胞、多能性干细胞、大动物模型构建等在内的研究具有与美国和日本同步的国际领先水平，其中在干细胞命运调控、iPS 等前沿领域研究中，我国已经拥有了良好的研究基础，且部分研究成果已经达到国际领先水平。目前，我国在干细胞技术研究与应用等方面也保持有一定优势，如资源优势，干细胞来源比较充足，未来市场有一定保障；同时还有积累颇丰的研究成果、宽阔的技术平台、逐渐规范的政策、丰富的动物模型等。完全有理由相信，随着研究的不断深入，细胞与干细胞治疗在预防领域的研究和应用将大有可为。

干细胞技术的飞速发展使其成为预防医学新的手段。细胞与干细胞可进入全身各组织，系统性提高全身细胞的更新换代能力和活性，全面改善组织、器官功能，达到预防和治疗功能细胞缺失引起的各类疾病。

目前，越来越多的科学家研究用干细胞预防和治疗各类疾病，甚至探讨用干细胞延长寿命。在实验室和临床中，有更进一步的研究表明干细胞疾病预防和治疗功能的证据。研究人员采用 D- 半乳糖连续数周皮下注射建立衰老小鼠模型，并于模型建成后给予人骨髓间充质干细胞输注，检测间充质干细胞治疗前后衰老相关指标。结果表明，骨髓间充质干细胞能改善 D- 半乳糖衰老模型小鼠的衰老相关指标，提示预防衰老及其相关疾病发生作用。已有大量的实验表明干细胞具有预防衰老作用，一些临床试验结果也初步显示干细胞对治疗衰老退行性疾病有明确的治疗效果。

但当人进入老年时期，其体内干细胞的数量和功能都逐渐降低，如骨髓或脂肪来源的干细胞可能活性不如年轻态的干细胞，因此这个问题的解决可能从两方面来考虑：一个是技术上对老年人的干细胞在体外进行预处理，从而激活其旺盛的干细胞增殖潜能和分化潜能；另一个是干细胞存储技术上的解决，将人年轻时的自体干细胞进行储存，以待衰老发生之时或之前进行预防性治疗。

自体干细胞的另一个来源是利用最新的诱导技术，即体外重编程技术，将自身的成熟细胞诱导为具有干细胞特性的细胞，并在实验室进一步培养扩增，用于组织修复与再生，从另一个侧面起到疾病预防的作用。

1 应用于心血管疾病

目前针对缺血性心脏疾病治疗手段包括药物治疗、内科介入治疗、外科手术治疗及心脏移植等，但都不能彻底恢复梗死区域的正常功能和微循环，容易复发，因此难以从根本上改善患者的生活质量。再生医学为心脏缺损组织的替代修复治疗提供了新的治疗策略。干细胞由于具有高度自我更新和多向分化潜能，因而成为再生医学中最受关注的"种子"细胞。近年来，干细胞技术的不断突破，在理论研究、临床前研究上已经很好的证明了我们可以在体外培养干细胞（其中在临床研究上，间充质干细胞由于易获得性、可扩增性及多向分化潜能使其目前的应用前景较为广阔)规模化扩增后,在体内外具有定向诱导分化为我们在治疗缺血性心脏病所需的各种组织细胞(如心肌细胞、内皮细胞等)的能力,同时输注到患者体内的以间充质干细胞为代表的成体干细胞还可以通过细胞—细胞相互作用,以及分泌干细胞因子、免疫调节因子等调节受损部位的再生微环境,从而促进微环境中内源性或外源性干细胞的定向分化。

近期在实验室以及临床研究中用于治疗心肌梗死的仍然以成体干细胞为主,分为两类:一类是肌肉类细胞,主要指胚胎心肌细胞、骨骼肌干细胞和在 2005 年刚被发现的内源性心肌干细胞;另一类是非肌肉类细胞,主要指骨髓间充质干细胞和血管内皮细胞。这些不同来源的成体干细胞为心肌系统疾病的治疗提供了很多有前景的选择策略。

2 应用于糖尿病及其并发症

糖尿病多是由于胰岛中的 β 细胞相对或绝对不足造成的,干细胞具备的增殖能力和分化潜能使其成为胰岛素分泌细胞的潜在来源,干细胞在胰腺特定的环境里可以分化为胰岛素分泌细胞。胰岛 β 细胞质量动力学变化受代谢因素的影响,通过其新生或再生、凋亡或坏死保持动态平衡。研究人员试图在体外通过多种方法将各种来源的干细胞分化生成健康足量的胰岛 β 细胞,移植到糖尿病模型体内观察降血糖作用,部分实验已纠正糖尿病动物的高血糖状态,这为以后的临床应用提供理论依据。2009 年《美国医学会杂志》(*JAMA*)发表了一项巴西最新研究结果,新诊断 1 型糖尿病患者(23 例)接受平均 29.8 周的造血干细胞移植(HSCT)治疗后,C 肽水平显著升高,大多数患者成功摆脱了对胰岛素的依赖。该研究为有望治疗糖尿病的新途径提供了思路。

由动脉阻塞引起的肢体缺血性疾病(如下肢动脉硬化性闭塞症、糖尿病肢体缺血、血栓闭塞性脉管炎等)是我国乃至世界范围内的常见病、难治病,并随着我国老

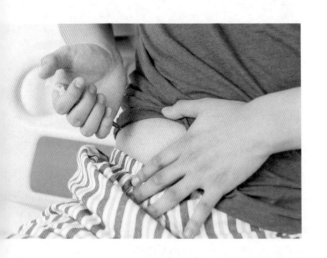

年人口的增多，发病有逐渐增多的趋势。国内外此前已有不同的研究小组对干细胞移植治疗肢体缺血性疾病进行了较为广泛的研究，目前应用骨髓造血干细胞移植治疗周围血管病患者的临床试验报告表明，接受自体骨髓单个核细胞移植治疗的43例下肢动脉缺血性疾病患者均获得了满意的疗效，且未发现任何明显的移植相关不良反应。目前国内外相关的临床试验已经在逐渐开展中，相关的数据表明，患者临床症状改善明显，生存质量得到极大提高，这些初步的临床试验结果预示着，干细胞移植治疗将有望成为血管新生的一种新策略。

3 应用于神经退行性疾病

干细胞研究的迅速发展，为神经退行性疾病的治疗提供了新的途径和可能。传统观点认为中枢神经系统神经元的产生只发生于胚胎期及出生后的一段时间，成熟的神经元缺乏再生修复能力，因而数目恒定。一旦遇到损伤，其缺失将是永久性的，不能通过神经元的分裂增殖以替换死亡的神经元，只能由胶质细胞增殖充填，导致相应功能损失的不可逆性。而近年的研究发现，将干细胞移植到病损或受伤的脑组织中，可能产生新的神经细胞，促进脑的再生修复。这无疑为脑神经细胞再生、脑组织移植及神经系统基因治疗等研究领域展现一个全新的研究前景。目前多种干细胞在神经退行性疾病动物模型上的尝试已取得进展。另外，把干细胞作为基因载体，进行干细胞移植联合多基因治疗，为神经退行性疾病的治疗提供了新的思路。

利用干细胞治疗神经退行性疾病具有独特的优势：①治疗效果好，利用干细胞的自我更新和分化能力，在病变部位大量增殖和分化为不同类型的神经细胞，重建神经网络，产生神经营养因子或神经保护因子，从而抑制神经变性或促进神经再生利用。②治疗方式安全，干细胞治疗基本上没有毒副作用，具有较高的治疗安全性。③无免疫排斥反应，自体或异体来源干细胞治疗直接作用于脑部神经系统，有效地躲开了血脑屏障，并且干细胞本身具有低免疫力，治疗后不会造成免疫系统排斥的危险。

目前大部分的干细胞治疗神经退行性疾病的研究结论是基于动物实验的结果，它们能否在人类身上得到类似或更好的结果，尚未可知。干细胞治疗分子机制、致瘤性及免疫排斥等问题还需进一步研究。干细胞替代治疗最终能否成功应用于神经退行性疾病的临床治疗，依赖于人们对干细胞生物学的深入研究和对神经退行性疾病机理的深入了解。

4 应用于骨关节炎和骨质疏松

临床修复软骨损伤的方法很多，当前对骨关节炎的干预措施基本的目的是缓和症状，减轻疼痛，以及使用非类固醇药物、类固醇或透明质酸等控制炎症，而这一切对关节组织进行性退化的影响有限。其他方法还包括微骨折术、自体或异体

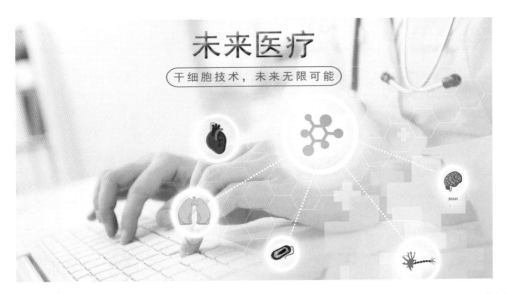

骨软骨移植、自体软骨细胞移植、基质诱导的自体软骨细胞移植以及基因治疗和干细胞治疗等。软骨退变是骨关节炎发病过程中的重要部分,应用软骨细胞移植法,不仅受到细胞来源的限制,而且提取细胞的供体部位出现的软骨缺损会形成新的骨关节炎。从干细胞生物学角度上看,人类骨骼来自成骨细胞及其更早期的前体细胞——骨髓间充质干细胞(MSCs),其在人体内具有多系分化潜能,即成骨细胞、破骨细胞、脂肪细胞、软骨细胞等,因此是人体骨骼系统发育生长和维持的重要"种子细胞库",这就为治疗骨性关节炎造成的软骨缺损提供了新的思路。干细胞在软骨修复方面的研究虽已取得较大进展,但仍存在许多问题,其中最主要的一个问题就是骨关节炎患者的骨髓间充质干细胞增殖能力和软骨分化能力是否比正常人要差还存在争议,还包括其他一些共性问题如细胞体外培养中分化增殖的调控机制不是十分清楚、产生的软骨组织的生物力学性能不太满意、新生软骨中后期是否发生退化、修复组织内细胞分子生物学特性等。

骨质是通过不断重复的骨破坏及骨形成来维持的,这一进程被称为骨重建。它是由破骨细胞及成骨细胞调节的,破骨细胞吸收局部旧骨质,而成骨细胞不断形成新骨,骨质疏松症则是这一生物调节失衡的结果。目前治疗骨质疏松主要以药物方法为主,然而这种治疗方法花费高,需要长时间治疗并且存在药物毒副作用,同时疗效并不理想。近年来,越来越多的科学家希望通过促进干细胞向成骨细胞分化来治疗骨质疏松,目前实验已经证实通过干细胞可以达到治疗骨质疏松的目的,由于其改变了骨代谢,因此可以从根本上治疗骨质疏松,并且能避免药物治疗的毒副作用,具有很好的应用前景。

5 应用于慢性疼痛治疗

目前,用于治疗慢性疼痛的方法主要采用药物和非药物的综合治疗方法。药物治疗包括非甾体消炎药(NSAID)、阿片类药、抗惊厥药、局部麻醉药、抗抑郁药、作用于兴奋性氨基酸受体的药物等。非药物治疗方法包括理疗(运动计划)、针刺、冷热疗、精神治疗、皮肤或周围神经点刺激、脊髓或深部脑电刺激、神经阻滞治疗和神经毁损，另外对于慢性疼痛的患者进行职业疗法和心理治疗也是必不可少的。

正在发展中的细胞治疗不仅能够改善止痛剂等分子的输送，同时有可能在疼痛发生的机制水平上彻底改善和治疗慢性疼痛疾病本身，从而能够对慢性疼痛起到一个长期的治疗效果。目前应用于临床治疗的干细胞主要来源于骨髓、脐血、成熟动物脂肪组织或脑组织中。来源于异体的干细胞受取材困难、伦理学和法律制约的影响，在实际应用方面遇到不小的阻碍。骨髓间充质干细胞是一类来源广泛、易取材、易移植、易于体外扩增且可被调控诱导分化的干细胞，它来源于自体，避免了免疫排斥和伦理学争议，在细胞治疗中有很大应用价值。有研究表明，间充质干细胞对于治疗神经失调有积极作用，可促进神经再生、改善糖尿病神经病变及多发性硬化，还可以帮助创伤后的（神经性）功能恢复。将间充质干细胞用于治疗慢性疼痛有巨大的潜力。

6 应用于肿瘤

肿瘤是目前威胁人类健康的重大疾病，因缺乏早期诊断指标及有效的治疗方法，其病死率一直很高。近年来人们对肿瘤发病、诊断及治疗等方面进行了大量的研究，基因治疗及免疫治疗等也已取得了较大的进步。由传统的根治性切除手术到功能性手术再到手术治疗配合应用放射治疗、化学药物及免疫生物治疗等综合性治疗，肿瘤患者生存率已大大提高，但仍存在肿瘤复发、转移，对放疗不敏感及化疗药物耐受的问题，这是威胁患者生存的最主要原因，是迫切需要解释和解决的问题。

近年来，越来越多的研究提示肿瘤放疗或化疗后复发与转移的"罪魁祸首"来自肿瘤内的一小部分具有干细胞特性的细胞，即肿瘤干细胞（CSC）。CSC是存在于肿瘤细胞中、具有高度自我更新和增殖能力并具有一定分化潜能的极少部分细胞亚群，是参与肿瘤发生、耐药、转移与复发的关键因素，传统的肿瘤治疗由于不能针对CSC，尽管能在一定程度上抑制肿瘤生长，但不能在根本上解决肿瘤治疗后的转移与复发。因此，筛选并鉴定新型肿瘤干细胞敏感的特异性药物／小分子，无疑具有十分重要的理论意义与社会价值。此领域的研究很可能是解开肿瘤发生发展等问题的核心。研究表明，部分肿瘤细胞的生长、转移和复发的特点与干细胞十分类似，因此有学者提出了肿瘤干细胞理论，肿瘤干细胞理论认为肿瘤组织内有一小群细胞与干细胞具有类似的广泛增殖、自我更新及分化潜能等特性，并且能表达与某些正常干细胞相同的标记蛋白。目前已在白血病、乳腺癌、恶性黑色素瘤、肠癌、肝癌等肿瘤中证实肿瘤干细胞的存在。肿瘤干细胞理论让人们重新认识了肿瘤的起源和特性，并且对肿瘤的临床治疗提供了新思路和新方向。

"肿瘤干细胞理论"认为肿瘤干细胞是肿瘤发生发展、侵袭转移和复发耐药的根本动力。肿瘤干细胞概念的提出，提供了靶向性或选择性杀伤肿瘤干细胞，从而达到根治肿瘤、防止肿瘤复发和转移的可能性。我们有理由相信，在不久的将来，肿瘤干细胞的特性将被清楚地展现在我们面前，干细胞分化的机制也将水落石出，基于这些基础医学研究领域的突破，我们终将杀灭或分化肿瘤干细胞，最终战胜肿瘤这个困扰人类健康数百年的"冷血杀手"。

7 应用于其他疾病

随着人类寿命的延长，各种功能性与退行性疾病明显增加，这些疾病均是由于功能细胞数量减少和／或功能减弱引起。在理论上，组织内功能细胞不具有自我更新能力，功能细胞的补充需由干细胞分化而来。当干细胞功能不全时，功能细胞的补充发生困难，引起疾病。如在老年性贫血中，目前发现造血干细胞不能完全维持血液系统，提示该疾病是由干细胞功能不全引起。因此，功能性与退行性疾病均可能由于干细胞功能不全所致。对干细胞自我更新、分化及老化进行研究，将从理论上指导衰老相关疾病的研究，并有助于发展衰老相关疾病的诊断与治疗方法。其他和衰老相关的疾病还包括类风湿性关节炎（RA）等自身免疫性疾病、软组织缺损萎缩、严重脱发等，也有望采用干细胞疗法进行有效的治疗。

（二）组织工程与 3D 打印技术

1 组织工程与 3D 打印技术简介

组织工程是应用生命科学与工程学的原理与技术，在正确认识哺乳动物的正常及病理两种状态下的组织结构与功能关系的基础上，研究开发用于修复、维护、促进人体各种组织或器官损伤后的功能和形态的生物替代物的一门新兴学科。组织工程的核心是利用三大要素（即种子细胞、生长因子、三维支架）建立由细胞和生物材料构成的三维复合体。种子细胞的来源一直是制约组织工程发展的瓶颈之一，其主要原因是许多成体组织细胞是终末分化细胞，其来源和扩增能力均非常有限，应用受到很大限制。干细胞作为一类特殊的具有自我更新能力和多向分化潜能的细胞，成为种子细胞的主要来源，进一步推动了组织工程的发展。

近年来，组织工程研究进展迅速，然而组织再生这一复杂的过程，仍然有许多问题亟待解决，其中最大的挑战就是组织器官内的细胞多样化和血管组织问题。科学家将最先应用于工程领域的 3D 打印技术转用到组织工程中，希望利用 3D 打印技术来解决这一难题。3D 打印学名为快速原型制造或增材制造，是 20 世纪 80

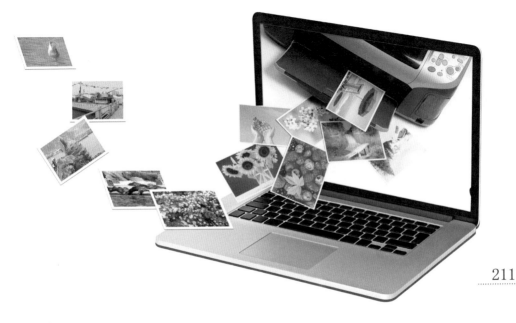

年代后期开始逐渐兴起的一项制造技术，它是指在计算机控制下，根据物体的计算机辅助设计模型或计算机断层扫描等数据，通过材料的精确 3D 堆积，快速制造任意复杂形状 3D 物体的新型数字化成形技术。3D 打印是基于信息技术、精密机械以及材料科学等多学科发展起来的尖端技术，主要通过计算机创建的三维设计图对材料进行分层打印叠加，最终成形。生物 3D 打印则是以特制生物"打印机"为手段，以加工活性材料包括细胞、生长因子、生物材料等为主要内容，以重建人体组织和器官为目标的，跨学科和领域的新型组织工程技术。生物打印代表了 3D 打印技术目前的最高水平：以创新、快速、个性化为特点，构建复杂组织或器官，实现个性化制造，应用于组织工程等再生医学领域。

2 在疾病预防控制和健康促进干预技术中的应用

组织工程的最终目的是应用构建组织修复体内缺损。近年来，组织工程皮肤、组织工程化软骨和骨在临床应用中的成功，进一步证实了组织工程技术的应用前景。干细胞与组织工程研究正在不断取得重大进展，尽管大部分工程化的组织或器官产品包括人工皮肤、血管、软骨、骨、角膜、心脏瓣膜、气管、肌腱、韧带、神经、肌肉、骨髓、生殖道、尿道、肠、乳房、肝脏、肾脏、胰脏、心脏、膀胱等处于实验室研究探索阶段，但是仍有部分产品已经开始临床试验或已经获批应用。目前，美国食品药品监督管理局（FDA）已批准 7 个组织工程化产品上市，中国 CFDA 已批准可诱导骨再生的骨诱导人工骨及组织工程化皮肤上市，并颁布了七个组织工程化产品标准。

目前，3D 打印技术发展迅速，在国际上已被用于器官模型的制造及细胞或组织打印等方面，在大段骨修复材料、血管与血管网、人工肝脏、血管化脂肪组织等方面都有了可喜的成果。各国科学家积极进行 3D 打印技术应用于组织工程的探索，研究 C 肽等新型生物墨水；探索不同组织例如血管的打印材料、打印器械、打印模式、打印参数等；模拟皮肤组织和牙齿结构进行 3D 打印；将 PEGDMA 与功能细胞如软骨细胞联合打印，进行相关细胞与组织形态、细胞状态、分泌因子等的检测；将不同的细胞因子（BMP2、TGF-β）、干细胞（神经干细胞、间充质干细胞等）混合，联合水凝胶进行打印，进行干细胞生长、分化等相关研究。韩国科学家使用微型光固化立体印刷生产了组织支架。美国科学家开展了三维乳腺癌组织测试系统的研究、细胞打印应用于创面修复的研究、基于细胞组装的集成微肝脏模拟装置的研究等一系列研究。英国爱丁堡大学的研究团队已成功制造出可以打印患者自身干细胞的 3D 打印机，通过该机器打印出的干细胞仍保持其正常的生物学功能。我国的生物 3D 打印技术的发展也已经与国际先进水平接近，已经成功研发了低温沉积生物材料三维快速成形技术，研发了新型细胞组装机，用于复杂梯度结构的支架组装，打印出了高细胞存活率的人类肝脏单元和脂肪组织等。使用 3D 打印技术打印的支架复合骨髓干细胞，并进一步诱导干细胞向软骨细胞分化获得软骨组织，避免了免疫排斥反应的发生，降低了移植物携带病毒的风险。

3D 打印技术在国内外发展迅速，现阶段已形成细胞及器官打印、医疗植入体打印制造、假肢制造和手术器械制造等多个应用发展方向。美国医生利用 3D 打印心脏模型确定手术方案，减少手术次数，进行缺陷修复和矫正；英国医生和科学家利用 3D 打印技术为患者设计专用假肢并成功安装；澳大利亚医生为患者设计、打印并植入钛合金下巴；日本科学家已经开发出能在短时间内批量生产可移植的皮肤、骨骼和关节等的技术；我国也已打印出头盖骨、肩胛骨、锁骨和脊椎等的钛合金假体，并植入到患者体内。

3 展望

组织器官的缺损或功能障碍也是人类健康面临的一大难题。全世界每年有数以百万计的患者因为遭受各种形式的疾病及创伤，导致组织器官和功能丧失，需要进行移植重建。目前我国人口数量已超过 14 亿，各种由于组织器官的缺损和功能障碍造成的疾病，日益危害广大人民的健康及生命。组织器官的缺损或功能障碍是人类健康所面临的主要危害之一，也是人类疾病和死亡的最主要原因。因此，以组织器官的替代、修复、重建和再生为主要内容的干细胞与组织工程相结合的研究可以解决供体短缺的挑战，具有巨大的社会需求和经济效益；同时也是建设小康社会，提高人民健康水平，提升生活质量的有力保障和重要指标。

3D 打印技术与干细胞和组织工程的结合无疑在未来医学中具有举足轻重的作用。目前组织工程化器官由于器官结构和功能的复杂性，在构建过程中面临着巨大的挑战。其一是器官中含有多种不同的细胞，如何将不同的种子细胞严格按照正常的解剖结构在生物材料上能够三维有序排列与组装，并在组织形成过程维持这种严格有序结构难度极大。其二是产生血管化的组织，组织的血管化可用于新生或恢复血流供应，以此满足构建带有血液供应的人工组织的需要，从而适应临床上具有一定厚度的组织修复需求。虽然目前 3D 打印技术还处于实验室阶段，距离临床应用还有很长的路要走，但随着医学影像学、生物工程及材料学等学科的发展和学科的交叉融合，相信在不久的将来，3D 打印技术能做到高效、高精度、低成本。3D 打印技术与干细胞和再生医学领域的结合，打印构建高度仿真且具有全部生理功能的人造器官，继而取代人源器官进行器官移植，将带来患者个体化定制器官、组织的实现，这将极大促进包括器官移植、组织修复重建等多学科的进步。

（三）促进组织修复的新型智能材料

1 新型智能材料简介

自组织工程概念提出至今 30 多年来，对人体缺损组织修复的研究已经涵盖细胞生物学、材料科学、化学和临床医学等众多交叉学科。组织工程中对支架材料最基本的要求就是：生物相容性及可降解性。常规的支架材料主要包括天然可降解高分子材料（如胶原、壳聚糖、明胶、琼脂、葡聚糖、透明质酸）、天然可降解无机材料（如磷酸钙、羟基磷灰石）、合成可降解高分子材料（如聚乳酸、聚乙醇酸，以及两者的共聚物）、合成可降解无机材料（如磷酸钙水泥、羟基磷灰石、磷酸三钙、生物活性陶瓷等）、复合材料（如聚乳酸—羟基磷灰石）。而细胞生物学研究尤其是干细胞研究的突飞猛进和材料科学的不断进步及二者相互促进的融合式发展又催生了新型智能材料的大幅发展。

什么是智能材料呢？举一个自然界中的例子：海参有一个特性，当你用手碰它一下时，海参身体会变得像木头一样硬，但是如果你将它紧捏在手里，它又会变得滑溜溜的像果冻一样，从你手中溜走。可以这样说，海参的身体就是一个活生生的"智能材料"。

比起传统的生物材料，智能化生物支架材料除了自身具备的优良机械特性，还需要能较好地引导（干）细胞分化和控制生长因子的释放。水凝胶就是一个典型的例子，也是近30年来研究者感兴趣的课题之一。水凝胶是由高分子组成的三维空间交联网络与水的混合体系，根据对外界刺激的响应情况，可将其分为传统型水凝胶和环境敏感型水凝胶两大类。传统型水凝胶对环境如温度或pH等的变化不敏感，且在研究和应用过程中逐渐显现出了一些结构及性能方面的问题，如力学性能较低、不易控制降解等，从而限制了传统型水凝胶在临床上的应用。环境敏感型水凝胶能够感受来自外界的刺激，导致某些物理或者化学性能发生显著的变化，除了传统的温度、光、pH、磁响应方式，还可以具有生物信号响应方式如生物分子、酶、葡萄糖，以及多重响应等，因而在生物医用材料领域具有广泛的应用，此类材料构成了一类主流的智能材料。

这类"水凝胶"支架在组织损伤修复过程中能为细胞提供"营养"，促进健康组织生长，加速伤口愈合。例如，2013年，美国约翰·霍普金斯大学医学院在《科学·转化医学》杂志上报道他们在实验室里和山羊身上进行了多年实验，最终开发出一种新型水凝胶生物材料和一种黏合剂，黏合剂用来使水凝胶牢牢地黏在骨骼上。在患者软骨修复手术中将他们开发出的新型材料注入骨骼小洞，能帮助刺激患者骨髓产生干细胞，长出新的软骨。在临床试验中，新生软骨覆盖率达到86%，术后疼痛也大大减轻。

再举一个例子，2015年，加拿大研究人员在某杂志上报道他们开发出了一种新的水凝胶，包括两种成分：甲基纤维素和透明质酸（又称玻尿酸），前者是一个很好的注射干细胞到体内的介质，后者则可提高干细胞的存活率，甚至帮助组织修复。水凝胶与干细胞注射到特定组织部位后，水凝胶在几周内便会溶解并被吸收。该团队在小鼠中的研究显示，水凝胶不仅有利于干细胞移植，也可加速眼睛与神经损伤的修复。

2 未来新型智能材料研发与应用

实际上，上述列举的两个水凝胶的开发仍然不是最富有想象力的智能材料。目前，智能材料的开发，作为一个交叉学科，其实是在从两个方向上快速发展和努力推进，其中一个方向是组织工程—支架材料—生物材料—智能材料；另外一个方向是材料科学—高分子材料—智能材料。第一个方向是生物医用领域，第二个方向是高分子材料领域。

在生物医用材料领域，对于材料的可降解性有严格要求。而单一的可降解药物缓释载体材料和单一的智能型水凝胶材料已有较多报道，但能够同时达到这两种要求的材料则报道的很少。换句话说，目前仍处于研发前沿中，这就要求不同的应用领域应该选用不同的高分子原料，以满足不同的需求。下面简单介绍几种目前具有良好应用前景的、代表性的新型智能材料。

从临床应用的观点来看，新一代的理想的生物材料应以方便临床应用的形态如液态形式存在，并在植入后能迅速转变成另一种形态如固态和凝胶。形状记忆复合物作为一种新型功能材料，在医学领域有着广泛的应用前景，其中代表性的为近年研制成功的聚氨酯形状记忆聚合物泡沫，目前有报道的是，形状记忆聚合物可作为组织工程支架，除了可以实现微创植入，还可以提高对骨缺损的组织修复和再生。预计到2049年，形状记忆聚合物在人工肌肉等其他器官的组织修复和再生方面也会有进一步的完善和提高。可注射水凝胶同样具有溶胶与凝胶之间的形态转变，并且也具有微创应用的优势，分为光照射成胶水凝胶和自组装成胶水凝胶。可注射水凝胶由于上述特性，其应用范围得到了极大扩展，并且提高了患者的满意度，在一定程度上还降低了成本，有望在未来30年内得到进一步的发展和应用。

[形状记忆复合物] 形状记忆复合物是一种新型功能材料,其特性是在人体内温度条件下以一种永久的稳定形式存在,而在室温下,材料又以一种临时的流动性或半流动性形式存在。

[可注射水凝胶] 可注射水凝胶是指具有一定流动性、可以注射使用的一类水凝胶。

在提高这些材料的再生修复功能方面,还有一种策略是在材料复合上和修复目标区域生物学特性匹配的生长因子,如血管内皮生长因子(VEGF)、碱性成纤维细胞生长因子(bFGF)、表皮生长因子(EGF)及其他具有再生修复生物学功能的生物分子等。或者进一步在此基础上复合具有再生修复功能的干细胞,目前国内该领域专家如戴建武、金岩等的研发团队也在临床试验中取得了较好的治疗效果,有望在未来 30 年中逐步加快转化应用速度和扩大临床适应证。

在未来的研究中,用于组织修复的水凝胶可考虑从四方面进一步完善提高。①提高生物相容性,实现对细胞所处微环境的整体仿真。②合适且可控的材料降解速度,使之符合力学性能要求及各种不同组织再生的需要。③与其他材料复合,实现成分、结构、功能的全面仿真,以满足复杂器官体外构建或者体内再生修复的整体需求。④考虑与最新前沿技术相结合,如纳米技术、3D 打印技术、大数据、精准治疗等,制备出个性化的满足不同需求的水凝胶。从材料科学的观点来看,纳米技术的建立和迅猛发展无疑是本领域最激动人心的进步和突破。近 10 年来,随着纳米科技及生物医学的快速发展及对多重复合型功能的需求,诞生了纳米复合水凝胶,纳米材料的尺寸及特殊的性质为纳米复合水凝胶在生物医用方面的研究和应用奠定了优势。根据修复的不同组织类型及不同功能要求,进而方便地通过调整纳米粒子的尺寸而设计成比非纳米材料更灵活的组织修复智能材料,将是未来 30 年一个激动人心的发展方向之一。不得不提及的是,由于纳米技术的极高精确度,因此,纳米技术长久以来一直被誉为未来对抗癌症的最理想武器,尤其是与癌症干细胞理论结合后,更将在未来 30 年里逐步发挥其巨大的抗癌研究威力。

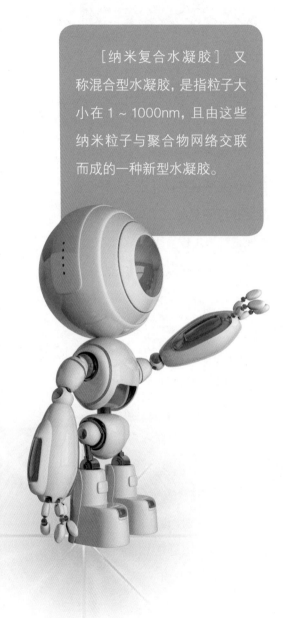

[纳米复合水凝胶] 又称混合型水凝胶，是指粒子大小在1～1000nm，且由这些纳米粒子与聚合物网络交联而成的一种新型水凝胶。

说到纳米技术，就不得不提及纳米机器人。1959年，首先提出纳米技术设想的是诺贝尔物理学奖得主理论物理学家费曼。他首先提出利用微型机器人治疗疾病的设想。其原话是"吞下外科医生"。1990年，我国著名学者周海中在《论机器人》一文中预言：到21世纪中叶，纳米机器人将彻底改变人类的劳动和生活方式。谷歌工程总监科兹威尔大胆预测，到2045年，血液中的纳米机器人将可以充当免疫系统，摧毁病原体、清除杂物、血栓和肿瘤，甚至纠正DNA错误、逆转衰老过程，届时纳米机器人可以进入心血管系统中来治疗疾病，结合大脑皮层和云端联系的技术，使人类能够"长生不死"。

3 / 展望

智能生物材料的产品转化，趋势是由简单到复杂，从最开始使用单一支架或一种干细胞或一种因子，到两种甚至多种，根据移植患者的自身情况及疾病类型，匹配不同的支架材料和不同的干细胞及不同的生长因子相互组合，在体外人工培育组织器官或者是直接移植到体内再生修复缺损部位，在未来能够像"汽车4S店"一样，达到"零件替换"模式的再生修复治疗。目前，采用相关生物材料在骨、创面修复和组织工程器官获得力学功能方面取得了成功，并且在这些领域里材料都起到了一定程度的促进再生的作用。但是在心血管系统、中枢神经系统等领域，具有促进再生功能的材料仍然有很长的路要走。我们以心脏病和肝癌治疗为例，畅想一下，到 2049 年可能取得的重大进展或者说彼时心脏病和肝癌治疗时的场景。

一个突发心肌梗死的患者被送入医院急诊科，经过紧急手术已经脱离危险，转到病房住院治疗。住院期间，临床医生和再生医学专家系统地为他检测了心脏的受损情况，确定了受损部位，并评估了再次发生心肌梗死的危险性及心脏自身的修复能力，如受损程度较低，则以刺激内源性心脏干细胞再生为主，采用"智能创可贴"的形式，将负载有促进心脏再生和血管再生因子的智能生物材料贴在受损部位附近；如受损程度较高，则以移植外源性干细胞为主，采用智能生物材料，提供细胞基质样的作用，提高移植细胞的局部保留、存活率及功能，同时也可通过修复或者再生组织微环境的方式促进干细胞向心肌细胞的分化。

一个晚期肝癌患者被送入医院，已经无法进行常规的手术治疗，因为癌细胞已经严重扩散转移，包括肝内、肺部、外周血等，这时将最新型的能够靶向肿瘤（干）细胞的纳米材料（机器人）通过静脉输注到患者体内，这些"战斗部队"则迅速靶向到肿瘤细胞最多的部位开始"扫雷"。这些材料通过负载的靶向性药物将肿瘤（干）细胞大部分清除后，开始进行第二波"建设工作"，将之前因为"战斗"受损的"战场"——肝脏和肺等器官进行重建修复，逐渐恢复脏器功能……

219

（四）促进组织再生的新型药物研发

全球每年有很多患者需要进行器官移植，而与之相对应的器官捐献的人少之又少，就中国而言，每年因终末期器官衰竭等待器官移植的患者约有 30 万人，而仅在中国人体器官分配与共享计算机系统中排队的终末期器官衰竭患者就有 2.2 万人。与这一需求形成鲜明对比的是，我国每年器官移植数量仅约 1 万例。在美国，每年受心力衰竭影响的人大约就有 600 万人，需要花费 334 亿美元。全球每年终末期肝病新增约 600 万例，死亡约 100 万例。在我国每年仅因肝癌死亡的大约有 38.3 万人，占了全球肝癌死亡人数的 51%。肝移植是目前治疗终末期肝病的唯一有效手段，但是肝源严重匮乏是当今肝移植领域面临的重大难题，在美国，每年器官移植的供需比例是 1∶4；在中国，每年等待肝移植的 30 余万患者中，只有约 3000 人能够有幸获得移植，而等待器官移植的患者仍以每年 11% 的速度快速递增。每年大约有 17% 的患者在等待肝移植的过程中死亡，而且还有很多其他的终末期肝病患者并不适合接受肝移植。因此我们需要寻求其他方法，来对组织器官发生病变的患者进行有效的治疗。

干细胞在一定条件下，可以分化成多种功能细胞。在机体正常的生长情况下，许多组织如皮肤、血液和小肠上皮来源的细胞寿命很短，需要不断地被相应的新细胞替换。然而，通过已存在的分化细胞来补充这些细胞的来源是非常有限的。同时，在机体受到外界损伤的情况下，需要更多的相应细胞来补充受损细胞。为了弥补细胞来源缺乏的不足，机体在发育的过程中还保留了一部分未分化的细胞，也就是干细胞。一旦生理需要，这些干细胞可以按照发育途径通过分裂产生分化细胞。但是在有些情况下，干细胞的数量仍然不能达到机体修复受损组织器官的需要，因此我们可以通过某些药物诱导干细胞的再生来对发生病变的组织器官进行治疗。那么，在 30 年以后会出现什么样的药物可以对受损的组织器官进行治疗呢？

1 细胞因子类药物

细胞因子是干细胞的增殖、再生及分化所必需的。它可以调控细胞分化、调节免疫功能和生理活性，并参与病理反应，具有多效性、重叠性、拮抗性和协同性等特点，在组织再生中起到很大的作用。所以，我们可以通过不同的细胞因子，特异性的刺激不同的干细胞的增殖或者再生，来对不同的组织器官进行修复。

2 小分子化合物类药物

小分子化合物由于相对分子质量较小、物化性质明确、稳定、分布在各器官和组织及可控性更强的特点，越来越受到人们的关注。并且小分子化合物的作用机理比较明确，可以有目的性的修复同一类型的受损组织。比如，现在已经发现的SW03329对组织干细胞而言是一种维生素，可以刺激组织干细胞更快地修复组织，并且可使多种组织损伤愈合，如受损的骨髓、肝组织和结肠组织等，能够用于接受骨髓移植、溃疡性结肠炎及肝脏手术的个体治疗。以后，精准医疗的应用也会越来越广泛，我们可以针对不同的干细胞发育调控的关键基因或信号通路研发不同的小分子药物，更加精确的刺激相应干细胞的再生，促进受损组织器官的修复。

3 miRNA 类药物

成体干细胞在大多数情况下处于静息状态，在受到外界压力，如组织损伤的时候，可以打破静息并且迅速地增殖或分化。干细胞能够在较长的时期内维持静息状态是将哺乳动物成体干细胞与分化细胞区分开来的一项关键特征。在干细胞维持静息状态中，miRNA 信号通路起到了关键的作用，功能性 miRNA 信号通路激活或缺失的细胞会自发脱离静息状态，进入细胞周期。miRNA 在胚胎发育、细胞分化和器官生成等重要的生物学过程中承担关键性的调控功能。它在天然细胞中大量存在，能与靶基因的 mRNA 配对并阻碍其翻译，在转录后水平上调控目标基因的表

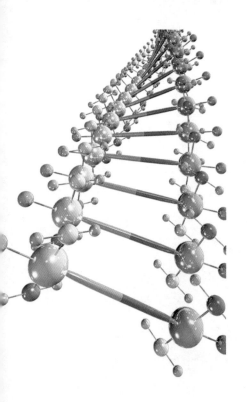

达。近年来就有研究表明，miRNA-489可以将卫星细胞自发脱离静息状态，进入细胞周期，有望成为促进损伤肌肉组织再生的药物。还有研究小组表明，将miRNA-590和miRNA-199a用一种无害病毒作为载体将其注射到活体小鼠中，结果能引起他们受损害心脏组织再生，以后可以用来治疗心脏疾病。

4 纳米药物

纳米科技自20世纪被提出之后，在材料、冶金、化学化工、医学、环境、食品等各领域均表现出巨大的应用前景。在药物研究领域，由于纳米技术的不断渗透和影响，引发了药物领域一场深远的革命，从而出现了"纳米药物"这一新名词。纳米药物是以纳米级高分子纳米粒、纳米球、纳米囊等为载体，与药物以一定方式结合在一起后制成的。人生病了，就是细胞病了，病毒把好的细胞杀死。传统药物治疗只能解决病痛，癌症、心脏病等一些重大疾病目前一时解决不了，有时过度用药，还产生抗体，药物就没有效果了，不仅如此，药物还会杀死好的细胞。怎么找一种新的办法来治疗疾病呢？纳米颗粒能把人体内的干细胞诱导分化出来，干细胞被称为"万能细胞"，被激发活力后依靠其分泌的各种修复因子或免疫调节因子去治疗疾病，同时依靠干细胞在特定的条件下，激活内源性干细胞，可分化成某些组织器官的细胞，从而替代死亡细胞，从根本上安全有效地修复病变组织。比如在治疗胰腺癌方面，我国科学家设计合成了一种新型的多层磷脂—聚合物混合型纳米载体，从而实现了分层载带FOLFIRINOX化疗方案中的3种有效治疗成分(5-氟尿嘧啶、奥沙利铂和伊立替康)，填补了同时携带多种药物的纳米载体在胰腺癌治疗中的技术空白。同时，一些具有特殊功能，如促炎症反应的纳米材料，可直接作为药物，使组织修复和再生。近年来有团队研发出一种用抗炎肽双亲分子处理具有高促炎性的生物支架系统，表现出了较好的再生能力，同时能调节先天炎症反应，从而修复受损的膀胱。并且这一研究结果不只与膀胱再生相关，对于其他类型的组织再生也有重要意义。

5 电刺激疗法

很多药物的作用原理是能够选择性地与特定受体结合，从而调节特定细胞的代谢活动，启动基因的表达。然而，药物也可能会有危险的不良反应。一经口服或注射，药物会传遍整个身体。当与目标细胞外的其他细胞相互作用时，就可能产生让人不愿看到的结果，并且研发药物的耗资也是巨大的。而神经递质的作用也是与受体结合，传导到轴突末端的电信号会刺激轴突释放神经递质，后者会扩散并越过突触间隙，与分布在目标神经纤维或器官细胞上的受体结合，改变目标细胞的活动和功能。如果有一种装置，可以沿着神经纤维传递信号，刺激神经元产生有着药物功效的神经递质，那么这种方法无疑有着独特的优势。由于这种"药物"是机体自己合成的，因此能在特定时间准确地把合适剂量的"药物"传送到特定组织，这样就不会产生不良反应。在不久的将来，我们可以研发出这样的装置，普及到各个家庭中，当机体受到损伤或者在发生疾病的情况下，通过医生的指导，我们自己就能够对不同的部位进行不同方式的电刺激，有效地促进不同组织器官的再生修复，就可以足不出户的治疗自己的疾病。

6 干细胞药物

人体许多疾病是由于干细胞的缺失或者基因突变而引起的，我们可以通过给人体移植干细胞来对这些疾病进行治疗，比如现在已有通过移植造血干细胞对白血病患者进行治疗。并且这种"药物"可以是从患者自体来源的，避免了免疫排斥等

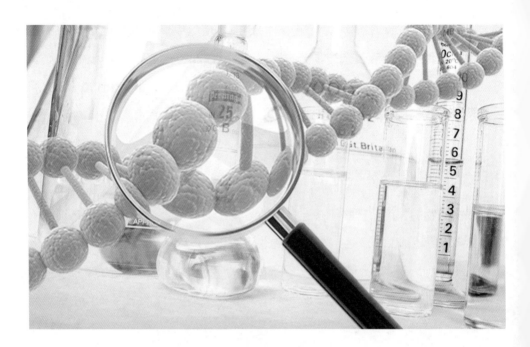

问题。然而，并不是所有组织器官的干细胞都容易分离培养，因此需要通过其他方式来获取此类干细胞。传统的方法是拟通过诱导胚胎干细胞（ESC）定向分化的方法来获得特定类型的细胞，但是胚胎干细胞在应用的时候面临着诸多问题，如免疫排斥、伦理学问题等。近年来，诱导多能性干细胞（iPS cell）的出现，很好地解决了这些问题。iPS 细胞能够像人体胚胎干细胞一样用于临床治疗、疾病建模及药物筛选等工作。而且 iPS 细胞还具有一个明显的优势，因为它直接来源于成体细胞，所以解决了 ESC 最让人头疼的来源问题。另外，每个人的成体细胞都能诱导出他们自身特异性的、具有同样遗传背景的 iPS 细胞，所以更利于治疗工作。同时还能利用身患某种疾病个体的 iPS 细胞制造这种疾病的细胞病理模型。并且该技术也在不断地完善，可以很好地杜绝早期 iPS 细胞用病毒介导的转录因子所带来的安全性隐患。同时，谱系重编程的出现，很好地避免了 ESC 及 iPSC 诱导所得到的细胞难以实现功能性成熟、纯度不高及成瘤性等弊端。因此，我们可以通过不同的方法，诱导出不同的具有功能性的组织器官，并将其储存起来，若有受损的组织器官，便可将其取出并移植至人体内，如同给机器更换零件一样，方便、快捷、有效，届时，人们也不必再为组织器官受损衰竭而担心了。

　　长期以来，人们一直致力于对组织器官再生修复药物的研究，相信在未来的 30 年里，我们会对人体有更加深入的了解，新的药物、新的技术方法也会不断出现，使人类能够更加健康的生活。

　　虽然目前关于干细胞的研究在很多方面取得了突破性的进展，但是干细胞研究中依然有很多未知的领域需要科学家们不断地探索和追求。这些问题主要包括以下几方面：干细胞定向诱导分化的调控机制；获得足够数量和高纯度的功能细胞；目的细胞的组织特异性整合和功能发挥；来源于胚胎干细胞的细胞应用于细胞和组织替代治疗所面临的移植排斥；胚胎干细胞来源的目的细胞的致瘤性；细胞重编程获得的诱导性多功能干细胞的编程效率、诱导分化、安全性等。

　　另外，尽管目前干细胞应用于退行性疾病和功能障碍性疾病治疗的研究已成为生物医学的热点领域之一，但除了血液病等少数疾病的治疗，干细胞治疗真正能满足临床需要或成熟应用的还寥寥无几，目前大部分干细胞应用研究仍然为临床试验水平，虽然已经取得很好疗效，但目前国内一些医疗机构盲目夸大干细胞治疗的疗效，或由于经济利益的驱使，对可能并不适合干细胞治疗的患者采用了这种方法，有悖科学原理，应该予以制止。

　　"以干细胞治疗为核心的再生医学，将成为继药物治疗、手术治疗后的另一种疾病治疗途径，从而成为新医学革命的核心"。科技部 2012 年 4 月发布的《干细胞研究国家重大科学研究计划"十二五"专项规划（公示稿）》对干细胞治疗的地位作了上述评估，这代表了中国政府对干细胞治疗的基本认识。干细胞与再生医学技术是一个多学科交叉的新兴领域，其在基础研究和技术产品研发方面均呈现快速发展的态势，但是与此密不可分的政策框架、技术规范、产品标准、临床准入、评估指标、转化模式、伦理准则等却相对不完善和滞后，给干细胞治疗的临床转化研究带来了一系列的困难和困扰。针对这些困难，我们应坚持理论创新与解决临床实际问题相结合，坚持规范技术、科学合理、积极协调、有序推动等原则，积极推动我国干细胞治疗的标准化和规范化。

　　总之，随着干细胞研究方法和各种检测、分离、扩增与诱导分化、示踪等技术的不断改进和完善，干细胞治疗在临床中的应用范围将越来越广泛。可以预见，干细胞治疗将在今后的医学界，乃至整个生命科学领域均具有巨大的应用潜能。这些研究使人们看到了高新技术合理应用的良好前景。但是，从基础到临床应用，对干细胞治疗来说仍有很长的路要走，其等待的时间和付出的巨大努力并不能降低我们发展以干细胞为基础的再生医学的热情，因为它使我们第一次拥有了治疗"无药可治"的疾病的希望。干细胞与再生医学技术与预防医学紧密结合提高各类疾病防治水平具有巨大的社会需求，是提高人民健康水平，提升生活质量的有力保障。

三、健康传播技术

（一）健康传播的定义

　　美国国家癌症学会及疾控中心指出："健康传播是指借助各种媒介渠道，结合多种传播手段，为维护和促进身体健康与生命安全而制作、传播、分享健康信息的过程。"从传播学角度来解读，美国学者罗杰斯将健康传播定义为"以传播为主轴，通过4个不同的传递层次，即自我个体传播层次、人际传播层次、组织传播层次和大众传播层次，将健康相关内容散发出去的行为"。

（二）健康传播研究的基本理论

　　健康传播理论关注和强调通过健康信息的有效传递，实现健康行为的改变，从而维护和促进受众健康。因此，有关行为改变的理论模式在健康传播领域广泛应用，其中在个人层面的健康行为模型包括知信行模式、健康信念模式和阶段变化模式，在群体层面包括社区组织实践模式、创新扩散模式和组织机构改变模式。

【1】个人层面　知信行模式认为，健康知识和信息是人们形成积极、正确健康信念和态度的基础，而正确的健康信念和态度则是行为改变的动力。该模式起初用于控制青少年吸毒的健康教育项目，现在则广泛应用于艾滋病、结核、糖尿病等疾病防治项目中。健康信念模式是基于社会心理学的研究成果提出的，强调人的心理和信念对个人行为的影响作用，认为强烈的信念可以导致个体的行为改变，该模式已被成功应用于促进汽车安全带使用、遵医行为和健康筛检等方面的健康教育工作。阶段变化模式从动态角度描述了人们的行为变化过程，强调根据个人和群体的不同需求阶段来确定健康促进策略的实施，该模式开始于吸烟行为的干预研究，现在则涉及酒精和物质滥用、饮食行为、久坐的生活方式、艾滋病预防、遵从医嘱、非计划妊娠等领域的干预研究。

【2】群体层面　社区组织实践模式倡导社区成员建立共同的价值观，并为实现相同的目标而努力，该模式主要关注共识与协作、社区自身力量的建设和解决问题的能力，通过内在的优势影响和支持促进健康的方式。20 世纪 70 年代的"斯坦福心脏病预防计划"就是在社区的基础上开展的健康教育项目。创新扩散模式强调新理论、新产品或新的社会实践在一个社会体系中扩散到另一个社会体系。旧金山遏制艾滋病项目就是创新扩散模式的成功应用案例，该项目通过以舆论领袖为中心的社会支持系统将预防艾滋病的新理念可持续地扩散到其他小组人群中。组织机构改变模式是通过创造有利于健康行为的组织环境，来帮助健康干预计划在组织内部的采纳和制度化，以达到改善健康的效果，如在工作单位调整组织制度降低职业紧张、提供职业保护、减少职业伤害等。

（三）健康传播的演进

健康传播是提高国民健康素养的重要手段和途径，也是一项公众健康教育运动，在将医疗成果转化为大众健康知识加以传播、正确构建公众健康图景以帮助公众建立预防观念、形成更加健康的行为、提高公众健康水平等方面都发挥着重要作用。它作为独立研究领域的兴起，始于 20 世纪 70 年代初的美国。"斯坦福心脏病预防计划"研究试验的实施是健康传播研究开端最重要的转折点，这是一项由心脏病专家和传播学者合作设计的健康传播运动，目的是通过对某些高危人群传播一些有关定期运动、戒烟、改变饮食习惯等信息来减少心脏病发作的风险。而 20 世纪 80 年代全球艾滋病的流行，则在短时间内迅速推动了健康传播研究的发展和高层次健康传播人才的培养。至 21 世纪初，健康传播研究已基本走向成熟阶段。

（四）健康传播在我国起步

与西方学界的健康传播研究相比，我国的健康传播研究起步较晚。1989—1993 年，在联合国儿童基金会与中国政府第四期卫生合作项目的实施过程中，为了传播妇幼保健知识，健康传播的概念被首次提出并确立。2002 年年底，SARS 的暴发暴露了我国卫生体制中社会参与及信息公开渠道的弊病，同时也推动了我国健康传播在突发公共卫生事件中的发展，积累了大量的健康传播实践知识。

（五）健康传播的应用领域和传播途径

1996 年，美国创办的《健康传播季刊》包含了大量健康传播的理论知识及实践研究。对 1996—2010 年期刊发表的学术文章进行分析发现，健康传播研究的议题涉及多方面，包括癌症、艾滋病、控烟、健康传播渠道和方法学研究、慢性病、精神疾病、医疗保障、肥胖/营养、体育健身活动、家庭/妇幼保健、酒精/毒品、药物安全问题等。其中癌症、艾滋病和控烟问题是健康传播关注的 3 个主要议题。从文章的健康传播研究的主要传播手段进行分析发现，大众媒体是健康传播的主要传播渠道，如电视、电影娱乐教育、广告及新闻渠道等，25% 的文章以医生与患者或者医生同行之间等人际传播方式作为研究对象，也有 15% 的文章以互联网、移动电话等新媒体作为传播途径。

（六）现代健康传播的发展

随着时代的发展，健康传播在其传播内容、传播模式、传播策略、传播媒介方面也发生了重大的变革。

〔1〕健康传播的内容方面 由于慢性病已成为严重危害公民健康的重大公共卫生问题，而且目前流行的影响健康的多数慢性病和传染性疾病与人类自身的不良生活行为方式密切相关，使健康传播的内容逐渐由"提供生物医学知识"转到"促进行为改变"。研究显示，如法国的"两控（控制血脂、胆固醇）教育计划"，使高血压控制率达到 50%；美国的"两降（降血压、降胆固醇）运动"，使冠心病病死率下降 59%，脑卒中病死率下降 64%。在原发性高血压、糖尿病、冠心病等慢性病综合防治中，行为与生活方式指导是最重

要的内容。同样，针对特定人群的行为改变健康传播措施也已被广泛应用于性病、艾滋病的预防工作中。

【(2)健康传播的模式方面】 "生物—心理—社会"健康模式的提出从理论上确立了健康传播多维延伸的新模式。健康传播从以往单纯传递健康知识和健康技能的简单模式，过渡为集传播健康知识、健康心理、健康文化为一体的综合模式，这种传播模式不仅关注人们的生理健康，同时关注人们的心理健康和社会健康，关注地域、宗教、文化、性别、人际网络、经济地位等社会文化因素对健康的影响。

健康传播从卫生宣传到健康教育/健康促进，在传播目标和效果上实现了从"单纯普及健康知识"到"普及健康知识、塑造健康观念、改变健康行为"的转变；从健康教育/健康促进到健康传播，则在信息流向上实现了从单向到互动、从自上而下到对等交流的转变，确立了"传播观"在健康传播活动中的重要地位。

【(3)健康传播的策略方面】 新的健康传播模式的转变，带动了一些新的传播策略得以运用，包括"社会营销"策略、"名人效应"策略、"娱乐—教育"策略等。

社会营销策略中，健康传播以消费者研究为基础，"推销"健康产品和其他服务。该策略最早被应用于国际健康计划中，推广口服避孕药、杜绝酒精和药物的滥用、预防心脏病及推动器官捐赠计划等，后来我国也用此策略来推动无烟公共场所的创建，开展推广使用低钠盐、铁酱油等健康产品的信息传播。

运用"名人效应"策略，邀请社会知名人士加盟成为增强传播效果的有力催化剂。如卫生行政部门聘请一些社会知名人士担任"预防艾滋病形象大使"，通过公益宣传或公益广告的形式来达到传播的目的。

娱乐—教育策略是将健康知识融入娱乐信息中，通过谚语、文艺演出、流行歌曲、电视剧等方式传播给群众。该策略较好地运用在艾滋病预防、计划免疫、母婴保健等项目中。

(4)健康传播的媒介方面　在互联网技术出现之前，充当大众传播载体的主要是报纸、电视、广播、期刊等传统媒体，随着互联网等以数字技术为基础的新媒体的迅速崛起，传媒环境也发生了前所未有的变化，新技术迅速地渗透健康传播的各个层面，比如运用新技术来加强社会支持；改善饮食习惯；提高服从性；增加安全行为和筛选；降低健康风险；促进患者、消费者和医护人员之间的沟通等。

同时在新的传媒环境下，受众不再处于被动的接受状态，他们可以根据自己的意愿自主选择愿意接受的媒体。新技术创造的媒体互动功能使传播由单向转变为互动，受众不再是单纯的信息接收者，他们同时成为信息的发布者、提供者。有研究显示，受众对四大传统媒体——电视、报纸、广播与杂志的接触时间正在减少，用于上网的时间已经超过了读报时间，并且还在呈现上升趋势，这表明传统媒体的受众接触在向互联网转移，传统媒体对受众的吸引程度正逐步让位于新媒体。

四、行为干预技术

(一)行为科学与行为干预的概念

广义的行为科学是与研究人的行为规律有关的诸学科，如心理学、社会学、人类学、经济学、劳动经济学、生理学、哲学、医学等。这些学科都从不同的角度研究人的行为。健康关联的行为干预，是在人群中通过具体指导和技能训练改变自损或不健康行为，促进良好或健康行为，由此来达到防治疾病或增进健康的目的。行为改善是一项长期艰巨的任务，行为改善后需要经过一段较长时间(滞后期)才能观察到期望的健康效应。

(二)行为干预的策略

在实施行为干预时,常见的行为干预策略有以下几种。

(1)认知策略 指提供知识或信息,使人们认识到自损行为对健康的危害性,确立行为改善的知识基础。具体干预措施有文字形式如宣传册子、传单,视觉形式如图片、标本、模型、影像形式和大众传媒。

(2)信念和态度策略 指影响与行为有关的信念和态度。强调人的心理和信念对个人行为的影响作用,认为强烈的信念可以导致个体的行为改变,该策略已被成功应用于促进汽车安全带使用、遵医行为和健康筛检等方面的健康教育工作。

(3)发展技巧策略 指在认知和动机形成基础上,针对特定的不健康行为,制定相应的行为改变技巧,使个体在明白"应该做什么"之后,知道"具体如何去做",帮助个体学会新的健康行为,达到行为改变的目的。

(4)社会支持策略 指家庭成员、同伴或同事等对新行为的正性强化,如支持、协助、赞赏或奖励等。广义的社会支持还包括社会环境如政策、法规、社会机构准则、规章、文化习俗等对行为改变的强化。

(5)社会系统工程策略 不同的策略和措施对行为干预的效果会产生不同的影响,在卫生行政主体实施行为干预规划时,可将上述策略综合起来形成社会系统工程。

(三)如何科学开展行为干预

(1)行为干预需要有明确的目标人群 没有明确的目标人群,就好像打靶没有靶子,打仗不知道敌人在何方。行为干预工作也必须有明确的目标人群。无论是人际传播,还是利用大众媒体宣传,都必须有明确的目标人群。如对高血压患者的管理,就要根据患者的具体情况进行原发和继发及等级的分类,针对目标人群采取相应强度不同、内容不同的行为干预措施,以保证干预效果。

（2）行为干预需要以需求评估为基础　需要对目标人群做需求评估，了解他们的需求。需求评估主要是保证行为干预工作有针对性，行为干预的内容是目标人群需要的，表达内容的方式是目标人群可以理解和接受的，传递内容方式是合适的。行为干预方式需要在需求评估基础上做预试验，再拿到目标人群中做进一步的预试验，以便了解行为干预方式是否能够为他们所接受，然后根据预试验结果进行修改。行为干预工作必须有足够的强度就像要通过体育活动达到健身的目的一样，运动必须达到一定的强度，在计划免疫中，接种要达到保护效果时，有些疫苗必须接种 3 次一样，行为干预工作也必须达到足够的强度，否则不会产生应有的效果；在糖尿病患者的管理工作中，就要经常提醒或是定期打电话联系患者按时进行检查和评估。

（3）行为干预工作必须有足够的覆盖面　像计划免疫工作人群免疫接种率要达到 85% 才可以形成免疫屏障保证传染病不会流行一样，行为干预工作也必须有足够的覆盖面，否则没有效果。在艾滋病防治工作中，针对吸毒人群，无论是美沙酮维持治疗，还是针具交换，必须覆盖当地 60% 以上的吸毒者，才有可能把当地共用注射器的比例降低到或维持在 20% 以下（保证艾滋病不超过注射吸毒传播流行的共用器具临界线）。

（4）行为干预工作必须有评估　评估是我们判断行为干预工作效果的依据，是我们确定新目标的基础。评估的主要目的是看事先确定的目标是否实现了，如果没有实现，可能在哪些地方出了问题。评估工作既要看过程，更要看实际效果。只注重过程，不注重效果的评估，是片面的，而且往往会欺骗人。

（四）行为干预在慢性病管理中的应用前景

国内外的有关研究均显示，慢性病已成为严重危害公民健康的重大公共卫生问题，而且与人类自身的不良生活行为方式密切相关。因此，开展行为干预技术干预人类的不良行为，也成为防控慢性病的关键。

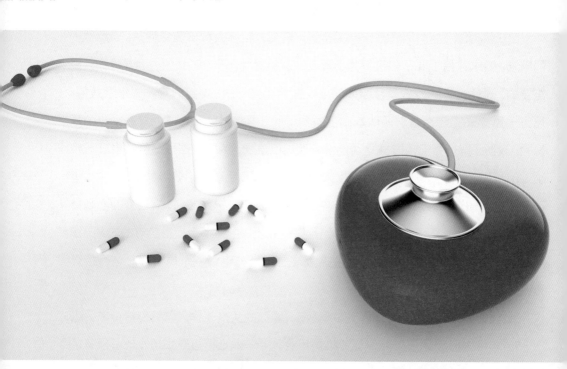

　　有的研究结果显示，若能早期控制危险因素，约 80% 的心脏病、脑卒中、2 型糖尿病和 40% 的肿瘤是可以预防的。而健康生活行为方式是不用花多少钱就可以减少 70% 的过早死亡，高超的医疗技术则只能减少 10% 的过早死亡。比如，法国的"两控教育计划"使高血压控制率已经达到了 50%，美国的"两降运动"使 2004 年冠心病病死率下降 59%，脑卒中病死率下降 64%。中日友好医院在对糖尿病前期人群进行改变生活行为方式的 20 年研究中发现，生活行为方式改变可使糖尿病发生率下降 43%，发病时间平均推迟 3.6 年。中国疾控中心倡导的"健康 121 行动"："一天一万步，吃动两平衡，健康一辈子"，就是倡导早期预防、自我保护。

　　人类行为与健康和疾病的关系越来越受到国内外医学专家所重视。近年来，疾病谱的变化、人类死因分析等结果均提示，生活行为方式对人类健康、疾病的发生和发展，甚至寿命的长短，都有着至关重要的作用。因此，加强不良生活行为方式的干预对我国目前慢性病和行为相关疾病的预防和治疗将起到重要作用。

五、心理干预技术

(一)心理干预概念

心理干预是指在心理学理论指导下有计划、按步骤地对一定对象的心理活动、个性特征或心理问题施加影响，使之发生朝向预期目标变化的过程。

心理干预的手段包括心理治疗、心理咨询、心理康复、心理危机干预等。

(二)心理干预内容方式

心理干预包括健康促进、预防性干预、心理咨询和心理治疗等。

【1】健康促进 健康促进是指在普通人群中建立良好的行为、思想和生活方式。健康促进包括以下内容：积极的心理健康，即保护抗应急损伤的能力，增强自我控制，促进个人发展；危险因素，即易感的人格因素或环境因素；保护因素，即与危险因素相反；不易发生某种心理障碍的人格因素、行为方式或环境因素。

【2】预防性干预 预防性干预是指有针对性地采取降低危险因素和增强保护因素的措施。包括普遍性干预、选择性预防干预、指导性预防干预 3 种方式。

【3】心理咨询 心理咨询是指受过专业训练的咨询者依据心理学理论和技术，通过与来访者建立良好的咨询关系，帮助其认识自己，克服心理困扰，充分发挥个人的潜能，促进其成长的过程。

【4】心理治疗 心理治疗是由受过专业训练的治疗者，在一定的程序中通过与患者的不断交流，在构成密切的治疗关系的基础上，运用心理治疗的有关理论和技术，使其产生心理、行为甚至生理的变化，促进人格的发展和成熟，消除或缓解其心身症状的心理干预过程。

（三）心理干预范围

健康促进面向普通人群，目标是促进心理健康和幸福，属于一级干预。预防性干预针对高危人群，目标是减少发生心理障碍的危险性，属于二级预防。心理治疗针对已经出现心理障碍的个体，目标是减轻障碍，属于三级预防。

对健康人、有心理困扰、社会适应不良、发生重大事件后生活发生重大变化的人，以及综合医院临床各科的心理问题、精神科及相关的患者都应该进行心理干预。

（四）心理干预在疾病控制中的应用

采用有效的心理护理干预，可使患者消除不良心理影响，增强自我健康意识、提高患者生存信心，从而主动配合治疗，有利于疾病的治疗和康复。因此，近年来心理干预技术广泛应用于疾病预防控制中，如表3-1所示。

表3-1　心理干预技术在研究中的应用

针对疾病问题	研究发现
1. 心理应激管理	心理干预是成功管理应激的独立因素
2. 紧张和头痛	心理干预有助于缓解头痛
3. 高血压、失眠、恶性肿瘤治疗导致的心理应激和头痛	心理干预在此类问题中属于有效干预措施
4. 术后疼痛	心理干预可以有效缓解术后疼痛
5. 化疗不适应反应	心理干预可以帮助缓解化疗后产生的焦虑、恶心和疼痛
6. 偏头痛	心理干预比生物反馈方法更有效
7. 艾滋病和肺结核	减轻患者的焦虑和抑郁，提高患者生活质量

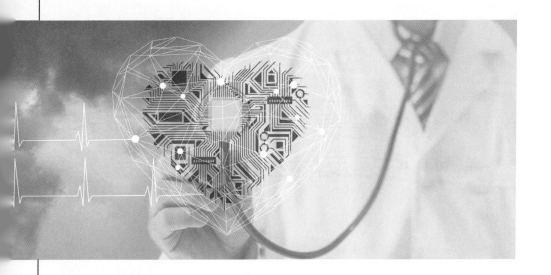

第四章
实现2049年愿景的策略

　　积极吸收借鉴国外已经或部分取得成功的相关公共卫生策略，借力我国现有的健康战略，将绿色、可持续性发展理念运用到预防医学与公共卫生领域，以精准医学为发展方向，坚持推进生命全周期的健康促进策略，坚持推动覆盖全体国民的健康公平机会，发展健康生命质量观，为实现 2049 年"健康中国"的美好愿景不懈奋斗。

>>>

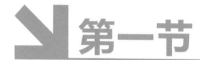

第一节
借力健康中国战略，坚持绿色、可持续发展生命质量理念

中国共产党十八届五中全会公报指出，实现"十三五"时期发展目标，破解发展难题，厚植发展优势，必须牢固树立并切实贯彻创新、协调、绿色、开放、共享的发展理念。提升中国公民的健康和生命质量，也要坚持绿色、环保和可持续的理念。

一、借力健康中国战略，制订"健康国人"目标

（一）健康中国战略的挑战机遇

2007 年 8 月，时任中华人民共和国卫生部部长陈竺提出"健康中国 2020"战略，引起社会的高度重视。"健康中国 2020"战略作为卫生系统贯彻落实全面建设小康社会新要求的重要举措之一，旨在努力促进公共服务均等化，基本精神就是坚持卫生公平，最大限度地建立健全覆盖城乡全体居民的医疗保障制度，并逐步提高保障水平，使"人人享有卫生保健"落到实处。这一战略是以提高人民健康为目标，以解决危害城乡居民健康的主要问题为重点，坚持预防为主、中西医并重、防治结合的原则，采用适宜技术，以政府为主导，动员全社会参与，切实加强对影响国民健康的重大和长远卫生问题的有效干预，确保到 2020 年实现人人享有基本医疗卫生服务的重大战略目标。

此后，基本公共卫生服务均等化水平稳步提高，公共卫生整体实力和疾病防控能力上了一个大台阶。2016 年 10 月，中共中央、国务院印发了《"健康中国 2030"规划纲要》，并指出是今后 15 年推进健康中国建设的行动纲领。《"健康中国 2030"规划纲要》以提高人民健康水平为核心，以体制改革创新为动力，以普及健康生活、优化健康服务、完善健康保障、建设健康环境、发展健康产业为重点，坚持贯彻预防为主方针，中西医并重，坚持防治结合、联防联控、群防群控，把健康融入所有政策，人民共建共享，以基层为重点，坚持基本医疗卫生事业的公益性，坚持提高医疗卫生服务的质量和水平，坚持正确处理政府和市场关系，同时加强同"一带一路"建设沿线国家卫生与健康领域的合作，旨在全方位、全周期维护和保障人民健康，大幅提高健康水平，显著改善健康公平，为实现"两个一百年"奋斗目标和中华民族伟大复兴的中国梦提供坚实的健康基础。健康中国战略给医疗健康产业特别是健康服务业带来机遇。同时，随着社会老龄化发展，医养结合等产业的深度融合，也将为健康服务业发展提供沃土。要有大卫生、大健康的绿色健康理念，整合资源、集思广益，形成部门合力，依靠全社会的力量共同推进。

(二)促进国人健康的是社会发展的首要目标

健康是指一个人在身体、精神和社会等方面都处于良好的状态。传统的健康观是"无病即健康"，现代人的健康观是整体健康。根据 WHO 的定义：健康不仅指一个人身体没有出现疾病或虚弱现象，还指一个人在生理上、心理上和社会上的完好状态。现代养生学者宋一夫率先提出"养生之前必先修心"的理论，可见心理上的健康与生理上的健康同样重要，这就是现代关于健康的较为完整的科学概念。因此，现代人的健康内容包括躯体健康、心理健康、社会健康、智力健康、道德健康、环境健康等。

促进国人健康，需要根据我国经济社会发展、居民健康需求和主要健康危害控制等因素，确定每个阶段卫生事业发展的优先领域和重点。优先领域和重点的筛选原则：一是造成我国人口疾病负担的重大健康问题或影响期望寿命改善最为明显的疾病；二是国家已经做出承诺或者是关系到经济发展和社会稳定、受到国内外广泛关注的健康问题或疾病；三是病因学或危险因素比较明确，具有行之有效、成本效果好的干预和防控措施的健康问题或疾病；四是有助于体现和提高健康公平，达到广泛覆盖，能使全体人民特别是贫困人群受益的政策措施。

始终坚持政府主导、部门协作，将营养改善和慢性病防治融入各项公共政策。着力构建上下联动、防治结合、中西医并重的慢性病防治体系和工作机制。广泛开展健康宣传教育，全民健康生活方式行动覆盖全国近80%的县区，积极实施贫困地区儿童和农村学生营养改善，癌症早诊早治，脑卒中、心血管病、口腔疾病筛查干预等重大项目。不断完善营养与慢性病监测网络，扩展监测内容和覆盖范围，为掌握我国居民营养与慢性病状况及其变化趋势和评价防治效果、制定防治政策提供科学依据。从疾病终末期的干预和救治，转向重视和抓好疾病的早期预防；对医学的理解从"治疗"转向"保健"，视野从针对"疾病"拓展至"健康"。

呼吁社会各界和民众积极参与到健康行动中来，自觉养成健康的生活方式和理念素养。相信在政府的主导下，在全社会广大民众的共同参与下，为提高人民健康水平，实现全面建成小康社会做出更大的贡献。

（三）制订"健康国人"目标

1978 年，WHO 和联合国儿童基金会（NUICEF）在苏联阿拉木图召开世界初级卫生保健大会，提出 2000 年"人人享有卫生保健"战略，各国为之努力。1998年 5 月，在瑞士日内瓦召开的第51届世界卫生大会上，审议通过了WHO提出的"21世纪人人享有卫生保健"的全球卫生战略。

在进入 21 世纪之前的 5 年，美国即开始制定"健康美国人 2010"。2010 年，美国卫生和公共服务部公布了"健康美国人 2020"。美国政府发表健康指导方针的主要目的是延长美国人的寿命并提高生活质量，进而使美国的民众能够更加健康。

链接　健康美国人 2020（Healthy People 2020）

2010 年，美国卫生和公共服务部公布了新的美国健康促进和疾病预防 10 年方针——"健康美国人 2020"。方针中提出 4 项主要目标，42 个研究主题，主要目标如下：

● 避免可预防疾病、残疾、损伤和早逝以延长寿命并获得高质量生活。

● 实现健康公平原则，努力消除差距并改善公众健康。

● 促进并创造健康的社会与自然环境。

● 改善生命各个阶段的生活质量、健康发展与健康行为。

"健康美国人 2020"的研究主题之中新增儿童及青少年、LGBT、社会决定因素、生活质量与幸福感等相关健康议题。

健康与疾病是生命历程中危险因素与决定因素效应的累积，识别健康在不同生命周期特定的危险因素和决定因素，干预生命周期某一阶段的特定危险因素有助于降低风险、促进健康。

"健康美国人 2020"主要健康指标是根据生命不同阶段中健康决定因素和健康结局提出的，目的是关注影响公共健康的个人和社会决定因素，以及缩小婴幼儿到老年的健康差距，重点抓住促进健康、提高生命质量的战略机遇。健康和健康差异的决定因素包括生物、社会、经济和环境因素及它们之间的相互关系。解决这些决定因素是改善人口健康、消除健康差异、达到健康 2020 总体目标的关键。从生命历程的角度探索"健康美国人 2020"健康指标，"健康美国人 2020"设置了生命历程中不同阶段的重要的目标，分别是婴儿病死率降低 35%、儿童病死率降低 20%、青少年和青年病死率降低 20%、成年期病死率降低 25% 和老年人群伤残率降低 20%。

　　健康特定的风险因素和健康决定因素在整个生命历程中是不断变化的，疾病是由危险决定因素累积效应导致的。因此，要建立健康国人体系建设必须深入了解问题的根源，从健康的社会决定因素入手，解决几个问题：一是物理环境如何影响健康（如水资源、空气质量、安全交通、住房标准等）；二是如何获得健康服务；三是生物因素和基因如何影响健康；四是社会环境如何影响健康（如收入水平、教育程度、失业情况、语言等）；五是个人行为如何影响健康。

　　从上述五方面并结合健康中国的现实情况，要创建一个系统的、多元的、覆盖全生命周期，且涵盖生命、健康和疾病问题处理的大健康保障服务体系，此体系已不是现行的单一的医疗卫生体系，而是包括医疗保障、生活保健、环境保护和工作保护等在内的大健康民生工程和健康服务体系。总的思路就是按照"四个全面"的战略布局，牢固树立创新、协调、绿色、开放、共享的发展理念，以提高人民健康水平为核心，突出问题导向和需求导向，深入推进医药卫生体制改革，将健康融入所有的政策，加快转变健康领域的发展方式，由过去以治病为中心转向以人民健康为中心，更加注重体制机制的创新，更加注重预防为主和健康促进，更加注重提高基本医疗服务的质量和水平，更加注重医疗资源重心下移、资源下沉，使基本医疗卫生制度能够更加成熟、定型，为人民群众创造出更多的健康福祉。推进"健康中国"体系建设，将着力推进六大任务：一是提供覆盖全民的基本公共卫生服务，加强重大疾病的防治，加强妇幼卫生保健及生育服务，完善国家基本公共卫生服务项目和重大公共卫生服务项目，提高服务质量效率和均等化水平。二是健全优质、高效、整合型的医疗卫生服务体系，全面深化医药卫生体制改革，建立健全覆盖城乡居民的基本医疗卫生制度。完善分级诊疗制度，努力为居民提供全生命周期的健康管理和服务。三是健全医疗保障体系，完善医保缴费、参保政策和药品供应保障机制，合理控制医疗费用，实现医保基金可持续平衡。四是要建设健康的社会环境，要从大健康、大卫生的角度，实施食品安全战略，共同治理环境污染，坚持绿色发展，改善人类赖以生存的环境，建设一个健康的社会环境。五是要提倡自主自律的健康行为，实施全民健身战略，提高居民的健康素养。加强群众健身活动场地和设施建设，推行公共体育设施免费或低收费开放。六是实施青少年体育活动促进计划，培育青少年体育爱好和运动技能，完善青少年体质健康监测体系。

二、推动绿色的生命质量观的形成

（一）绿色发展观的提出

绿色发展是以效率、和谐、持续为目标的经济增长和社会发展方式。从内涵看，绿色发展是在传统发展基础上的一种模式创新，是建立在生态环境容量和资源承载力的约束条件下，将环境保护作为实现可持续发展重要支柱的一种新型发展模式。具体来说包括几个要点：一是要将环境资源作为社会经济发展的内在要素；二是要把实现经济、社会和环境的可持续发展作为绿色发展的目标；三是要把经济活动过程和结果的"绿色化""生态化"作为绿色发展的主要内容和途径。在创新、协调、绿色、开放、共享五大发展理念中，坚持走科学发展和生态文明的道路，以促进经济发展方式加速转变为核心，按照以人为本、全面协调可持续的要求，培育壮大绿色经济，着力从五方面推动绿色发展：一是促进经济发展方式加速转变，积极培育以低碳排放为特征的新的经济增长点，加强保护生态环境；二是建立和完善有利于绿色发展的体制机制，为更好地制定绿色发展相关政策提供有效支持；三是加快建立绿色技术创新体系，为推动绿色发展提供相应的技术支撑；四是牢固树立生态文明理念，大力倡导绿色消费，引导公众自觉选择节约环保、低碳排放的消费模式；五是加强国际合作交流，增强企业自主创新能力，积极学习借鉴国际先进理念，共同研发新的绿色技术。

（二）推动绿色环保的生命质量观形成

生命质量观是对生命质量基本问题的主观看法或观念，突出了生命质量概念研究的特点，结合了需要层次理论的观点，提出生命质量观就是个体对满足生理、心理需要的物质和社会条件的要求和意向，以及对自身发展和生命意义追求的认识和愿望。生命质量观包含了个体的要求、意向、认识和愿望4个层面，涉及人的需要、个体的态度和看法及个体的愿望和目标的实现等。它回答的是"想要怎样的生活""怎样的生活状态才是质量高的""怎样的生命过程才是质量高、有意义的"等问题。

中国共产党第十六次代表大会提出全面建设小康社会奋斗目标以来，全党全国各族人民接续奋斗，各项事业取得重大进展，国家治理体系和治理能力现代化取得重大进展，各领域基础性制度体系基本形成，经济保持中高速增长，人民生活水平和质量普遍提高，国民素质和社会文明程度显著提高，更重要的是生态环境质量总体改善，生产方式和生活方式绿色、低碳水平上升。能源资源开发利用效率大幅提高，能源和水资源消耗、建设用地、碳排放总量得到有效控制，主要污染物排放总量大幅减少。主体功能区布局和生态安全屏障基本形成。

必须牢固树立创新、协调、绿色、开放、共享的发展理念。绿色是持续发展的必要条件和人民对美好生活追求的重要体现。必须坚持节约资源和保护环境的基本国策，坚持可持续发展，坚定走生产发展、生活富裕、生态良好的文明发展道路，加快建设资源节约型、环境友好型社会，形成人与自然和谐发展的现代化建设新格局，推进美丽中国建设，为全球生态安全做出新贡献。

资源环境是人类生存与发展的基础和条件，资源的持续利用和生态系统的可持续性是保持人类社会可持续发展的首要条件。生态环境质量的总体改善对个体及整个社会的整体健康起到关键性作用。国内外的研究结果均认为环境暴露可导致生长发育障碍，甚至会诱发长期效应，增加心血管系统、呼吸系统等生理功能紊乱，以及心理行为问题及神经发育障碍的风险。因此，全民应转变生产方式和生活方式，减少污染排放，提倡绿色环保，改善生存环境，为预防疾病、促进全民健康奠定基础。

三、坚持可持续发展的生命质量观

可持续发展理论是指既满足当代人的需要，又不对后代人满足其需要的能力构成危害的发展。1987 年，以挪威首相格罗·哈莱姆·布伦特兰夫人为主席的联合国世界与环境发展委员会发表了一份报告《我们共同的未来》(Our Common Future)，正式提出可持续发展概念，并以此为主题对人类共同关心的环境与发展问题进行了全面论述，受到世界各国政府及组织和舆论的极大重视。在 1992 年联合国环境与发展大会上，可持续发展要领得到了与会者的共识与承认。较早的时候，持续性这一概念是由生态学家首先提出来的，即所谓"生态持续性"。它旨在说明自然资源及其开发利用程度间的平衡。1991 年 11 月，国际生态学协会和国际生物科学联合会联合举行关于可持续发展问题的专题研讨会，发展并深化了可持续发展概念的自然属性，将可持续发展定义为"保护和加强环境系统的生产和

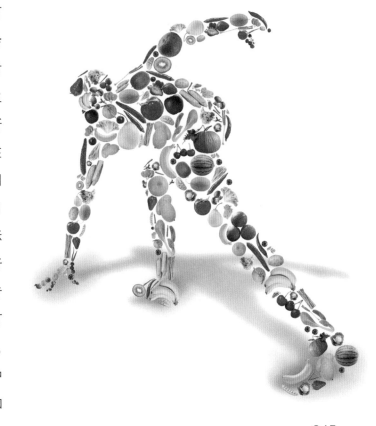

更新能力"。从生物圈概念出发定义可持续发展，是从自然属性方面定义可持续发展的一种代表，即认为可持续发展是寻求一种最佳的生态系统以支持生态的完整性和人类愿望的实现，使人类的生存环境得以持续。

（一）可持续发展的标志是资源的永续利用和良好的生态环境

经济和社会发展不能超越资源和环境的承载能力。可持续发展以自然资源为基础，同生态环境相协调。它要求在保护环境和资源永续利用的条件下，进行经济建设，保证以可持续的方式使用自然资源和环境成本，使人类的发展控制在地球的承载力之内。要实现可持续发展，必须使可再生资源的消耗速率低于资源的再生速率，使不可再生资源的利用能够得到替代资源的补充。地球系统是人类赖以生存和社会经济可持续发展的物质基础和必要条件；而人类的社会活动和经济活动，又直接或间接影响了大气圈（大气污染、温室效应、臭氧洞）、岩石圈（矿产资源枯竭、沙漠化、土壤退化）及生物圈（森林减少、物种灭绝）的状态。

（二）可持续发展的目标是谋求社会的全面进步

发展不仅是经济问题，单纯追求产值的经济增长不能体现发展的内涵。可持续发展的观念认为，世界各国的发展阶段和发展目标可以不同，但发展的本质应当包括改善人类生活质量，提高人类健康水平，创造一个保障人们平等、自由、教育和免受暴力的社会环境。这就是说，在人类可持续发展系统中，经济发展是基础，自然生态（环境）保护是条件，社会进步才是目的。而这三者又是一个相互影响的综合体，只要社会在每一个时间段内都能保持与经济、资源和环境的协调，这个社会就符合可持续发展的要求。显然，在21世纪，人类共同追求的目标是以人为本的自然—经济—社会复合系统的持续、稳定、健康的发展。

（三）可持续发展生命质量观

所谓可持续发展生命质量观，是在保护和加强环境系统、保持生态环境与人类发展平衡的前提下，提高人类生存状况的体验。生命质量既已作为一个健康与生活水平的综合指标，而且已经或正在成为医学或社会发展的目标，因此对生命质量影响因素的探讨有利于找出防治重点，从而促进整体健康水平的提高。

面对 21 世纪，整个社会的物质基础、人文观念、生命质量都在不同程度的更新和提高。如何加强完善自我医疗保健服务模式，真正实现"确保人民健康，预防疾病发生，提高国民整体素质"已成为整个卫生行业及全社会面向 21 世纪的战略挑战，是全社会面临的值得深思和重视的战略话题。随着社会的不断前进与发展，人民群众的物质生活有了很大的改善和提高，人们在原有的基本物质生存需求得到满足之后，更加看重和追求更高的生活品位和生活质量，新的保健意识和健康需求层次、健康质量观念也在不断深入人心，目前已逐渐由过去的一般化生存，逐步向追求高质量生活、高层次保健，最终达到健康长寿的目标转变。

自我保健是一种最充分、最得力的保健服务模式，旨在增强人的健康保健意识，发挥人在保健方面内在的主观能动性。因为个人自身保健认识的深浅、悟性的高低，对影响自身的生活质量起着决定性的作用，这一点逐渐在广大群众中得到共识。现在已逐渐由过去被动接受治疗的局面转变为主动积极地思考并参与决策自己的保健活动。从过去单一的医疗模式时代转变为现今更加推崇的自助模式时代，也就是自我保健模式时代。

由于自我保健模式的逐渐形成，确立正确的生命质量观念就显得尤为重要。说到底，就是确立什么样的人生态度及什么样的生活方式。确立正确的生命质量观，就是要把握住人的灵魂与体魄这两个由内在和外在、精神和物质、质和量相容而成的整个机体的完美结合和统一。具体来说，就是要树立崇高的人生信念；保持良好的心理状态；具备自觉的保健意识；造就健康的身体素质；积极正确的防疾治病。

观念的更新是搞好自我保健的前提要素，行为的自觉到位则是造就理想的生命载体的根本保证。从平时保健到专门治疗，培养良好的生活习惯，科学合理地安排自己的衣、食、住、行及卫生保健等环节，培养良好的锻炼习惯，保持合理的生活规律，养成良好的生活习惯，这是预防疾病最根本的前提条件。甚至对患了疾病的人来说，保持良好的生活规律也是最佳的辅助治疗。在大力提倡强身健体的氛围中，各级医疗保健部门都要首先从心理保健入手，引导群众自觉约束自己，树立健康向上的心理意念，将身心调整到最积极的良好和谐的状态。动员全社会各界力量，充分利用各种形式，积极广泛地做好科普宣传和卫生防疫工作，用科学的保健知识原理去引发、指导人们的保健行为，不断扩大从个别保健到全民意识的形成。

人民群众自我保健意识的强化及生命质量观念的确立，必将为提高我国社会居民整体健康水平及生命质量提供全新的模式，最终实现健康权真正为人们自己所掌握，真正走上人人健康之路。

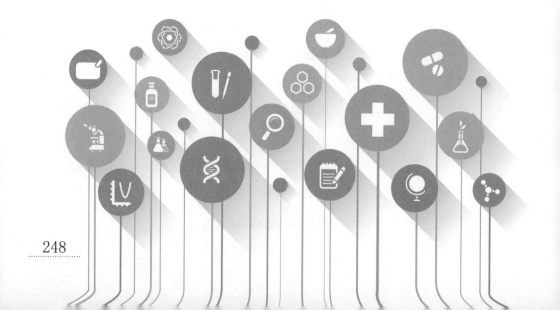

第二节
坚持生命历程的预防策略，推进生命全周期健康促进

> "未来由你自己创造(*Your future is what you make of it.*)"
> ——电影《回到未来》的结语
> "未来取决于我们今天的所作所为(*The future depends on what we do in the present.*)"
> ——甘地

健康促进与干预的相关理论已成功地运用到生命历程的不同时期，从生命早期(如孕期母亲增重过度、新生儿及婴儿死亡、幼儿虐待与忽视)、童年期(降低暴力、心理行为问题和肥胖)、青春期(预防品行问题、欺凌、药物滥用和自杀意念及行为)、成年早期(预防不安全性行为和性骚扰)至成年期(预防物质滥用障碍)等多种健康问题的预防。尽管干预重点有所不同，但健康促进与干预的宗旨均为降低危险因素、提升保护因素、改善近期结局(自我调节能力、技能发展)和远期结局如心理健康、物质滥用、躯体健康和其他重要领域(如较高的学习与工作成就)。

一、生命历程的健康影响因素

社会—历史—个人孰因孰果，有怎样微妙的相互作用? 生命历程理论作出了积极揭示。

（一）生命历程理论的基本观点

生命历程理论框架常被轻描淡写地认为是"常识"，无须强调其重要性。然而，在现实生活中，接受这一理论对重新认识个体健康、卫生保健专家的培训、卫生系统迎合卫生服务需求的意义是巨大的。流行病学研究刚起步，逐步提升了健康投资和特定疾病发生发展对生命历程不同阶段的相对意义。同时，肯定不同生命周期提升健康的重要性，尝试解决由此而生的问题和挑战弥足珍贵。

终身健康的决定因素可出现于生命周期的各阶段，包括宫内环境甚至更早的上一代因素的影响。生命历程的方法强调了早期风险对终身健康的长期效应，例如，低出生体重与成年期代谢性疾病的关系、童年期社会经济水平低下与功能性老化、成年期脑血管疾病与老年期认知缺陷等。

生命历程理论萌芽于20世纪20年代，经过近百年的发展，如今在国外已经发展相对成熟。美国北卡罗来纳大学社会学教授格伦·埃尔德在其所著《大萧条中的孩子们》中有对生命历程理论的完整叙述。埃尔德教授描述了一群波士顿的不良少年在第二次世界大战早期应征入伍，退伍后有机会接受了大学的培训，之后几十年的发展比未入伍的许多优良子弟还要好。如果第二次世界大战没有爆发，他们会做些什么？他们有机会接受什么样的培训，会有什么样的职业技能和教育背景，又会在社会上找到什么样的位置呢？

生活是生命历程理论的基本框架。生命历程的核心概念是生活的轨迹、变迁、转折点和延续等。

生命历程包括四个范式性主题：其一，个人的生命历程嵌入了历史的时间和他们在生命岁月中所经历的事件之中，同时也被这些时间和事件所塑造着；其二，一系列的生活转变或生命事件对于某个个体发展的影响，取决于它们什么时候发生于这个人的生活中；其三，生命存在于相互依赖之中，社会—历史的影响经由这一共享关系网络表现出来；其四，个体能够通过自身的选择和行动，利用所拥有的机会，克服历史与社会环境的制约，从而建构他们自身的生命历程。随着社会的发展，作为对特定社会、文化、经济与政治背景下个人与群体的生命与生活经历的研究,生命历程已经成为一个跨学科的研究领域,涉及人类学、生物社会科学、人口统计学、流行病学、统计学、老年医学、经济学、管理学、组织科学、政策研究、心理学和社会学等,在欧美一些国家还建立起了生命历程研究中心。

生命历程理论强调时空和社会学角度,回溯个体或群体的生活经历,或追溯不同代际,寻求当前健康和疾病的线索,同时意识到过去与当前的经历受到更广阔的社会、经济和文化背景的影响。在流行病学中,生命历程理论被用于研究妊娠期、童年期、青春期、成年早期和中年期慢性疾病风险和健康结局的物理与社会环境危险因素。旨在寻求生命周期中与健康和疾病密切相关的生物、行为和社会心理学发生发展进程。

(二)人生生命历程的健康影响因素

生命历程方法涵盖广,但更广于"胎儿起源假说(编程)"。该假说认为宫内环境与成年期慢性疾病发展风险密切关联。越来越多的证据提示,生长发育存在关键期,不仅在宫内和婴儿早期,更应该包括童年期和青春期。在这些关键期内,环境暴露会对远期健康产生更大的危害。也有证据表明,童年期和青春期这些敏感的发育阶段,社会和认知技能、习惯、应对策略、态度和价值观较其他生命周期更容易形成。这些能力显著影响生命历程的轨迹,对终身健康产生深远影响。另外,生命历程理论也强调成年早期与成年中期的生物与社会学经历的远期健康效应,尝试探索成年期危险因素仅是简单地增加了额外的健康风险,或是与生命早期生物与社会因素交互作用,增强或恶化远期健康风险。

日后健康的累积效应不仅可发生于个体生命的整个进程中,也可跨代传递。很多动物实验证实,出生时体格和出生后生长具有代际恒定性(perpetuation),这可能具有总体的营养学意义,尤其在发展中国家。还需要更多的研究完善对最优成本效益健康促进干预项目的评价体系及评价时点。

生命历程中社会经济状况塑造着成年期健康和疾病风险。因为危害健康的暴露或健康促进机会是具有显著的社会学分布模式的，同时个体应答模式也在不断修饰这些暴露的风险及其效应，从而更显著地受到社会和经济现状的影响。不同生命周期疾病与社会经济学状况关联的强度可为潜在病因学进程的理解提供线索。生命历程理论越来越多地应用于多种研究中，包括健康的社会不均衡、不同生命周期暴露和经历如何累积并增加成年期和老年期患病和死亡的社会不均衡等现象。

成年期健康的生命历程理论已不是一个新的概念，早在20世纪初期已经开始在公共卫生领域盛行。第二次世界大战后由于多项早期队列研究证实吸烟是肺癌、冠心病、呼吸系统疾病的危险因素，高血压是脑卒中和缺血性心脏病的危险因素，成年期慢性疾病的生活方式模型占据了主导地位。然而，常规危险因素对预测个体风险是有局限性的，仅能部分解释慢性疾病当前社会与地理分布不均衡现象。在20世纪80年代后，随着出生队列研究的不断成熟、历史性队列的不断更新，生命历程流行病学逐渐兴起。

生命历程的健康影响可遵循表4-1的概念模型。

表4-1　生命历程理论的概念模型

生命历程理论模型最简单的分类
1. 关键期模型
2. 远期效应修饰的关键期模型
3. 独立危险因素的风险累积效应模型
4. 相关危险因素的风险累积效应模型：风险分层、链式或通路

上述4个模型有充足的证据。关键期模型是当暴露发生在发育的特定阶段，对器官、组织和系统结构与功能产生终身或持久效应。证据提示生命后期的一些因素可修饰早期风险（模型2）。例如，冠心病、高血压、胰岛素抵抗与低出生体重的关联，在成年期超重的个体中更为显著，如图4-1所示。

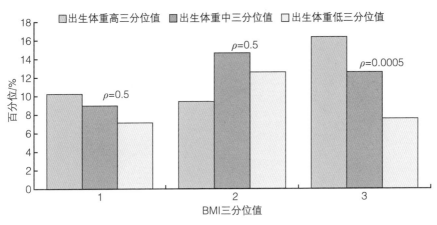

图 4-1　冠心病发生率与出生体重和 BMI 的关系：Caerphilly 研究
（引自 Frankel 等，1996）

相比之下，逐渐风险累积模型是研究生命早期危险因素如何累积增加疾病风险的（模型 3）。危险因素常以社会模式聚集，例如童年期居住在不良社会环境中的个体，低出生体重、营养不良、童年期感染和被动吸烟的风险较高。这些暴露因素会增加成年期呼吸系统疾病的危险，可能是通过长期危险链或通路模式，一种不良（或保护性）经历会累积性引发另一种不良（或保护性）经历（模型 4）。例如，童年期反复呼吸系统疾病可导致上学因病缺课的风险增加和低学业成就，反之导致成年期吸烟和呼吸系统疾病风险较高的重体力劳动可能性也增加。

生命早期因素、遗传和成年后危险因素对成年期健康和衰老的相对效应的研究刚起步。生命历程理论以积极乐观的视角看待健康，发现当前卫生政策下出现的问题，并相应地提出干预策略。识别可干预的风险链和有效干预的最佳时期，特别强调关键的生命周期过渡阶段——青春晚期至成年早期，这一时期不仅要提供安全网络，同时更要提供"跳板"。改变成年期及老年期等终生健康轨迹。

如图 4-2 所示，衰老是终身的过程。WHO 通过将这一概念框架用图片的形式展示出来。功能能力生理功能包括通气功能、肌肉力量、心血管输出功能，在童年期升高，成年早期达到峰值，随后开始降低。然而降低的速度很大程度上受到成

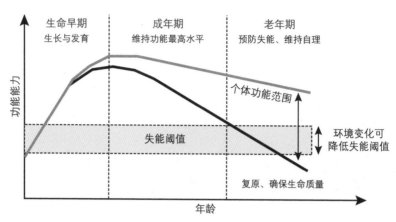

图 4-2　维持功能能力最高水平的生命历程视角
（引自 WHO，2000 年）

年期生活方式的影响，如吸烟、饮酒、身体活动和膳食模式。下降幅度可能非常大，导致过早失能。但下降速度的加快在任何年龄都是可逆的，受到个体与卫生政策的影响。戒烟和体能的小幅度提升都可降低进展中的冠心病。受社会等级影响的教育水平、社会经济状况、居住和工作环境等也会使生命后期功能能力下降的风险升高。

对已经失能的个体，提供康复训练、积极适应物理环境和特异性干预措施，如白内障手术，可极大降低失能的影响，即失能阈值降低。生命质量是贯穿整个生命周期的，改变居住环境可大幅提高生活质量，包括城区提供广泛的公共交通、电梯、平坡等，这些改变可为老年人群提供更加独立的生活环境。

二、推进生命全周期健康促进

在生命历程特定时间点进行干预对减少危险因素、促进健康、改善生命质量、降低健康不平等都至关重要。

（一）将孕前和孕期保健纳入人类健康促进的始端

1 将孕前保健拓展到风险评估

为准备妊娠的育龄妇女提供保健服务需要有效的抓手，加强科学研究，筛查和评估孕前妇女健康、环境暴露、遗传易感性等指标与胎儿发育、妊娠结局有关的生长发育、生化指标、行为及社会风险因素，是出生缺陷和潜在的母婴健康问题的一级预防措施。

2 防治儿童母源性疾病

孕前保健对优生优育的作用是全方位、多角度的，许多孕前保健的措施对预防出生缺陷、早产、低出生体重是有效的，包括叶酸补充、孕前糖尿病的管理、孕前甲状腺功能减退 / 甲状腺功能亢进的管理、孕前 HIV/AIDS 筛查和管理、孕产妇苯丙酮尿症的管理、抗癫痫药停止或减少服用、口服抗凝血剂的停止或减少服用、乙肝疫苗预防接种、风疹疫苗免疫接种、戒烟、戒酒或接触酒精后的避孕、肥胖的管理、孕期心理社会应激和压力管理、环境内分泌干扰物避免或减少暴露等。这些措施势必有效减少母源性疾病，即各类源于母亲的机体异常，如既往疾病、不良生活方式、孕前或孕期环境暴露、特异体质、妊娠或分娩并发症等引起的胎儿和新生儿疾病（不包括遗传性疾病导致的出生缺陷）。

3 孕产妇适宜技术和保健规程研究

WHO 和一些发达国家制定了一系列孕期、孕前和产后保健规程，我国也制定了《孕前和孕期保健指南（第 1 版）》，但需要更多的实证研究。与此同时，保健指南或规程的提出，更需要与之相匹配的简便方法和适宜技术，保障其推广可行，使育龄妇女和孕产妇受益。

4 将生育间隔期保健整合于女性健康促进之中

目前，为育龄妇女提供的卫生服务虽然种类较多，但工作体系较独立，目的较为分散。传统意义上，产科医生解决妊娠期出现的合并症和并发症，关注妊娠结局；儿科医生关注母乳喂养，确保婴幼儿良好的生长发育水平；内科医生或家庭医生处理急性、慢性疾病，避免疾病带来的失能。应当建立一整套健康最优化目标和整合卫生服务的合理方法，促进卫生服务提供者与被提供者之间以及与重要的非医疗系统服务提供者之间的互动关系。

（二）慢性病的生命历程控制

环境因素的暴露影响生命历程中健康与疾病可能有 3 种机制：风险累积——暴露及其效应的累积，如长期气候的变化；关键期——生物和行为系统在高敏感阶段被"编程"；通路进程——社会和物理环境下暴露因素强化其他因素。不同健康轨迹是累积风险与保护因素、混杂因素共同作用下，在关键阶段和高度敏感阶段对生物—行为调节系统编程的产物。图 4-3 展示了不同时期冠心病、脑卒中和糖尿

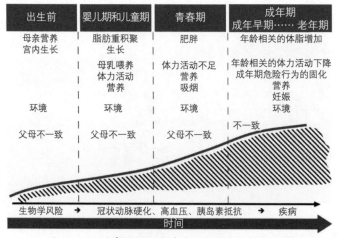

图 4-3 从生命历程视角看重大慢性病的发生发展

病等重大慢性病的生命历程的发生发展过程，反映了重大慢性疾病需要从出生前开始，并贯穿婴幼儿和儿童期、青春期和成年期。表 4-2 列出了慢性病防控更为详细的措施。

表 4-2　慢性病防控的生命历程策略

生命各阶段	措　施
胎儿发育及母体环境	孕期饮食与营养 定期检查胎儿宫内发育，控制妊娠期高血压和高血糖
婴儿及儿童早期	为健康食品提供补贴或为低收入家庭的儿童提供营养干预 提倡母乳喂养
青少年时期	学校健康午餐和晚餐项目 监管对儿童的食品广告 降低看电视的时间，促进体育活动和业余爱好 禁止向未成年人出售香烟
成人阶段	纠正危险因素如预防吸烟、提供戒烟服务、预防酗酒 发展为人父母的技能和烹饪技巧 工作场所健身项目 早期发现，治疗高血压、高血脂和高胰岛素血症
老龄期	纠正危险因素如预防吸烟、提供戒烟服务、预防酗酒 建立个人自我管理协助小组、"家型" 患者小组
生命各阶段	每天摄入 5 次蔬菜、水果 每天至少 30 分钟锻炼 预防吸烟及被动吸烟（二手烟）的危害 公平有效的初级卫生保健服务 改变社会风气和认知，使健康选择更容易 促进社区安全

我国需要充分借鉴已有的疾病预防、健康促进的生命历程中相关因素，并逐渐积累自己的大型出生队列、一般人群队列和疾病队列研究成果，产生更具有国人意义的成果，制定中国人群慢性病预防控制和生命质量提升的策略和措施。

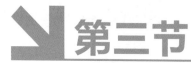
第三节

将健康融入所有政策，推动健康促进与健康公平

　　将健康融入所有政策（HiAP）是一种旨在改善人群健康和健康公平的公共政策制定方法。它系统地考虑了公共政策可能带来的健康影响，寻求部门之间的合作，避免政策对公众健康造成不良影响。HiAP是以民众的需求为导向，加强领导力，加强社区参与，用整合的方式去持续地改善，有循证地决策，多部门合作，在关注健康的同时，必须要关注健康的公平。

一、"将健康融入所有政策"的提出与发展

　　对于HiAP的认识最早可以追溯到1978年的《阿拉木图宣言》。该宣言指出，健康是世界范围内重要的社会目标，这个目标的实现不仅需要卫生部门的努力，也需要其他社会、经济部门参与。这是HiAP思想形成的基础。1986年，第一届国际健康促进大会上发表了《渥太华宪章》，要建立健康的公共政策，而不是健康政策。它把健康问题提到了各个部门、各级领导的议事日程上，使人们了解决策对健康后果的影响并承担健康责任。1997年，WHO关于健康跨部门行动会议上极力主张卫生部门要和其他部门形成工作上的合作关系。2005年，WHO社会决定因素委员会在教育、工业、税收和福利工作中推荐使用健康促进政策，即非卫生部门也要

将健康纳入工作考虑范畴。

芬兰的健康实践是 HiAP 理论的起源。第二次世界大战后，芬兰在着重控制传染病的同时，发现心血管病、癌症等慢性病对国民危害很大，尤其是心脑血管病致死率极高，这促使芬兰开始探讨怎么来防治慢性疾病。1972年，在 WHO 的帮助下启动了北卡地区心脑血管疾病防治示范研究项目。该研究通过与非政府组织、私营部门、政策制定部门等多方合作，进行社区健康干预，改变该地区居民不健康的生活方式。试行 5 年后，这一模式进一步推广至芬兰全国。该项目以社区为基础，改变当地的物理、社会和政策环境，从而影响并改变人们的行为方式。主要针对吸烟、高胆固醇血症和高血压等危险因素进行综合干预。该项目建立通过跨部门综合机构使协调机制制度化，积极与社区利益相关者合作，制定针对性干预措施，发展替代性产业，与国家公共政策建立密切联系。干预活动以实用性为出发点，致力于改善预防性服务，确定高危人群，进行适宜的医学监测；开展人群健康教育，传播健康知识；开展培训，增加人们自我控制、环境管理和社会行为的技能；动员社区组织为人们预防慢病的生活方式提供支持；改善不利的社区环境，为人们实施健康的生活方式改造条件。在项目开展 25 年后，男性吸烟率显著下降，饮食结构发生改变，血清胆固醇和血压水平明显下降，心血管疾病发病率和病死率亦明显降低。原来芬兰人喜爱吃饱和脂肪酸，摄入过多，以及盐摄入量也较大。通过预防危险因素的科普，人们放弃了吃黄油，代之吃植物性油类，还有低盐饮食，使芬兰人血压、血脂普遍减低。同时，通过吸烟危害的普及宣传，配合控烟法律措施，芬兰吸烟率也明显下降，在欧洲处于最低水平之列。芬兰国家健康与社会福利院院长佩卡·普什卡说："整个芬兰心血管病发生率每年下降 80%，这么大的下降空间，胜过做任何心脏搭桥手术等措施，还有与慢性病相关的医疗负担、医疗投入等都在下降。同时芬兰平均寿命增长了10 多岁，人们的生活质量也逐步提高。"

HiAP 开始被视为制定卫生政策的指导思想,健康政策逐步从关注个人向关注社会转变。2006 年,芬兰在欧盟主席国会议期间正式介绍了 HiAP 的理念及其在芬兰的实际应用,并受到欧盟成员国的认可,自此 HiAP 开始成为欧盟制定政策的重要原则,HiAP 也开始被世界各国正式认识并运用到本国的实践中。2010 年,HiAP 的阿德莱德声明强调,当卫生部门和其他部门共同制定政策时,政府的目标才能够很好的实现;所有部门要加强合作来促进人类可持续性和公平性发展,同时提高健康水平。2011 年,《里约政治宣言》和联合国关于非传染性疾病防控的决议建议对 HiAP 方法在实践中予以进一步强化。2013 年 5 月,第 66 届世界卫生大会(WHA)进一步提出,健康的社会决定因素这一问题非常重要,建议将卫生纳入所有政策,并以此为基础建立多部门合作机制;加强政府间国际合作;关注弱势群体,减少健康不公平;进一步研究健康的社会决定因素。随后,第 8 届国际健康促进大会上发表的《赫尔辛基宣言》正式定义了 HiAP,并呼吁各国政府要采纳 HiAP 的策略,强调健康是全社会共同的责任。

总体而言,在健康的社会决定因素中,政策对解决健康和健康公平非常重要,我们的宏观经济学政策,交通、农业、住房、就业、教育等政策都会对人群的健康和健康公平产生深刻的影响。采纳 HiAP 策略,将健康的社会决定因素作为政治优先;确保实施 HiAP 所需的组织机构和程序;加强卫生部门的能力,利用领导力、伙伴关系、倡导和调节手段,促使其他政府部门通过政策实施健康产出;加强实施 HiAP 所需的人员队伍、组织机构和技术技能;采取透明审计和责任机制,建立起政府内、政府间及公民对政府的信任;建立利益冲突防范机制,确保政策形成不受商业利益和既得利益影响;确保公众和民间团体能够有效地参与 HiAP 的开发、实施和监督。

二、积极响应 WHO "将健康融入所有政策"的倡议

(一) 提高对健康社会决定因素的认识

健康社会决定因素 (SDH) 指除直接导致疾病的因素之外,由人的社会地位和所拥有的资源所决定的生活和工作的环境,及其对健康产生影响的因素。大量科学研究表明,除了基因遗传和生活习性外,生态环境、气候变化、社会结构、医疗服务、食品药品等自然和社会条件也是影响人群健康的重要因素。从人群健康的角度出发,人们出生、生长、发育、生活工作和养老的宏观环境及其公平性都会直接影响健康,这些是决定国民健康背后的因素。

WHO 在其组织宪章中将健康定义为 "一种身体、心理和社会上的完好状态,而不仅仅是没有疾病或虚弱",强调健康是一项基本人权,不因种族、政治信仰、生活工作的条件而异,这成为健康社会决定因素的思想基础。1978 年 9 月,WHO 和联合国儿童基金会 (UNICEF) 发表了著名的《阿拉木图宣言》,将初级卫生保健作为 2000 年 "人人享有健康" 保健目标的关键策略。但在 20 世纪 70 — 80 年代,初级卫生保健目标受到各国经济危机和财政保守主义的经济结构调整的消极影响而最终被搁置,取而代之的是有选择性的初级卫生保健。从 20 世纪 90 年代至今,联合国提出的千年发展目标引起人们进一步重视健康与社会发展的思考,国际社会和各国对社会条件和健康不平等投入了更多关注。越来越多的国家把健康公平和健康社会决定因素作为一个直接而重要的政策关注点。2003 年,WHO 成立了宏观经济与卫生委员会,提出宏观经济发展与卫

生的关系，其核心思想即社会总体发展和减少贫困的中心策略之一应该是健康投资，投资健康就是投资发展。

2005年，在WHO总干事李钟郁博士的提议下，WHO健康社会决定因素委员会（CSDH）正式成立。随后，该委员会在促进健康公平方面采取了一系列积极行动，包括在全球范围内收集证据、建立全球知识网络、推动国际合作。健康社会决定因素委员会从影响健康的"原因的原因"入手，以实现健康公平为基本价值目标，建立起完整的"健康社会决定因素"的概念框架。提出了应该从日常生活环境和社会结构性因素两方面采取行动，改善健康公平，促进健康发展。日常生活环境因素包括社会阶层决定了在儿童早期发展、社会环境和职业环境中所面临的健康危险因素，不同人群的差异化的物质环境、社会支持网络、社会心理因素、行为因素、生物因素明显不同，所接受的健康促进、疾病预防和治疗等卫生服务状况存在差异。社会结构性因素有社会分层的状况和程度，文化、社会规范和价值观，国际和国内的社会政策，国际、不同国家和地区的政治制度等。

为了减少健康不公平现象，根据健康社会决定因素的概念框架，CSDH于2008年发表了《用一代人时间弥合差距：针对健康社会决定因素采取行动以实现健康公平》报告。报告的核心内容是各国之内及各国之间健康不公平现象普遍存在，造成健康不公平的因素主要是个人出生、生长、生活及工作的环境不公平，影响人们日常生活环境不公平的原因是社会地位、权力、金钱和资源分配的不合理，其根源是在全球或国家层面上广泛存在的政治、经济和文化等社会制度的缺陷。报告提出了三项总体建议：改善日常生活条件；解决权力、资金和资源分配不公平的问题；衡量和了解存在的问题并评估行动的影响。

2011年10月，健康社会决定因素世界大会在巴西里约热内卢召开。此次大会进一步确认了实现卫生公平是一项共同目标和责任，政府各部门、社会各阶层及国际社会的所有成员都必须参与"一切为了公平"和"人人享有卫生保健"的全球行动。认识到全民健康覆盖对增进卫生公平和减少贫困的裨益。重申有关的政治意愿，要使"卫生公平"成为一项国家、区域和全球目标，并要应对当前的各种挑战，诸如消灭饥饿和贫穷，确保粮食和营养安全，提供可负担、安全、有效和优质药品及安全饮水和卫生设施，保证就业和体面工作，实行社会保障，保护环境及实现公平的经济增长等，为此，将在所有部门及各个层面针对健康社会决定因素采取坚决行动。

目前，全球已经形成基本共识，健康与贫困、教育、环境、就业等社会因素相关，一个国家国民的总体健康水平与其医疗、药品管理、社会保障、就业、财政、教育、科技、环境保护和民政等部门的努力密不可分，只有将大健康理念纳入所有政策中综合考虑，树立维护健康是政府各部门共同责任的观念，才能确保可持续的健康成果。应该特别指出的是，作为政府管理卫生事业的专门机构，卫生部门承担着提供医疗卫生服务，促进健康的重要职责，掌握第一手的健康信息，能够及时准确

链接 **《用一代人时间弥合差距：针对健康社会决定因素采取行动以实现健康公平》**

长期以来，健康及其决定因素的复杂性已引起国际社会的高度关注。2008 年，健康社会决定因素委员会完成了《用一代人时间弥合差距：针对健康社会决定因素采取行动以实现健康公平》报告。该报告的核心观点是：在各国之内及各国之间，健康不公平现象普遍存在；造成健康不公平的因素除了医疗卫生服务体系不合理，主要是个人出生、生长、生活、工作和养老的环境不公平，而决定人们日常生活环境不公平的原因是权力、金钱和资源分配的不合理，根源是在全球、国家、地区层面上广泛存在着政治、经济、社会和文化等制度性缺陷。因此，必须对健康和健康不公平的情况进行科学的测量，理解其严重程度并分析原因，从全球、国家和地区层面做出高度的执政承诺，采取"将健康融入各项公共政策"的策略，建立跨部门的合作机制，动员社会组织和居民广泛参与，改善人们的日常生活环境，从法律、政策和规划等方面采取行动，用一代人的时间弥合健康差距。

地确定主要健康信息，卫生部门要主动提供专业信息，加强和有关部门的协调，发挥积极的引领作用。

（二）积极响应 HiAP 是当前我国健康政策的有益选择

HiAP 是各国采取跨部门行动的策略之一。它以广义的健康决定因素而非单纯的卫生服务为目标，在决策过程中系统地解决健康问题。很多国家将这一理论用到改善居民健康、解决健康不公平、提高公共政策制定能力构建中。我国正在经历疾病转型、人口老龄化和经济社会转型的重要发展阶段，国民健康所面临的问题和挑战十分严峻，积极响应 HiAP 是我国亟待推动的工作。

1 我国对 HiAP 的积极探索

我国提出 HiAP 概念的时间较晚，但从爱国卫生运动到健康城市建设，均是对 HiAP 的有益探索。中华人民共和国成立伊始，国家就制定了"面向工农兵、预防为主，团结中西医、卫生工作与群众运动相结合"的卫生工作方针。国家建立爱国卫生运动委员会，统筹由 30 多个部门参与的爱国卫生运动，遵循政府组织、地方负责、部门协调、群众动手、科学治理、社会监督的方针，选择与国家各个阶段国情相适应的工作重点得到了社会的广泛认可。这一工作机制在传染病、地方病防控，慢性病管理工作中也得到了重要的继承和发展。

1984 年，WHO 提出了"健康城市"的概念，20 世纪 90 年代以来，世界许多国家的城市投入了建设健康城市的行列，目前已有 2000 个以上的城市参加。我国的一些城市，如北京市和上海市，以及江苏省苏州市、吉林省长春市、湖南省株洲市等在卫生政策的创建上进行了有利的探索。健康城市涉及医学、城市地理学、社会学、政治学等方面，体现了全民参与的特点，是 HiAP 的良好抓手。

《中国慢性病防治工作规划（2012—2015 年）》中初次提及 HiAP 的概念，提出了坚持政府主导、部门合作、社会参与的原则，营造有利于慢性病防治的社会环境。而《健康中国 2020》则纳入了 HiAP 的具体理念，并制订了具体实践方案。《健康中国 2020》指出"健康中国"是个国家战略，超越了医疗卫生体系，涉及国家社会的全面发展，涉及人的全面健康发展，涉及政治安定的全面发展，而医疗卫生只是其中一部分。例如，针对健康危险因素的行动计划方面，包括环境与健康行动计划、食品安全行动计划、全民健康生活方式行动计划及减少烟草危害行动计划等。

但在上述实践中，我国的健康促进政策还有许多不足之处。例如，虽然我国多个城市都有慢性病防控或者健康促进的多部门合作组织，并在政府层面制定了健康城市和慢性病防控相关政策，但政策主要由卫生部门执行；非卫生部门工作以被动应付为主，主动行动较少，缺乏有效的监督和制约机制；多部门合作的慢性病工作以阶段性项目为主，缺乏可持续性，难以满足慢性病的长期防控需要。后期应当成立由政府主导的多部门合作组织，促进不同利益相关部门的充分参与；利用健康影响评价等治理工具，形成有效的监督和制约部门行动的机制；推进国家层面工作规划的落实，将慢性病防控的阶段性项目与长期规划有机结合，促进慢性病综合防控的可持续性开展。

2 积极实施 HiAP，推进我国健康促进工作的开展

现阶段，在我国 HiAP 应围绕三方面展开。

一是要转变发展观念，在改革开放以来的经济社会建设中，我们取得了辉煌的成就，但一些地区"唯 GDP"的发展观念，使我们在健康维护和促进方面也有过一些教训。对此，以科学发展观为指导，真正践行以人为本的发展理念，在促进资源节约型、环境友好型、健康促进型发展的各项经济政策和社会政策中，追求经济、社会、人与自然的和谐发展，让改革成果惠及全体人民，实现包括美丽中国和健康中国的中国梦。

二是全社会要承担全民健康的相关责任，卫生部门需要进一步强化政策研究和行业监管，坚定不移地推进医改关键领域的重点突破，建立上下联动的全科家庭

医生制度，在科学评估和总结经验的基础上，加大力度、加快进度，将保基本、强政策、建机制真正落到实处，从而为下一步健康产业的发展奠定道德制度和人力资源的基础。要建立部门协作机制和问责机制，通过市场准入产业政策、财政、财税政策等加强产业结构调整和经济增长方式的转变，提高行业准入标准，控制污染和生态破坏，创造宜居的促进国民健康的生活和工作环境。例如，价格部门应提高烟草、酒类的税率，取消对不利产品的政策补贴；农业、食品业可减少加工食品的含盐量，降低食品中反式脂肪酸含量；环境部门应制定实施更加严格的环境标准，提高处罚标准；交通和建设部门可优化道路、交通和住房规划，提供便利的健身设施；立法和司法部门可加强针对酒驾、非法排放等违法问题的处罚力度；新闻媒体则应担负起倡导健康生活方式的责任。

三是理顺并整合相关机制抓手。为了推进健康融入所有政策，应着重在传播理念、建立机制、推进实施等方面加强整合和协调工作，进一步明确健康融入所有政策的目标、策略和方法，并通过立法手段、规划手段、政策手段加以引导，形成合力。如在健康相关立法中明确各部门职责，在规划中充分考虑健康因素，利用相关经济社会政策引导和鼓励控烟、减烟、降糖等生活消费方式，尤其要着力建立重大项目立项前的健康与评估，形成有利、有效、有序的工作机制，以便将健康融入所有政策的理念落到实处。

（三）HiAP 的公共政策制定有效推动了健康公平

在消除健康不公平方面的多数工作超出了卫生部门的范围。例如，造成水源性疾病的原因不是缺乏抗生素，而是不洁饮用水，以及导致未能向所有人提供洁净水的政治、社会和经济因素；造成心脏病的原因不是缺乏心血管疾病的治疗单位，而是受到生活环境影响的生活方式。因此，要有效地推动健康公平，需从单一卫生系统的政策跳出来，将 HiAP 理念纳入健康促进的公共政策。良好的公共政策应包括如下基本特点。

1 全部政策体现健康

体现 HiAP 的核心地位,是针对健康社会决定因素而采取的重要举措。一是,将健康融入社会发展的各个方面,在政策决策和执行过程中充分考虑对健康和健康公平的影响,当社会经济建设不利于健康和健康公平时,将健康和健康公平作为优先方向。二是,全部政策体现健康,就是要创造一个有利于健康的宏观社会经济背景。

2 全体国民覆盖

健康权是基本人权;"健康中国"是实现健康公平的国民健康政策目标的内在要求;"健康中国"的主要内容是为国民提供均等化的健康保障,包括服务保障与财政保障等。实现全民健康覆盖,提高卫生服务可及性,体现了人类对健康公平的价值追求。

3 全生命周期覆盖

健康的损害具有不可逆性与滞后性的双重特点,某一时期的健康损害可能成为后续生命周期的潜在危险因素。全生命周期覆盖使全体国民从出生到死亡的整个生命周期都能享受基本健康服务,这将降低健康损害的发生概率。生命周期覆盖与重点人群干预(如母婴、儿童、老人等)相结合,可以改变过去健康促进政策模块化、项目化的问题,使国民健康政策成为有机整体。

4 全民参与

个人是健康的生产者,也是最大的提供者;个人行为和生活方式是影响健康的主要因素之一,因此,预防为主的健康保障模式需要全民参与、全民协作。全民参与是健康政策科学化、民主化的前提条件,也是健康公平的具体体现。

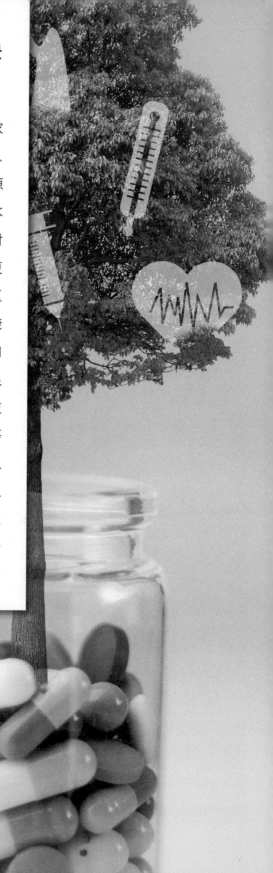

　　长期以来无论从全球还是国家或地区层面上看，由于存在着经济、社会和文化等方面的差异，造成资源分配不合理，对一些地区的健康水平及其公平性产生了不利影响，也对我们改善和促进健康公平提出了更高要求。所以我们要站在全国和地区发展的战略高度，切实采取将健康融入所有政策的策略，建立跨部门合作机制，以稳定的就业机会、优良的教育、健康的食品药品、安全的交通、良好的自然环境、宜居的住宅等改善人们的日常生活和工作环境，从法律、政策、规划和机制等方面采取行动，真正在各个维度上覆盖更多人群，提高人民健康水平，并不断弥合不同地区和人群之间的健康差距。

第四节
创新科学研究，发展精准预防技术

2011 年，美国工程院、美国国立卫生研究院及美国科学委员会共同发出"迈向精准医学"的倡议。2015 年 1 月，美国总统奥巴马在国情咨文演讲中提出了精准医学计划。精准医学是指根据每个患者的个人特征量体裁衣地制订个性化治疗方案，肿瘤治疗被选择为短期目标，而健康管理是其长远目标。

一、精准医学代表预防医学的发展方向

中华人民共和国成立以来，特别是改革开放以来，我国卫生与健康事业取得了巨大成就。截至 2015 年，居民人均预期寿命提高到 76.34 岁，孕产妇病死率下降到 20.1/10 万，婴儿病死率下降到 8.1‰，基本医保覆盖 95% 以上人口。但由于工业化、城镇化和人口老龄化，以及疾病谱、生态环境和生活方式不断变化，我们既面对着发达国家面临的卫生与健康问题，也面对着发展中国家面临的卫生与健康问题，特别是与生活方式和人口转型相关的疾病和危险因素，成为健康保障亟待解决的问题。没有全民健康，就没有全面小康。卫生与健康是典型的知识密集、技术密集、人才密集的领域，任何一种慢性病的临床诊疗突破，任何一种重大传染性疾病的最终控制，以及临床诊疗、预防的任何一项新技术、新装备、新药品的应用都有

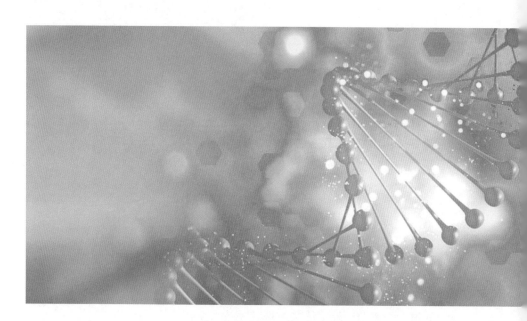

赖于科技创新。2016年8月召开的全国卫生与健康大会强调了要把以治病为中心转变为以人民健康为中心，医学体系要实现从"分病而治"为主到"异病同防"为主的战略转变。在当前的大健康环境下，实现建设健康中国的目标比以往任何时候都更需要预防医学和公共卫生的支撑与发展。

2015年1月，美国总统奥巴马宣布实施精准医学计划，一时间成为全球医学界、科技界、产业界和金融界关注的热点。精准医学是应用现代基因遗传技术和信息技术，挖掘分析人的生物遗传信息，精确寻找到疾病病因和治疗靶点，从而对病患实施更具针对性的疾病预防和个性化治疗。精准医学的发展得益于人类基因组学的发展，特别是基因测序技术和信息分析技术的突破，使深入分析挖掘海量的生物遗传信息、阐明部分复杂性疾病的病因和治疗靶点，从而实施精准的预防和治疗成为可能。

与传统医学模式相比，精准医学具有以下特征：一是针对性更强。强调基于个体基因差异提供更具针对性和有效性的预防或治疗，可以避免"千人一方"的粗放式防治，实现"同病异治"和"异病同治"。二是手段更为先进。在现有医学手段基础上，整合应用基因组学、蛋白组学、信号传导学、生物信

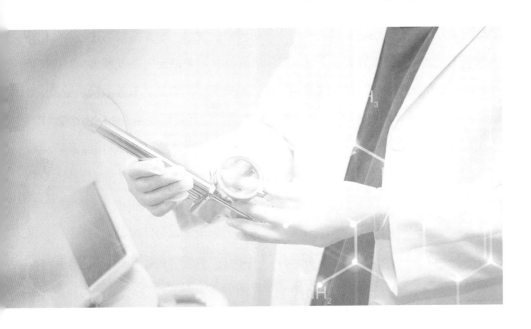

息学等多种前沿技术。三是防治决策更为科学。精准医学的实施需要结合遗传、环境及临床等大数据进行个体化分析。四是防治的动态性。根据个体疾病发生发展进程，实施动态的诊疗和预防方案，有望实现生命全周期的疾病精准防治和卫生保健管理。总体而言，精准医学是在精准的疾病分类及诊断基础上，对有相同病因、共同发病机制的患者亚群，实行精准的评估、治疗和预防，即"给恰当的人在恰当的时间使用恰当的疗法"，因此有助于减少药物毒副作用和过度治疗，促进从疾病治疗向健康管理的转变，从长远看将会降低医疗成本、改变医学模式，代表了未来医学发展的方向。

精准医学不仅对临床医学发展产生深远影响，也将对预防医学和公共卫生的发展产生革命性影响。将精准医学的理念应用在流行病学和公共卫生领域，可从几方面着手。①利用精准医学改变流行病学的学科理念，推进传统流行病学转向系统流行病学。②利用精准医学所提供的资源、理念和研究工具，促进对基因与环境交互作用的研究，提高疾病风险预测的精度，筛查高危人群以针对性防治。③基因测序价格的降低势必引起基因筛查和检测的广泛运用，成为疾病预防的新型措施之一。④精准医学的发展推动靶向治疗的发展，也将推动靶向、个体化预防的发展。⑤实施精准化、个体化膳食营养干预，制定个体健康和文化偏好的膳食指南也将成为未来发展方向。⑥疾病早发现、早诊断、早治疗，从全人群角度考量精准医学可得到更有效的预防效果，降低医疗经济负担。可见，精准医学的理念和工具可以延伸到公共卫生的多个领域。

疾病的发生发展是复杂因素交互作用的结果，包括遗传因素、环境因素（环境、营养、感染等）、心理因素和行为因素等。例如，由于遗传基因的差异，有些人对特定疾病易感，有些人则不易感。一种基因 CCR5（编码艾滋病毒的重要辅助受体）的变异可能使少数人对艾滋病不易感，但大部分人由于没有这个基因的变异，从而对艾滋病易感。环境污染可以增加癌症的发病率，高脂肪、高糖、高盐饮食和长期精神紧张则是心脑血管疾病、高血压等慢性病的危险因素。一些行为因素可增加患病风险，如男—男性行为人群发生艾滋病传播的风险高于普通人群。针对这些因素，目前对疾病的预防分为三级预防。第一级预防又称病因预防或初级预防，主要是针对致病或危险因子采取措施，是预防和消灭疾病的根本措施。第二级预防致力于疾病的早发现、早诊断、早治疗（即三早预防），从而阻止或延缓疾病的进展，防止疾病蔓延。第三级预防主要为对症治疗，防止病情进一步恶化，预防并发症和伤残，加强病患的康复等。因此一级预防是成本最低、效果最好的预防，对于中国这样一个拥有 14 亿人口、医疗卫生资源有限的发展中国家而言，加强一级预防和二级预防是卫生与健康事业发展的必由之路。利用精准医学的理论和技术实现精准预防，整合遗传、环境、行为等大数据，精确寻找到疾病病因、危险因素和干预靶点，从而实现更具针对性的疾病预防和个性化保健，对于落实"预防为主、关口前移、重心下移"的卫生与健康战略，加强与生活方式和人口转型相关的疾病和危险因素的健康促进，实现全方位、全生命周期的健康保障具有重要意义。

现有的科学研究已经对疾病精准预防进行了探索，虽然目前由于成本、技术等问题，还难以推广应用，但是预示着未来的方向。专栏基于文献发表的结果，提供了一个集组学数据实现糖尿病精准预防的个例。

专栏 **基于个人组学特征实施糖尿病精准预防**

2012 年 3 月，国际顶级学术杂志《细胞》(*Cell*) 发表了美国斯坦福医学院 Michael Snyder 小组发表的论文，介绍了基于个人组学技术实施健康精准管理的概念。在该研究中，他们对一名 54 岁的男性志愿者进行了为期 14 个月的研究。在此期间，研究者抽取受试者血液样本进行组学分析，同时进行医学检查和实验室化验等。研究期间，受试者发生了两次呼吸道感染 (感冒)：第一次是鼻病毒感染 (感染第 1 天定义为研究第 0 天)，此感染持续至第 21 天痊愈。第二次感染是呼吸道合胞病毒感染，发生在第 289 天，持续至第 311 天痊愈。利用他的外周血单核细胞测定了全基因组序列 (WGS)，分析了转录组、蛋白质组、代谢组等，并测定了其自身抗体情况。同时还测定了其母亲的 WGS。WGS 分析显示存在与高甘油三酯血症和糖尿病相关的基因突变，如 *GCKR*、*KCNJ*11 和 *TCF7* 等基因，进一步的风险分析提示其冠心病的风险中等升高，而患基底细胞癌、甘油三酯血症和 2 型糖尿病的风险显著升高。基于这种风险预测，研究者对受试者的血糖和糖化血红蛋白进行了连续监测。该志愿者并不具备糖尿病的危险因素，如不吸烟，也无肥胖 [体质指数 (BMI) 第 0 天为 23.9，第 511 天为 21.7，且在研究的前半段血糖均在正常范围 (稳定在 100mg/dL 左右)]。但出乎意料的是，其血糖在呼吸道合胞病毒感染后不久发生了显著升高 (第 329 天糖化血红蛋白为 6.4%，血糖约 140mg/dL；第 369 天糖化血红蛋白为 6.7%，血糖约 150mg/dL)，在第 369 天被其医生诊断为 2 型糖尿病。为此立即采取了控制饮食、加强体育锻炼和口服低剂量阿司匹林等干预措施，结果使其血糖水平显著降低至正常水平 (第 602 天血糖 93mg/dL，糖化血红蛋白 4.7%)。与其甘油三酯血症易感预测相吻合，研究开始时，发现其存在甘油三酯水平较高 (321mg/dL)，通过坚持服用他汀类药物, 甘油三酯降至 81 ~ 116mg/dL。此外, 转录组等分析揭示了呼吸道合胞病毒感染对胰岛素反应信号通路产生影响, 从而可能导致其高血糖反应。这项研究初步显示了整合组学数据实时精准健康管理的可行性。当然, 有些基因变异与疾病的关联还有待验证, 如受试者和其母亲均发生了 *TERT* 基因突变 (与再生障碍性贫血相关), 但两人均未发生再生障碍性贫血。

二、我国预防医学与公共卫生领域科技投入与发展

为了准确评估我国预防医学与公共卫生科技创新的情况, 我们做了文献计量学分析, 以期揭示存在的问题和短板, 为制定相关政策提供依据。

(一)我国预防医学与公共卫生领域国际竞争力

根据国务院学位委员会和教育部《学位授予和人才培养学科目录 (2011 年)》的学科分类及汤森路透的 Incites 数据库, 2006—2015 年, 我国在公共卫生与预防医学领域的国际论文数、总被引次数均排名世界第 10 位, Top 1% 高被引论文数排名是世界第 11 位, 占世界的份额为 3% ~ 4%, 国际论文的全球表现总体上落后于同期我国基础医学、药学和临床医学的世界排名。尽管最近 10 年, 国际论文总体世界排名相对靠后, 但位次提升速度很快。2015 年, 国际论文总数和 Top 1% 高被引论文数均上升至全球第 5 位, 占全球的份额分别为 5.9% 和 8.3%, 如图 4-4 ①②所示。

目前，国际上有四个重要的"大学排行榜"，即美国 QS 世界大学排名、美国 News and World Report 世界大学排名、英国泰晤士报（THE）大学排名和我国上海交通大学世界一流大学排名。这四个大学排行体系也都分学科领域进行排名。中国有 4 所高校入选前 250 名，但排名相对靠后，到 2015 年，分别是北京大学（90）、清华大学（176）、复旦大学（182）、上海交通大学（185），各项具体指标排名见表 4-3。其中，北京大学和清华大学的社会科学与公共卫生领域在亚洲地区的科研声誉排行前 10。

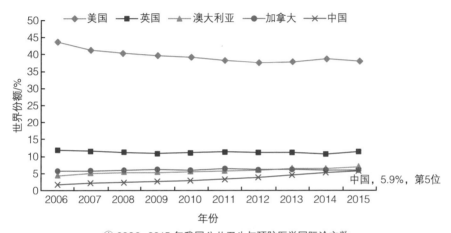

① 2006-2015 年我国公共卫生与预防医学国际论文数

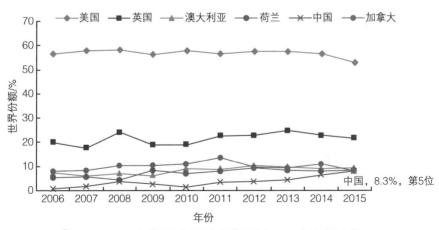

② 2006—2015 年我国公共卫生与预防医学 Top 1% 高被引论文数

图 4-4 2006—2015 年我国公共卫生与预防医学国际论文数和 Top 1% 高被引论文数的年度变化

表4-3　中国4大高校排名情况

高校名称	社会科学和公共卫生领域综合排名	全球科研声誉排名	亚洲地区科研声誉排名	论文数排名	标准化引用影响力排名	总被引次数排名	被引论文数排名	国际合作排名
北京大学	90	41	3	213	75	170	153	82
清华大学	176	101	9	369	87	294	236	239
复旦大学	182	108	10	311	191	280	257	94
上海交通大学	185	205	17	471	52	339	266	32

（二）我国公共卫生大型队列建设与研究

我国人群面临的行为、社会、环境、生物暴露和疾病谱与西方人群不同，不能照搬欧美的疾病防控策略。大型队列建设是制定我国重大慢性疾病防治策略的基础，是生物医学科研成果转化为疾病预报、预防、早筛、诊治方法的支撑设施和共享服务平台，是本土病因、预测、干预数据的重要证据来源，也是预防医学研究的核心能力支撑和转化医学的重要组成部分。

根据中华预防医学会2016年发布的《2014—2015年公共卫生与预防医学学科发展报告》，我国公共卫生队列研究在过去4年得到了更高的重视。特别是北京大学公共卫生学院李立明教授主持的"环境与遗传因素及其交互作用对冠心病和缺血性脑卒中影响的超大型队列研究"项目获得2013年国家自然科学基金重大项目资助，这是国家自然科学基金委员会自组建后设立的第一个公共卫生领域的重大项目。

近年来，国际上有影响力的学术期刊上发表的人群流行病学研究论文多数是基于前瞻性人群队列。但整体上，我国的前瞻性人群队列研究起步较晚，数量不多，尚缺乏长期、稳定支持，随访时间相比发达国家较短，基于中国人群开展的前瞻性研究较少，可产出的高质量人群病因学证据有限，导致我国重大慢性病防控策略整体上缺乏本土证据。

（三）我国疫苗研发情况

疫苗产业是生物医药产业的重要组成部分，对疾病的预防与控制具有重要作用。2003 年 SARS 之后，我国加大了对公共卫生与预防医学的科技投入，建立了行之有效的传染性疾病国家防控体系和新药创制科技支撑体系，在 H7N9 流感疫情监控与防治方面取得了举世瞩目的成绩；在预防医学产品方面创造了多项"全球首个"，如首个基因工程戊型肝炎疫苗、首个 EV71 手足口病疫苗、首个 Sabin 株脊髓灰质炎灭活疫苗，并开展了首个基因突变型埃博拉疫苗境外临床试验。

从预防用生物制品角度，根据国家食品药品监督管理局 2011—2015 年各年度的《中国药品审评年度报告》，涉及预防医学领域的产品主要是疫苗和诊断试剂等生物制品。2011—2015 年，我国预防用生物制品临床申请和新药上市申请数量均呈增长趋势，但在 2014 年和 2015 年分别仅有 2 项和 6 项预防用生物制品批准在中国上市，不能有效满足全民预防保健的需求。疫苗品种规模化生产能力、质量控制关键技术及新病原体的监测工作与发达国家相比还有一定的差距。

从疫苗专利申请与授权的角度，调研显示，我国国内申请的疫苗类专利量大幅增长，截至 2016 年 7 月，国内疫苗类发明专利申请量达 7637 件，授权 2240 件，授权率为 30%。但向美国、欧盟申请并授权的疫苗专利极少。截至 2016 年，我国发明人向美国申请疫苗类专利 62 项，仅授权 30 项。向欧盟申请 37 项，仅授权 11 项。说明我国原创发明的具有国际竞争力的预防医学技术仍然不足。

2003 年 SARS 以后，国家高度重视传染病防控，组织实施了"艾滋病和病毒性肝炎等重大传染病防治"科技重大专项，传染病防控的科技创新能力显著提升。通过强化已知病原及未知病原的筛查鉴定技术体系，建立完善跨部门、跨地区传染病监测技术网络，突破关键防控技术，突发急性传染病的防控能力总体达到了国际先进水平，为有效应对甲型 H1N1 流感、人感染 H7N9 禽流感、中东呼吸综合征、寨卡热等重大突发疫情发挥了重要的支撑作用。自主研发的埃博拉病毒诊断试剂用于西非地区实战，实现境外开展疫苗临床试验为零的突破，援非抗埃实现了"零感染，打胜仗"的目标，实现我国传染病防控战场由国内向全球的拓展。重大突发疫情实现从被动应付到主动应对的转变。突破一批制约三病（艾滋病、病毒性肝炎和结核病）诊、防、治的关键技术，形成一批具有国际水平的"中国方案"，为艾滋病年病死率由 2007 年的 5.8% 下降到 2014 年的 3.1%、乙肝感染率由 6.9% 降至 4.6%、5 岁以下儿童乙肝表面抗原携带率降至 1% 以下、将重症乙肝病死率由 84.6% 降至 56.6% 和将结核分枝杆菌检测时间由 6 ~ 8 周缩短至 6 小时以内提供了强有力的支撑。

重大慢性病的防控也得到了重视，在国家科技计划（基金、专项）改革之后，2016 年启动实施了精准医学、重大慢性病防控和出生缺陷防控等重点研发专项，为慢性病防控科技创新提供了有力支撑。前期颁布实施的国家"十三五"科技创新规划提出要实施面向 2030 健康保障工程，将为提升我国预防医学领域的科技创新能力提供新的机遇。在加强疾病预防科学研究的同时，还需要加强公共卫生的科学研究投入。

三、突破关键前沿领域，为发展精准预防医学提供强有力支撑

预防医学是综合性的科学，其未来发展离不开生物医学、信息科学、社会科学、行为科学等学科的交叉融合，以及宏观与微观的结合。基于人群的研究阐明疾病的病因、危险因素、分布特征和流行环节，同时基于微观的研究阐明其发生发展的分子机制，发现新的干预靶点。美国兰德公司 2013 年受英格兰公共卫生署委托，发布了《公共卫生的未来》研究报告。该报告通过文献分析、专家访谈等，归纳提出未来公共卫生科技创新的重要领域和方向，值得我国预防医学与公共卫生领域借鉴。结合我国国情，建议应重点发展以下前沿关键领域和共性技术。

| 专栏 | 兰德公司《公共卫生的未来》建议发展的主要前沿领域 |

行为学研究 很多疾病和死亡都与行为因素相关,如慢性非传染性疾病与吸烟、饮食、饮酒、体育锻炼等相关。

信息学 加强信息与计算机科学与技术的应用,大力发展生物信息学和生物医学信息学、数据管理、电子健康档案管理等,获取科研、临床、社会、行为等集成化数据,并通过大数据挖掘发现新的疾病预防策略和途径。

模型研究 改进疾病预防,需要加强管理模型、人口影响模型、流行模型、系统动力学模型等研究,是科学预测公共卫生随着人口、经济和科技的变化在未来的状况和发展趋势。

基因组学与遗传学技术 发展相关技术将准确理解疾病风险因素,为临床诊断和预后判断提供支持,明确预防或治疗的优先选择,开发靶向性疫苗或抗生素。基因组学的进展将为公共卫生领域转向预测和预防医学提供支撑。基因组学技术的有效应用有赖于从计算机到实验室研究人员、社会学研究人员和公共卫生实践者的多学科合作。

感染性疾病 感染性疾病连同抗生素耐药性依然是公共卫生的重大威胁。需要在完善病原诊断、智能化感知网络、数据挖掘与整合、生物传感器与生物标志物等技术的基础上,整合多种来源的综合性数据完善监测系统。同时,要加强相关防控技术研究。

健康与福利 需要整合跨学科技术方法,如行为科学、信息学、遗传学等,并需要以整体的视角促进健康环境和福利的发展,提高生命质量、延长预期寿命。

突发公共卫生事件应急准备 需要加强疾病监测、流行病学与微生物学、基于地理信息系统的数据监控及风险感知与评估等能力。

〔1〕行为学研究　人类行为对疾病预防和健康管理发挥着至关重要的作用。如《中国居民营养与慢性重大疾病状况报告（2015年）》研究表明，吸烟、过量饮酒、身体活动不足和高盐、高脂等不健康饮食是慢性重大疾病发生、发展的主要行为危险因素。资料显示，我国人群死亡前10位疾病的病因和危险因素中，行为生活方式因素占37.7%。生活行为是最能够被人为控制的因素，加强行为危险因素的预防策略，即使危险因素发生小幅度降低都将产生巨大的健康收益，不仅能够提升人群的健康水平，更对中国经济和社会的可持续发展具有重大的意义，因此应重点关注。适应生物—社会—心理医学模式，未来行为学研究需要将遗传学、信息学、计算机科学、测量学等研究有机整合并进行多维度分析，为此有人提出了"人口组学"的概念，即"研究人口遗传学与表型的多样性，及其如何与所处环境相互作用及行为如何影响健康和疾病模式"。基于这一观点，未来人口组学研究需主要涵盖基因—环境相互作用和生物—心理—社会应激反应标志物两方面，涉及很多有意思的问题。基因—环境相互作用的研究主要回答以下问题：遗传因素和早期生活经历如何与后来的身体和心理健康相关联？在变化的环境中个性在心理社会危险因素的表达中扮演何种角色？表观遗传与基因表达如何与行为和情绪的代内和代际间传播相关联？行为模式的传播对DNA产生何种影响？生物—心理—社会应激标志物研究需回答：应激反应的生物学后果是什么？它们如何与长期的认知和情感反应相关联？这些发现如何用于理解在创伤背景下（如自然或人为灾害）或早期慢性疾病和衰老伴随的神经退行性疾病现象中的群体的行为？在疾病发生发展过程中，贫困和恶劣生活环境如何与DNA变异相互作用？开展这些研究需要改进研究方法，充分利用先进的信息学、生物学和临床研究技术。

(2) 生物信息学 / 生物医学信息学技术　预防医学的发展将面对史无前例的大数据时代，各种组学（如基因组学、蛋白质组学）、深度测序、电子健康档案等大数据将为疾病预防和公共卫生提供新的视角。加强这些数据的转化应用必须加强生物信息学 / 生物医学信息学的发展。未来生物信息学 / 生物医学信息学的能力在一定程度上决定了预防医学的发展能力，因为在分子水平上理解基因变异及其与环境的交互作用对健康的影响将是预防医学发展的必由之路。生物信息学的发展将对个体化卫生保健、基因组医学、康复技术和临床试验产生深远影响，因为基于个体的遗传特性等分析将可以实现个体化的治疗和预防，避免"千人一方"，从而实现精准预防。生物信息学的发展需要发展电子健康档案、完善数据交汇、存储、整合、分析和共享等技术与机制，也需要加强医学伦理审查和特殊群体隐私的保护。

(3) 模拟与建模技术　准确掌握和预测疾病流行趋势和科学实施干预是预防医学的实现基础，但是如何能使公共卫生决策和干预措施更加有效、经济和合理，这离不开先进的模拟和建模技术。通过模拟和模型计算可以预测未来疾病的发展趋势、预判和评估干预措施的效果、阐明干预措施发挥作用的机制，是循证预防医学的重要基础，因此模拟和建模技术是理解干预措施对当前和未来健康的影响并发现干预措施对未来不可预见的影响的关键技术。未来需要加强卫生资源配置管理模型（卫生经济学模型）、人口效应模型、疾病流行水平预测模型，以及多种疾病危险因素（如行为与生活习惯、环境与营养因素、遗传因素等）交互作用对疾病与人群健康交互作用的系统性模型等。

(4) 基因组医学技术　随着基因组学的发展，通过大规模的基因组关联（GWAS）、外显子测序、全基因组测序研究，基因变异与健康和特定疾病的关联将逐渐明确，有助于有效识别疾病最易感和最不易感的人群和个体，鉴别出对特定防治措施最为有效和无效的个体，从而在为临床个体化医疗和精准医学提供不可或缺的支撑的同时，也将使预防医学进入预测和预防时代，使4P医学即预防性、预测性、个体化和参与性的医学模式成为现实。这种转变将使个体化预防保健成为可能，实现人群健康的分层管理，从而使卫生保健资源的配置、利用更为科学合理，减少资源浪费和无效投入，降低卫生保健对个体和社会的经济负担。例如，英国实施了"英国癌症研究"项目，开展肿瘤分层医学研究，其最终目标是实现肿瘤的分层防治。此外，需要加强病原体基因组学的研究，开展基因组流行病学等研究，揭示病原体流行传播、致病和耐药的规律，为传染病防控提供依据。为此，需要大力发展基因组学医学关键技术，如高通量测序技术，降低测序成本，建立相关数据库，提高生物信息方面的分析能力。

（5）传染病与微生物耐药防控技术　随着经济全球化、工业化、城镇化、人口老龄化的推进，受社会、环境和生态等因素的影响，新的传染病仍将不断出现，旧的传染病（如结核病）还将继续存在，生物恐怖的风险也将持续存在，传染病预防控制仍然是预防医学的重要内容。同时，抗微生物药物的滥用或不恰当使用，也使微生物耐药成为重大公共卫生挑战，因此需要不断发展传染病防控技术。需要发展新型传染病的新型检测诊断技术，尤其是高灵敏度、高特异性的便捷快速诊断技术，从而强化传染病的诊断和监测能力。需要发展智能感知能力，如利用智能传感器网络技术，可以对气温变化、自然灾害、饮水供应、症状监测报告等进行自动化监测和数据整合，形成对传染病的感知、预警能力。此外，还需要发展数据挖掘整合、地理信息学、生物标志物发现等技术，研发新型疫苗和抗感染药物。

（6）健康促进关键技术　实施预防为主，必须加强危险因素监测、健康指导和个体行为管理，从而实现高效、廉价、便捷的健康管理。移动互联网、可穿戴设备、云计算、物联网等信息技术的发展，无创和定量检测、生物传感等技术及现代营养学、微生物组等研究的突破，将为精准健康管理提供新的手段。美国在控制脑卒中方面的成功经验表明，改善高血压控制是减少脑卒中风险的最关键因素，发展无袖带式血压计等技术，利用移动医疗可有效地解决高血压控制中的药物合理性、依从性和毒副作用问题。结合我国快速发展的网络信息技术和移动通信,特别是近年来迅猛发展的智能手机等手持设备和移动医疗终端等,建设相关慢性疾病防治决策支持系统、防治知识传播和信息服务平台,结合大数据采集处理、线上信息支持线下医疗,将智慧医院系统、区域卫生系统,以及家庭健康系统联动起来,发展新的健康管理模式。未来需要围绕健康状态辨识、健康风险预警、健康自主干预等环节,重点攻克无创检测、穿戴式监测、生物传感、健康物联网、健康危险因素干预等关键技术和产品,研发个性化的行为 / 心理干预、能量 / 营养平衡、功能代偿 / 增进等健康管理解决方案,加快主动健康关键技术突破和新型健康管理服务模式研究。发展微生物组和营养学等新型干预预防技术。此外,研究表明癌症、心血管病、糖尿病、代谢性疾病和神经退行性疾病、自身免疫病、慢性肾炎、慢性阻塞性肺疾病等慢性疾病的发生发展均与炎症有关,加强对炎症的干预和管理也有望成为慢性疾病防控的新手段。

(7) 公共卫生应急技术 人类将持续面对地震、水灾等自然灾害及传染病流行等突发事件,需要加强包括监测预警、风险评估、应急处置、应对准备等能力和技术储备。需要加强监测能力,确保能在第一时间发现可能的疫情,这对重大突发急性传染病的防控意义重大。需要加强流行病学和病原鉴别分析能力,以有效检测、识别和调查可能的毒物、放射性物质或感染性物质。此外,需要发展地理信息技术(GIS)、风险评估技术等。

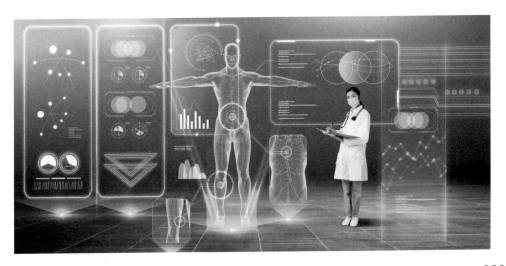

四、全面推进预防医学领域科技创新，为提升疾病预防水平提供手段

（一）加强疾病防控和生物安全保障策略与技术研究

针对艾滋病、病毒性肝炎、结核病等重大传染病，发展国产适宜检测试剂与高灵敏度、高特异性诊断试剂，发展阻断其传播的预防干预新技术，推进抗感染药物和艾滋病、结核病疫苗研发，完善治疗方案，发展新型治疗技术，探索艾滋病功能性治愈和乙肝病毒清除技术。针对突发急性传染病和各类多发常见传染病，研究建立病原组合筛查鉴定技术体系，研发适于基层和现场应用的快捷检测技术。探索传染病疫情感知、识别、监测、溯源新技术体系和基于大数据的预测预警技术体系，阐明重要传染病流行传播规律，提出综合防控策略。开展重要病原体感染、传播、致病和免疫反应机理，发展新型临床救治技术，研发新型疫苗、多联多价疫苗，实现现有疫苗升级换代，进一步完善疫苗可预防疾病的免疫策略，有效降低发病率和病死率。加强输入性病原防控的技术储备，建立风险评估技术，实现传染病的主动应对。

针对慢性非传染性疾病，以前瞻性研究为重点，阐明肿瘤、心脑血管疾病、糖尿病等代谢性疾病、呼吸系统疾病、自身免疫性疾病等重大慢性非传染性疾病和重要多发常见疾病的病因、流行规律和危险因素。开展基于可穿戴设备和移动通信技术等的慢性病监测和健康管理新技术研究，建立疾病筛查与预测预警技术。建立完善各类疾病诊断技术和复发监测技术，研究建立癌前病变等慢性病前期的社区筛查方案。探索重大慢性病和多发常见病的预防控制、人群干预和社区管理模式，发展行为、心理等适宜干预技术。

(二)加强特殊人群的健康管理策略与技术研究

针对人口老龄化加速趋势,开展我国老年综合征、共病及伤害的患病和死亡、疾病负担、流行趋势等研究,阐明其卫生与健康需求,研究判定与预测老年健康的指标、标准与方法。研发以信息技术为基础的老年健康监测和服务技术,研发老年综合征、共病及伤害综合防治的适宜技术和老年功能维护的综合干预技术,以及看护照料的新技术与产品等。

掌握不同年龄阶段妇女的健康影响因素和卫生需求,开展妇女重点疾病的早期预警和干预技术研究。研发宫颈癌预防性及治疗性疫苗。开展生殖健康风险预警与干预技术研究。研发出生缺陷防治技术和产品。

阐明不同年龄段儿童青少年的身心发育特征,研发适合我国国情的测量量表。研发适合不同地区、城乡儿童的营养改善干预策略。阐明儿童青少年重要的发育性疾病、生殖健康疾病、成人性疾病、健康危险因素特点和变化趋势,加强其监测、防控和干预技术研究。

(三)加强公共卫生措施和技术研究

阐明大气(特别是细颗粒物)、水、土壤污染及重金属和持久性有机物污染等对人群健康的效应,研发健康危害监测预警、风险评估和危害消减技术。研发饮水安全性评价和保障关键技术。开展地方病发生、发展规律及适宜防控技术等。评估气候变化对健康的影响。阐明环境与遗传因素交互作用对健康的影响。

开展职业病危害识别、危害表征、暴露评价和职业病危险因素控制和消减的关键技术研究。开展重点职业病早诊、治疗、预防及健康监护的关键技术研究。开展重点行业、重点人群的职业健康危害研究。加强新型职业危害因素(如纳米材料等)的

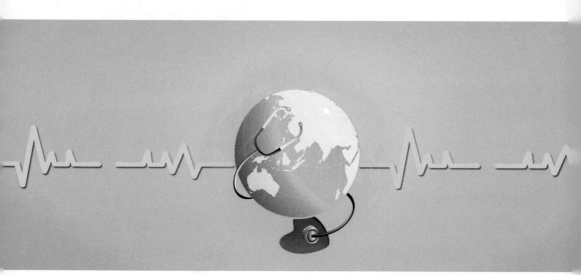

健康影响风险评估和防控技术研究。建立完善中毒卫生应急信息系统，发展和推广中毒卫生应急处置技术。

针对食物、营养和健康领域的重大需求，开展食物营养与人体营养状况精准评价及干预技术研究，深入研究食物、营养和健康的关系。加强对新食物资源开发和食物安全风险分析技术的研究，阐明与健康相关事务功能性成分的功能与安全性，提高食物安全水平。揭示基因表型对营养与人体健康的影响。开发食品安全和食源性疾病监测、预警、溯源技术和有毒、有害物质新型检测技术。开展食品毒理学安全评价新方法、内外暴露与生物有效性、食物过敏原表征等研究。建立突发食品安全事件应急处置关键技术。

开展辐射安全防护与健康效应评价及控制关键技术研究，建立完善核辐射应急处置技术体系，加强相关技术储备。开展国民医用辐射剂量的负担监测与预警技术研究。开展接触核辐射的特殊从业人员的防护及应急临床诊疗研究。

研究我国主要伤害的流行病学、干预方法和适宜技术。研发新一代卫生应急技术体系和应急信息管理系统。研发不同灾害场景下卫生应急处置技术，以及标准化、集成化和信息化设备和装备，研发虚拟仿真演练和培训技术。

五、夯实发展基础，为预防医学科技创新
提供保障

（一）加强创新和科技资源平台建设

积极创建预防医学和公共卫生领域国家重点实验室、工程研究中心等国家级研发基地及省部级研发基地，增加数量，提升内涵，并在未来国家实验室建设内容中予以考虑，充分发挥各类研发基地在科技创新中的引领作用。探索建设预防医学转化研究中心等新型创新平台。

加强研究现场和队列建设与维护。队列研究作为因果证据等级较高的流行病学研究方法，在国际上越来越得到重视。自20世纪七八十年代起，美国、英国等发达国家陆续建立了多个研究队列，目前至少已经随访10～20年，为阐明慢性疾病的危险因素和发展有效的干预措施发挥了重要作用。研究者还提供建立联盟的方式，汇集不同队列的数据进行分析，从而增加统计学效力，使研究结论更为可靠。近年来还着手建立超大规模队列，例如中国医学科学院建立了样本量达百万级队列。2016年启动实施的精准医学重点研发专项也支持建立覆盖全国的百万级正常人群和特定疾病队列，将为慢性疾病防控研究提供有力支撑。下一步应借鉴国外经验，加强对队列建设和维护的支持，加强顶层设计，强化数据共享，提高队列建设的效益。

随着科学研究和疾病防控水平的提高，由人口学、疾病与死亡监测、环境监测、临床诊疗、医疗保险以及各类检测组学检测数据组成的生物医学大数据用于预防医学与公共卫生研究成为现实，因此急需加强国家人口与健康科学数据中心建设，加强国家预防医学数据库建设和维护，统一数据标准，加强数据共享。同时需要加强生物样本库建设，统一标准和规范，强化资源共享。中国慢性病前瞻性研究（CKB）是迄今全球少有的建立生物样本库的大型前瞻性队列研究之一，建立了涵

盖 50 万队列人群的样本库。心血管疾病高危人群筛查与综合干预项目涵盖 500 万人口，也建立了生物样本库。

此外，还需要加强生物信息中心，以及实验动物模型、实验室生物安全保障等平台建设。

（二）加强人才培养和队伍建设

与发达国家相比，我国预防医学和公共卫生领域目前仍面临人才不足的问题，顶尖的杰出科学家和领军帅才不足。要加大对预防医学和公共卫生科技创新人才队伍建设的支持，培养聚集一批熟悉国际前沿、了解国情的战略科学家、科技领军人才和青年拔尖人才，培育一批创新团队。完善人才评价、使用激励政策，提高对各类人才的吸引力。推动医学教育改革，完善优化课程设置，加强学科建设，提高教育质量。

（三）积极开展国际科技合作

中国应积极参与全球疾病预防控制议题讨论，在《国际卫生条例 (2005)》框架下，与 WHO、有关国家和地区保持及时、密切、畅通联系，积极共享病毒株，积极获取科技资源，提升科研水平。加强与发达国家的合作，引入国际先进的疾病预防控制理念、策略、技术和成功经验，加强人员交流合作，推动中国预防医学与公共卫生领域科技创新能力的提升。积极参与和发起预防医学与公共卫生领域的重大科技计划和科技项目。配合"一带一路"倡议实施，加强与非洲和周边发展中国家等在传染病、健康保障等领域的科技合作与技术援助，加强技术储备，提高输入疫情防范能力，探索全球预警模式。

链接　名词解释

身体质量指数（BMI）是 Body Mass Index 的缩写，是世界公认的一种评定肥胖程度的分级方法，BMI= 体重（kg）/身高^2（m），理想的 BMI 为 18.5 ~ 23.9（中国），小于 18.5 为偏瘦，24 ~ 28 为超重，大于等于 28 为肥胖。

组学是研究一些种类个体的系统集合及其组成成分相互关系的科学，主要包括基因组学、蛋白组学、代谢组学、转录组学、脂类组学、免疫组学、糖组学和 RNA 组学等。

4P 医学是指个体化医学、预测医学、预防医学及公众参与式医学，因其英文都以 P 开头，故名。

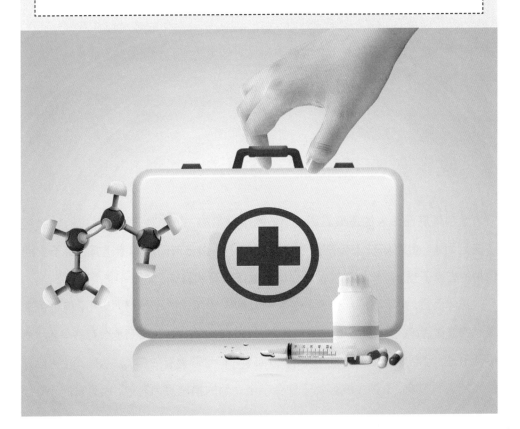

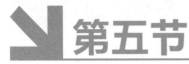
第五节
构筑公共卫生金字塔

　　健康是人类的基本需求，应努力减少健康的不公平性。公共卫生的目的是尽最大可能改善人群的健康，因而公共卫生行动注重"分母"部分——在干预中实际受益的人所占全部可能受益人群的比例。为了扩大公共卫生行动的影响，美国疾病预防控制中心主任托马斯·弗里登于 2010 年和 2015 年提出健康影响的五层金字塔，并构建不同类型的公共卫生干预方案的影响，为促进健康提供了行动框架。这为人们跳出沿袭已久的传统健康政策模型，创新性地为增进健康和促进健康公平指明了方向。

一、健康影响五层金字塔构成

　　金字塔底部代表的是最具影响潜力的干预措施，即致力于解决健康的社会经济决定因素。金字塔往上分别是改变环境使个体做出自动的健康选择、给予长期保护的临床干预、持续的直接临床保健及健康教育和咨询，如图 4−5 所示。

　　总体而言，金字塔底层代表的公共行动和干预所需的个体努力较小，但可带来最大的群体影响，然而这些行动可能会触及社会经济结构，因此可能会存在争议。顶层干预是为了帮助个体而非整个人群，但如果它们可普遍有效实施，从理论上可以有很大的人群影响。干预主要聚焦于使金字塔底部的措施更为有效，因为它们涉及社会更为广阔的部分, 且需要更少的个体努力。实施金字塔各层干预可取得最大可能的持续公共卫生效益。

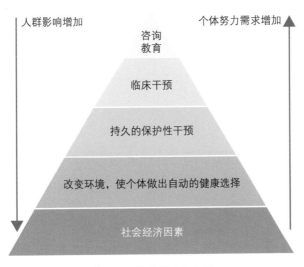

图 4-5 健康影响金字塔

(一) 改善社会经济因素

健康影响金字塔的底层代表社会经济因素改变。改善社会经济因素与减少贫穷、改善教育息息相关, 通常指健康社会决定因素。WHO 对健康社会决定因素概念的界定已受到广泛认同, 即在那些直接导致疾病的因素之外, 由人们居住和工作环境中社会分层的基本结构和社会条件不同所产生的影响健康的因素, 它们是导致疾病的"原因的原因", 包括人们生活和工作的全部社会条件, 例如贫穷、社会排斥、居住条件差等。它可视为人们生活的社会环境特征, 能够反映人们在社会结构中的阶层、权力和财富的不同地位。

社会经济状况是健康的强有力决定因素, 尽管其确切作用机制尚不十分明确, 但贫穷、低教育成就、相对性匮乏及缺乏卫生设施均可明显增加环境危险的暴露。

教育状况还与包括吸烟在内的心血管疾病的危险因素密切相关。尽管贫穷会带来健康问题，经济发展同样会增加慢性非传染性疾病的发生和死亡风险。但随着生活水平和期望寿命的提高，心血管疾病和一些癌症的风险也在增加，其中多数是由于烟酒过度消耗伴随身体活动下降而导致的。财富的增加会出现更多的道路和机动车辆使用，从而增加室外空气污染，并造成更多的交通事故伤害和死亡。

健康社会决定因素是造成卫生不公平现象的主要因素，导致本可避免的国家内部以及国与国之间不公平的健康差异。WHO在题为《用一代人时间弥合差距：针对健康问题社会决定因素采取行动以实现卫生公平》的报告中指出，"政策欠佳、经济失灵和政治失误交杂缠绕在一起，在很大程度上造成世界上大多数人享受不到其在生理上本可达到的良好健康"，并认为"社会不公是人类的一大杀手"。

（二）改变环境并鼓励个体作出健康决策

金字塔第二层代表改变环境。促进健康的环境改善有利于个体作出健康选择，而这些健康选择与教育、收入、服务提供或其他社会因素无关。例如，自来水加氟化物，它通过减少龋齿来改善个体健康，还因为减少健康消耗和生产力损失来提供经济效益。在没有能力添加氟化物的国家，卫生部门仅局限于咨询干预，比如鼓励使用含氟牙膏刷牙。其他的环境改变包括创造健康的自动选择，如洁净水、清洁的空气和安全营养的食物，改善道路和交通工具设计，消除铅和石棉暴露及食盐加碘等。创造健康环境的策略还包括增加身体活动，实施鼓励公共交通、自行车和步行等替代驾驶的政策，从设计的层面促进建筑物内楼梯的使用，通过无烟法律，对烟草、酒精和不健康食物如含糖饮料征税等。

目前，个体水平的心血管疾病危险因素（如高血压）一般通过筛查和药物来解决。针对近半数由血压升高引起的疾病负担，即便是最佳治疗也无能为力。比如当收缩压超过115mmHg时，心血管疾病风险增加，但这一血压水平并非医学治疗的推荐阈值。通过改变环境，个体在日常生活中可轻易地采取有益心脏健康的措施。

相比于治疗个体的临床干预措施，改变环境的干预方法将产生更大的人群影响力。

例如，当今饮食中大部分钠主要来源于包装食品和餐馆食物中，因此个体很难控制钠摄入，而减少膳食钠含量可以从人群水平减少高血压。可见，通过降低包装食物中的盐含量，可建立健康的食物环境。在一些欧洲国家，已经有较为成功的案例，如英国已经实施的4年减钠目标，芬兰近30年来膳食钠含量减少了约25%。中国的研究也表明，在农村地区学校通过儿童教育影响家庭食盐摄入量。

（三）持久的保护性干预

第三层代表一次性或频率不高的保护性干预。这些干预不需要持续的临床治疗。与第二层相比，这些干预针对个体而非全体，因而影响力通常较小。免疫接种可预防全球每年250万名儿童死亡；结肠镜检查可有效预防结肠癌，对多数人而言，每5～10年检查一次即可；禁烟项目可增加戒烟率，男性吸烟者在35岁时戒烟，预期寿命将比继续吸烟者长7年。近期我国大型人群队列研究也显示，任何年龄戒烟都会使戒烟者受益。

此外，作为一项未成年人的门诊手术，男性包皮环切术可降低60%的女性—男性 HIV 传播。注射一次阿奇霉素或伊佛霉素，可减少盘尾丝虫病患病率，该疾病是导致失明的主要原因。

（四）临床干预

金字塔的第四层代表持续的临床干预。例如，心血管疾病的潜在健康影响最大，循证临床实践可减少伤残和延长寿命，但由于缺乏医疗的可及性、稳定和预期的依从性，这一干预总体影响有限。即使在保证全民健康保险的系统中，医疗的可及性也会受到诸多限制，而在没有全民健康保险覆盖的国家，这一问题更为严重。针对无症状的高血压、高血脂和糖尿病等患者，治疗和服药的不依从问题尤为严重。据统计，超过 1/3 的患者不按建议服药。然而，从社会经济状况或人口统计学特征中，无法预测患者的依从性高低。

需要通过改善卫生系统绩效来提高临床干预的效果，如实施严格的问责制，对取得有意义的临床结果（如血压和胆固醇控制）进行激励。

（五）咨询和教育干预

金字塔的最高层代表健康教育。健康教育在社区、学校、工作单位和临床就医时都可以进行，被认为是公共卫生行动的精髓所在，但通常也是效果较差的一种干预类型。例如，可通过建议增加身体活动和改善饮食来改变致肥源性环境，但实际作用很少或几乎没有作用。美国肥胖率自 1980 年以来急剧增长，2006 年超过 1/3 的成人肥胖，其中有 2/3 的肥胖者接受咨询并建议减肥，但日常卡路里和脂肪摄入仍然持续增加。

无论在临床环境内部和外部，咨询与其他干预相比通常作用较小。然而，教育干预通常是个体能获得的，如果坚持和反复实行，将会起到较大的影响。当前一项以教育为基础的干预案例非常有效，即在男—男同性恋群体中使用同伴教育干预，进而降低 HIV 感染风险。

二、健康影响金字塔相关项目

全面烟草控制项目涉及金字塔各层，阐明了金字塔应用及不同水平干预间的协同效应。低收入和低教育成就者相比高收入和高教育成就者吸烟率更高，解决健康社会决定因素的干预可以减少吸烟率，比如改善人群教育和经济状况。然而，由于这些改变需要社会的根本性改变，传统的烟草控制或公共卫生项目中通常不包括这一干预。

环境改变干预，比如增加烟草税收、创建无烟工作环境、通过禁烟运动、消除烟草广告和促销信息等改变社会规范，可有效减少烟草使用。着力打击广告行动，特别是作为全面烟草控制运动中的一个部分，不仅可以通过改变社会环境来减少烟草使用，随着时间的推移还可以提供一个社会免疫烟草的环境。临床保健包括药物治疗可使戒烟率提高 3 倍，但即便是最好的系统也仅可治疗一小部分吸烟者，而且主动戒烟者中仅有 1/3 可成功治愈。针对吸烟危害的教育，可使人们获得改变行为的信息。

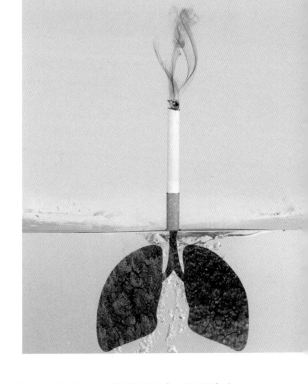

关于五层金字塔的项目，还包括应用于传染性疾病、慢性病和伤害预防等，如表 4-4 所示。在有些项目中，干预在各层间可能会难以区分，比如控烟的大众媒体宣传运动可视为教育干预（第五层），但如果有效实施，这项行动可以改变关于吸烟的社会准则，从而改变环境（第二层）。

表 4-4　传染性疾病、非传染性疾病和伤害预防的健康促进分层途径

预防途径	传染性疾病	非传染性疾病	伤　害
咨询和教育干预	1. 行为咨询 2. 减少性传播感染	1. 饮食咨询：咨询如何增加体力活动 2. 避免生活方式介导疾病的公共教育	咨询和公共教育，避免酒驾，鼓励遵守交通法
临床干预	1. HIV 治疗 2. 降低病毒负荷和减少传播 3. 治疗结核病，减少传染性	1. 高血压和高血脂治疗 2. 冠心病患者的阿司匹林治疗	1. 美沙酮和丁丙诺啡治疗，减少阿片类药物依赖 2. 对 65 岁以上妇女进行骨质疏松筛查和治疗，减少骨折发生

续表

预防途径	传染性疾病	非传染性疾病	伤 害
持久保护性干预	1. 免疫接种 2. 高 HIV 患病率和显著女性—男性传播国家的包皮环切术 3. 大量抗生素：预防或治疗热带病（如盘尾丝虫病）	1. 肠镜检查 2. 烟草成瘾治疗 3. 绝育手术，宫内节育器或其他长效避孕方法 4. 窝沟封闭	1. 简明行为咨询，减少酒精使用 2. 居家改造，比如安装安全把手和扶手，预防老人跌落
改变环境	1. 清洁水 2. 减少室内烹饪造成的烟雾污染 3. 避孕套随处可用	1. 去除加工食物中的反式脂肪酸，减少心血管疾病 2. 减少包装食品或餐馆食品中钠含量，减少心血管疾病 3. 水的氟化，预防龋齿 4. 提高烟草、酒类和含糖饮料单价 5. 无烟工作场所 6. 设计社区和交通，促进身体活动	1. 道路和车辆设计需要，减少碰撞，保护行人和骑自行车人 2. 法律规定将酒类销售降到最低，提高酒类价格 3. 法律禁止酒驾（即使血液酒精含量很低） 4. 有效实施法律，确保摩托车驾驶人和乘坐人佩戴头盔 5. 职业安全需要
社会经济因素	1. 减少贫困，提高免疫力 2. 减少拥挤和传染性微生物的环境暴露 3. 改善营养、卫生和住房	1. 减少贫困 2. 提高教育水平 3. 提供更多的营养选择来减少心血管疾病、癌症和糖尿病	1. 减少贫困水平 2. 减少药物使用和暴力 3. 改善住房，降低极端天气条件情况下的易损性

三、五层金字塔的实际应用

　　健康影响金字塔作为一项公共卫生行动的框架，假定社会经济因素（第一层或底层）具有改善健康的最大潜能；改变个体行为环境（第二层）通常是最有效的公共卫生行动；一次性临床干预（第三层）如免疫接种，可比需要持续保健的干预更为有效；临床干预（第四层）又比咨询和教育（第五层）更为有效。

　　总体而言，干预效果随着金字塔的升高而下降，但顶层的干预需要的政治保证通常最小。例如，若想实现社会和经济改变，则需要根本的社会转变。环境改变常常会带来一些争议，例如关于无烟法律、限制人工反式脂肪酸及自来水氟化的争论。

将来，临床治疗费用还会增长，但健康结局却不会出现实质性改善。面对不断变化的风险，人们对促进健康生活的公共卫生核心行动的反对，公共卫生领域可能会无所适从。临床医疗和公共卫生可通过更加密切的合作，最大限度地实现健康促进，还可强调促进健康环境和持续性高质量保健的社会责任。公共卫生组织可发布健康结局和风险的相关信息，临床专家确定和证实可预防性的伤害和有效的干预措施来保护患者。

公共卫生行动的成功，离不开社会多部门的参与，例如政府机关、卫生组织、非政府组织、临床医生、私营部门和社区。此外，对结局的问责制也至关重要，公共卫生对"分母"的痴迷，能够减少被改善健康和挽救生命遗漏的人群。临床医学和公共卫生的通力合作，能够保证人们生活更加积极、更加健康长寿。

主要参考文献

[1]AZENHA G S, PARSONS-PEREZ C, GOLTZ S, et al. Recommendations towards an integrated, life-course approach to women's health in the post-2015 agenda [J]. Bulletin of the World Health Organization, 2013, 91 (9): 704-706.

[2]BOTH H, ESSINK-BOT M L, BUSSCHBACH J, et al. Critical Review of Generic and Dermatology-Specific Health-Related Quality of Life Instruments [J]. Journal of Investigative Dermatology, 2008, 127 (12): 2726-2739.

[3]BROWN T M, FEE E. Social movements in health [J]. Annual Review of Public Health. 2014, 35: 385-398.

[4]CHATTERJEE N, SHI J, GARCÍA-CLOSAS M. Developing and evaluating polygenic risk prediction models for stratified disease prevention [J]. Nature Reviews Genetics, 2016, 17 (7): 392-406.

[5]COLE B L, FIELDING J E. Health impact assessment: a tool to help policy makers understand health beyond health care [J]. Annual Review of Public Health, 2007, 28: 393-412.

[6]FERRELL B R, DOW K H, Grant M. Measurement of the quality of life in cancer survivors [J]. Quality of Life Research. 1995, 4 (6): 523-531.

[7]FRIEDEN T R. A framework for public health action: the health impact pyramid [J]. American Journal of Public Health, 2010, 100 (4): 590-595.

[8]FRIEDEN T R. SHATTUCK LECTURE: The Future of Public Health [J]. New England

Journal of Medicine, 2015, 373 (18): 1748-1754.

[9] HAIRE-JOSHU D, TABAK R . Preventing Obesity Across Generations: Evidence for Early Life Intervention [J]. Annual Review of Public Health, 2016, 37 (1): 253-271.

[10] KALRA G, CHRISTODOULOU G, JENKINS R, et al. European Psychiatry Association Mental health promotion: guidance and strategies [J]. European Psychiatry, 2012, 27 (2): 81-86.

[11] LAM C L, TSE E Y, GANDEK B. Is the standard SF-12 Health Survey valid and equivalent for a Chinese population [J]. Quality of Life Research:A International Journal of Quality Life Aspects of Treatment, Care and Rehabilitation. 2005, 14 (2): 539-547.

[12] MELNYCHUK L, AJAMIAN L, JEAN-PIERRE P, et al. Development of a DNA vaccine expressing a secreted HIV-1 gp41 ectodomain that includes the membrane-proximal external region [J]. Vaccine, 2017, 35 (20): 2736-2744.

[13] NEVES Jd, SARMENTO B, SOSNIK A. Editorial: biomedical engineering approaches for HIV/AIDS prophylaxis, diagnostics and therapy [J]. Advanced Drug Delivery Reviews, 2016 (103): 1-4.

[14] PASTOOR T P, BACHMAN A N, BELL D R, et al. A 21st century roadmap for human health risk assessment [J]. Critical Reviews in Toxicology, 2014, 44 (s3): 1-5.

[15] PENCINA M J, D'AGOSTINO R B Sr. Evaluating discrimination of risk prediction models:the C Statistic [J]. JAMA-Journal of the American Medical Association, 2015, 314 (10): 1063-1064.

[16] SHI Y, ZHONG S. From genomes to societies: a holistic view of determinants of human health [J]. Current Opinion in Biotechnology. 2014, (28): 134-142.

[17] SOLOMON A, SOININEN H. Dementia: Risk prediction models in dementia prevention [J]. Nature Reviews Neurology, 2015, 11 (7): 375-377.

[18] THE WHOQOL GROUP. Development of the World Health Organization WHOQOL-

BREF Quality of Life Assessment [J]. Psychological Medicine, 1998, 28: 551-558.

[19] UNITED NATIONS. World population prospects: The 2008 revision [M]. New York, 2008.

[20] WORLD HEALTH ORGANIZATION. WHO Recommendations on Health Promotion Interventions for Maternal and Newborn Health [M]. Geneva: World Health Organization, 2015.

[21] WORLD HEALTH ORGANIZATION. Scoring and coding for the WHOQOL SRPB field-test instrument [M]. Geneva, Switzerland, 2002.

[22] WORLD HEALTH ORGANIZATION. WHOQOL-BREF: Introduction, administration, scoring and generic version of the assessment: field trial version [M]. Geneva: World Health Organization, 1996.

[23] 巴德年. 唱响《健康中国 2020》[J]. 中华医学杂志, 2009, 89 (1): 1.

[24] 曾光, 黄建始, 张胜年. 中国公共卫生·理论卷 [M]. 北京: 中国协和医科大学出版社, 2013.

[25] 曾哲淳, 吴兆苏, 陈伟伟, 等. 基于移动互联网技术的中国人缺血性心血管病发病风险模型研究与评估工具的开发 [J]. 心肺血管病杂志, 2016, 35 (1): 1-5.

[26] 陈锰, 刘兴会, 梁娟. 中国孕产妇死亡率及死亡原因地区差异及对策 [J]. 中国实用妇科与产科杂志, 2015, 31 (12): 1095-1099.

[27] 陈竺. "健康中国 2020 战略" 研究报告 [M]. 北京: 人民卫生出版社, 2012.

[28] 陈竺. 实施 "健康中国 2020" 战略 [J]. 中国卫生, 2007 (12): 15-17.

[29] 陈竺, 高强. 实施 "健康中国 2020 战略" 走中国特色医疗卫生改革发展道路 [J]. 医院领导决策参考, 2008 (4): 26-30.

[30] 杜志成, 张王剑, 郝元涛. 中国主要呼吸道传染病分布模式及其社会经济影响因素 [J]. 中华疾病控制杂志, 2016, 20 (1): 5-8.

[31] 方积乾, 郝元涛, 李彩霞. 世界卫生组织生活质量量表中文版的信度与效度 [J]. 中国心理

卫生杂志, 1999, 13 (4): 203-206.

[32] 顾秀英, 胡一河. 慢性非传染性疾病预防与控制 [M]. 北京: 中国协和医科大学出版社, 2003.

[33] 郭岩, 谢铮. 用一代人时间弥合差距——健康社会决定因素理论及其国际经验 [J]. 北京大学学报 (医学版), 2009, 41 (2): 125-128.

[34] 中华人民共和国中央人民政府. 国家中长期科学和技术发展规划纲要 (2006—2020 年). [EB/OL] (2006-02-09) [2019-10-15]. http://www.gov.cn/gongbao/content/2006/content_240244.html.

[35] 郝阳, 孙新华, 夏刚, 等. "四免一关怀" 政策实施 10 年中国艾滋病防治主要进展 [J]. 中国艾滋病性病, 2014, 20 (4): 228-232.

[36] 何小莲. 论中国公共卫生事业近代化之滥觞 [J]. 学术月刊, 2003, (2): 61-67.

[37] 胡大一. 站在新的起跑线上 领跑健康中国 [J]. 中华心血管病杂志, 2010, 38 (1): 1-2.

[38] 黄光宇. 浅谈肿瘤的预防 [J]. 医学信息 (下旬刊), 2011, 24 (5): 329.

[39] 黄哲, 宁佩珊, 成佩霞, 等. 移动健康技术干预研究进展 [J]. 中华流行病学杂志, 2016, 37 (10): 1430-1434.

[40] 贾冰冰, 李卫国. 疫苗技术发展的历史与展望 [J]. 生物学通报, 2016, 51 (6): 1-3.

[41] 中华人民共和国中央人民政府. "健康中国 2030" 规划纲要 [EB/OL] (2016-10-25) [2019-10-15]. http://www.gov.cn/gongbao/content/2016/content_5133024.html.

[42] 李立明, 姜庆五. 中国公共卫生理论与实践 [M]. 北京: 人民卫生出版社, 2015.

[43] 李强. 健康公平与和谐社会 [J]. 卫生经济研究. 2006 (5): 3-6.

[44] 历丹, 张洪轩, 张倩文, 等. 2004—2010 年大连市呼吸道传染病流行病学分析 [J]. 职业与健康, 2012, 28 (3): 293-296.

[45] 廖震华, 丁丽君, 温程. 我国 60 年精神障碍流行病学调查研究现状 [J]. 中国全科医学, 2012, (10): 1160-1163.

[46] 刘朝杰, 李宁秀, 任晓晖, 等. 36 条目简明量表在中国人群中的适用性研究 [J]. 华西医科

大学学报，2001，32（1）：39-42.

[47] 刘侃，何皎，庄军，等. 便携式健康体检信息采集系统的研制与应用 [J]. 中国医疗设备，2015，30（7）：101-103.

[48] 刘婉娜，林世爵. 过去十年中国城乡居民 WHOQOL-100 调查结果的元分析 [J]. 河北能源职业技术学院学报，2015，（3）：47-50.

[49] 刘伟，贾士杰. 2002—2011 年中国 1~14 岁儿童伤害死亡率水平和变化趋势 [J]. 中国儿童保健杂志，2014，22（10）：1095-1098.

[50] 刘文进，曲波，陆超楠. 基于世界卫生组织生命质量量表简表的医学院校学生生命质量研究 [J]. 中华医学教育杂志，2012，32（2）：199-202.

[51] 刘晓冬，杨淑香，李向云. 1991—2005 年中国孕产妇死亡率变化趋势分析 [J]. 中国生育健康杂志，2008，19（5）：278-280.

[52] 米杰，张美仙. 中国儿童生存状况：婴幼儿死亡变化趋势 [J]. 中国循证儿科杂志，2009（4）：11-15.

[53] 曲夏夏. 和谐社会构建中的生活质量问题研究 [D]. 济南：山东大学，2014.

[54] 陶芳标. 生命历程理论整合于孕前和孕期保健研究与实践 [J]. 中国公共卫生. 2013，29（7）：937-939.

[55] 陶芳标，李十月. 公共卫生概论 (2 版) [M]. 北京：科学出版社，2017.

[56] 万崇华，禹玉兰，谭健烽，等. 生命质量研究导论测定·评价·提升 [M]. 北京：科学出版社，2016.

[57] 王珊，栾荣生，雷燕，等. 生命质量 8 条简明量表中文版开发及其性能评价 [J]. 现代预防医学，2007，34（6）：1022-1024.

[58] 王文绢. 我国糖尿病的防控策略：抓住关键环节预防为主防治结合 [J]. 中国慢性病预防与控制，2009（4）：5-7.

[59] 吴白彦. 生命质量的表达及评价 [M]. 武汉：湖北科学技术出版社，2004.

[60] 伍红艳，刘国恩. 生命质量量表不同计分方法对评价结果的影响 [J]. 中国卫生经济，

2013, 32(8)：66-67.

[61]武敬参, 鄢秀英, 王羽, 等. 健康调查简表与世界卫生组织生存质量调查表简表在评价肺结核患者生存质量中的应用比较[J]. 华西医学, 2016, 31(3)：463-466.

[62]于洗河. 中国疾病预防控制管理学[M]. 长春：吉林人民出版社, 2008.

[63]禹玉兰, 谭健烽, 曾伟楠, 等. 幸福感溯源及与生命质量的关系[J]. 医学与哲学(人文社会医学版), 2015, 36(3A)：44-46.

[64]张海林. 流行性乙型脑炎登革热[M]. 西安：陕西科学技术出版社, 2005.

[65]张斯钰, 罗普泉, 高立冬. 中国重点新发传染病的流行现状与应对策略[J]. 中华疾病控制杂志, 2012, 16(10)：892-896.

[66]张维熙, 沈渔邨, 李淑然, 等. 中国七个地区精神疾病流行病学调查[J]. 中华精神科杂志, 1998, 31(2)：69-71.

[67]郑英. 孕产妇死亡率、儿童死亡率水平及影响因素分析[D]. 辽宁：大连医科大学, 2007.

[68]钟代曲, 钱春荣. 脑卒中三级预防护理手册[M]. 北京：北京师范大学出版社, 2016.

[69]庄亚儿. 1990年以来中国常用人口数据集[M]. 北京：中国人口出版社, 2003.

[70]邹全明, 石云. 超级细菌疫苗研究进展[J]. 第三军医大学学报, 2016, 38(7)：663-668.

后 记

2016 年，在本书基本定稿之时，消息不断、喜讯连连。2016 年 8 月 19—20 日，"全国卫生与健康大会"在北京隆重召开。习近平总书记在大会上指出"要把人民健康放在优先发展的战略地位"，提出"将健康融入所有政策"，对"健康中国"建设作出全面部署。

2016 年 10 月，中共中央、国务院印发了《"健康中国 2030"规划纲要》，2017年，国务院相继印发了《中国防治慢性病中长期规划 (2017—2025 年)》《"十三五"推进基本公共服务均等化规划》《"十三五"国家老龄事业发展和养老体系建设规划》等一系列与国民健康息息相关的规划。

本书的作者亲历了这些重大决策的制定与出台。读着这一系列的重要文件，大家欣喜兴奋的心情难以言表。从课题设计开始，远用多种研究方法，邀请 90 人参与撰稿，历经百余人次的专家讨论和修改，耗时 6 年有余，终于定稿成书，该书的研究技术路线如附图所示。我们又赶上了，赶上了在预防医学领域大显身手、让预防医学为健康中国助力的好机会。

我们坚信预防医学一定会得到更大的发展，预防医学的技术手段、策略措施一定会在健康中国梦想的实现中发挥不可或缺的作用。

向健康中国进军的号角已经吹响。

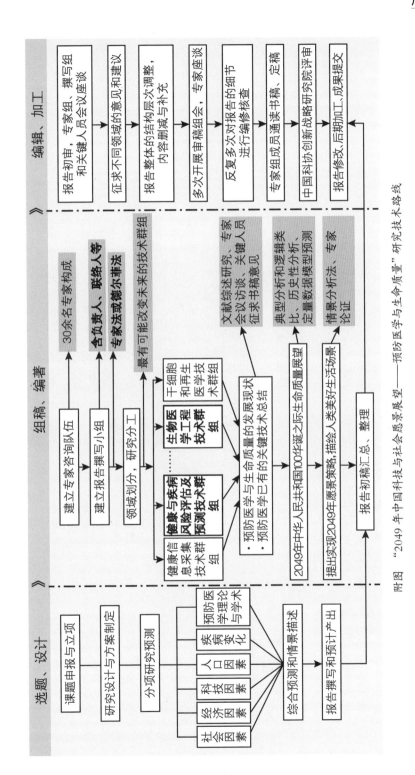

附图 "2049 年中国科技与社会愿景展望——预防医学与生命质量"研究技术路线